Wechseljahre – natürlich begleitet

Ruth Jahn, Regina Widmer

Wechseljahre – natürlich begleitet

Sorgenfrei trotz Wallungen und Co.

Ein Ratgeber aus der Beobachter-Praxis

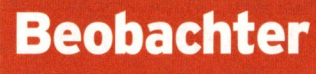

Eine exklusive Liste pflanzlicher Wechseljahr-Präparate mit Mönchspfeffer, Traubensilberkerze und anderen Zutaten sowie eine Liste komplementärmedizinisch spezialisierter Apotheken finden Sie im Internet unter **www.beobachter.ch/wechseljahre**. Zusammengestellt von Beobachter-Autorin Regina Widmer, Dr. med., Frauenärztin.

Beobachter-Buchverlag
© 2011 Axel Springer Schweiz AG
Alle Rechte vorbehalten
www.beobachter.ch

Herausgeber:
Der Schweizerische Beobachter, Zürich

Lektorat: Andrea Linsmayer,
Käthi Zeugin
Cover: Krisztina Faller (Grafik),
Luxwerk Candrian/Jaggi (Bild)
Satz: Bruno Bolliger
Bildredaktion: Mena Ferrari

ISBN 978 3 85569 451 8

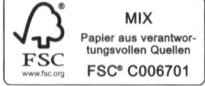

Die Autorinnen
Ruth Jahn, dipl. Natw. ETH, ist Umweltnaturwissenschaftlerin und Autorin der Beobachter-Nachschlagewerke «Rezeptfrei gesund mit Schweizer Hausmitteln» und «Kinder sanft und natürlich heilen».
www.pressebuero-index.ch
Regina Widmer, Dr. med., ist Frauenärztin mit eigener Praxis, spezialisiert auf Phytotherapie, sowie Dozentin und Kursleiterin zu Themen der Wechseljahre.
www.frauenpraxis-runa.ch

Autorinnen und Verlag danken
Dieses Buch konnte nur dank der Mithilfe zahlreicher Frauen entstehen, die uns offen von ihren leidvollen, unproblematischen oder befreienden Jahren des Wechsels berichtet haben.
Ferner danken wir für ihren fachlichen Rat: Dr. Susanne Frei-Kleiner, Pharmakologin, Meggen; Dr. med. Angelica Müller, Fachärztin für Dermatologic und Geschlechtskrankheiten, Bern; Prof. Dr. Pasqualina Perrig-Chiello, Entwicklungspsychologin und Generationenforscherin, Universität Bern; Prof. Dr. med. Elisabeth Zemp Stutz, Epidemiologin, Leiterin Gender Health, Schweizerisches Tropen- und Public-Health-Institut, Basel

Dieser Ratgeber basiert auf dem aktuellen Wissensstand in Medizin und Naturheilkunde. Er kann allerdings ärztlichen Rat nicht ersetzen. Erkundigen Sie sich im Zweifelsfall bei einer Fachperson.

Inhaltsverzeichnis

Vorwort	11

1. Zeit des Wandels   12

1.1 Keine Angst vor den Wechseljahren!   14
Babyboomer in den Wechseljahren   15
Wie Frauen den Wechsel erleben   15
Wie Sie dieses Buch benutzen   19

1.2 Was wechselt eigentlich?   22
Was im Körper vor sich geht   22
Das Auf und Ab der Hormone   24

1.3 Die Phasen der Wechseljahre   28
Jetzt schon? Die Jahre davor – die Prämenopause   28
Mitten drin – Perimenopause und Menopause   30
Nach dem Wechsel – die Postmenopause   32
Frühe Wechseljahre – späte Wechseljahre   34

2. Gesund bleiben   36

2.1 Auf zu neuen Ufern!   38
Nicht mehr jung und noch nicht alt   38
Nutzen Sie die regellosen Jahre für sich!   39

2.2 Lust und Liebe   42
Die Beziehung wachhalten   42
Alleine zufrieden   43
Auf Partnersuche   43
Verhütung ade?   44

2.3	**Bewegung – jetzt besonders wichtig!**	46
	Mehr Schwung und Lebensqualität	46
	Welche Sportart ist für mich geeignet?	48
2.4	**Wunderwerk Beckenboden**	52
	Die innere Mitte	52
	Beckenbodenschwäche – was nun?	52
	Das können Sie für Ihren Beckenboden tun	54
	Beckenbodengymnastik zum Ausprobieren	56
2.5	**Hormon-Yoga – gemacht für den Wechsel**	58
	Mit Asanas die Hormone wecken *Janny Terpstra*	58
	Hormon-Yoga zum Ausprobieren	60
2.6	**Entspannung leicht gemacht**	66
	So klappt das Loslassen	66
	Autogenes Training	67
	Progressive Muskelrelaxation	68
	Imaginative Verfahren	69
2.7	**Bewusst essen – besser leben**	70
	Lob der Vielfalt	70
	Phytoöstrogene – Pflanzen als Hormonlieferanten	73
	Soja, Leinsamen & Co.	78
2.8	**Prävention: Das sollten Frauen wissen**	80
	Welcher Lebensstil ist gesund?	80
	Check-up: Was ist für mich sinnvoll?	82
	Die wichtigsten Früherkennungstests	84

3. Komplementärmedizin für Frauen   86

3.1	**Altes Pflanzenwissen neu entdeckt**	88
	Frauenmantel, Salbei & Co. *Regina Widmer*	88
	Tee, Tabletten oder Tropfen?	90
	Tipps aus dem Klostergarten *Schwester Theresita Blunschi*	94

3.2	**Homöopathie**	**98**
	Globuli für jede Situation *Elfi Seiler*	98
	So behandeln Sie sich selbst	100
3.3	**Anthroposophische Medizin**	**102**
	Der sanfte Weg *Angela Kuck*	102
	Anthroposophische Heilmittel	105
3.4	**Traditionelle Chinesische Medizin (TCM)**	**106**
	Von Asien lernen *Li Tian*	106
	Chinesische Heilkräutertherapie	109
3.5	**Ayurveda**	**110**
	Das indische Erbe *Bettina Kneip*	110
	Selbsthilfe mit Ayurveda	114

4. Hormontherapie — 118

4.1	**Hormone: ja oder nein?**	**120**
	Sinnvoll mit Vorbehalt	120
	Vor- und Nachteile abwägen	121
	Östrogen gut, alles gut?	122
	Lebensphase oder medizinisches Problem?	126
4.2	**Hormontherapie: möglichst schonend**	**128**
	Hormone schlucken, kleben oder cremen?	128
	Gibt es natürliche Hormontherapien?	130

5. Die besten Rezepte für den Wechsel — 132

5.1	**Der Zyklus gerät ins Stottern**	**134**
	Unregelmässige Blutungen	134
	Starke, häufige oder schmerzhafte Blutungen	136
	Myome und Polypen	140

5.2	**In der Hitze des Gefechts**	**142**
	Wallungen und Schwitzen	142
	Herzklopfen	147
	Bluthochdruck	150
	Haben Männer Wechseljahre?	152
5.3	**Sexualität**	**154**
	Immer öfter lustlos?	154
	Trockene, empfindliche Scheide	158
	Scheidenentzündung und Ausfluss	162
	Sexualität ist kein Privileg der Jugend	168
5.4	**Harnwege**	**170**
	Reizungen und Entzündungen	170
	Harndrang und Inkontinenz	175
	Intimpflege – sich überall Gutes tun	180
5.5	**Körper und Knochen**	**182**
	Die leidigen Kilos	182
	Schmerzende Brüste, Wassereinlagerungen	185
	Gelenkbeschwerden	187
	Osteoporose – poröse Knochen	190
	Stärken Sie Ihre Knochen!	196
5.6	**Haut und Haare**	**198**
	Trockene Haut	198
	Haarausfall	200
	Verwöhnprogramm für schöne Haut	202
5.7	**Augen, Nase und Mund**	**204**
	Trockene Augen	204
	Trockene Nase	206
	Mund- und Rachentrockenheit	208
	So stärken Sie Ihr Immunsystem	210

5.8	**Wenn die Psyche leidet**	**212**
	Stimmungsschwankungen, Nervosität	212
	Konzentrationsstörungen, Vergesslichkeit	216
	Kopfschmerzen und Migräne	218
	Schlafstörungen	224
	Depressive Verstimmung	228
	Erschöpfung	232
	Hat die Menopause einen Sinn?	236

Anhang   239

Die homöopathische Wechseljahrapotheke	240
Nützliche Links	242
Literatur	244
Stichwortverzeichnis	246

Vorwort

Im Alter von 51 Jahren etwa erleben Frauen in der Schweiz ihre letzte Periodenblutung. Nicht zufällig heissen die Jahre davor und danach Wechseljahre. Denn es ist eine Zeit der Veränderungen – körperlicher und psychischer –, und diese wirken sich oft auch auf das Selbstbild und die Beziehung aus.

Es ist ja nicht so, dass Frauen plötzlich wie ausgewechselt oder auf einen Schlag gealtert wären. Bloss, dass die Eierstöcke ihre Hormonproduktion herunterfahren und der Körper sich auf ein neues Gleichgewicht einstellt. Dabei durchleidet manche Frau heftige Wallungen, wird von Gelenkschmerzen oder trockenen Schleimhäuten geplagt. Auch psychische Achterbahnfahrten gehören häufig dazu. Einige Frauen fühlen sich dadurch im Alltag stark beeinträchtigt. Doch zum Glück lassen sich die meisten dieser Unpässlichkeiten mit sanften Methoden selbständig behandeln: mit Pflanzenheilkunde, Homöopathie, anthroposophischer, chinesischer oder ayurvedischer Medizin. Und schliesslich dauert der Wechsel auch nicht ewig.

Dennoch tun Frauen sich schwer mit dem Loslassen. Zwar betrachten sie den Blutungsstopp als genauso natürlich wie den Beginn der Periode in der Pubertät, aber mehr als ein belangloses «Uff, ist mir heiss!» kommt ihnen kaum über die Lippen. Und fragt man junge Frauen nach der Menopause, weisen sie das Thema weit von sich. Der Wechsel scheint selbst 45-Jährigen noch in unendlicher Ferne zu liegen. Kaum im Beruf etabliert und die Familienplanung abgeschlossen, soll schon Schluss sein mit Attraktivität und jugendlichem Lebensgefühl?

Wir finden: Es ist höchste Zeit für einen Imagewechsel der Wechseljahre. Und für neue Vorbilder, die zeigen, dass diese Phase selbstbewusst und mit Freude gelebt werden kann. Dieses Buch will Sie, liebe Leserin, dazu einladen, sich auf die Wechseljahre vorzubereiten, den Wechsel gelassen zu nehmen und ihn nicht als Anfang vom Ende, sondern als Chance zu verstehen. Als Chance zu einer zweiten Blüte.

Ruth Jahn und Regina Widmer
Zürich, im März 2011

1. Zeit des Wandels

Jede Frau erlebt die Wechseljahre anders. Das erste Kapitel widmet sich den Veränderungen, die im Körper während dieser Zeit vor sich gehen, und dem neuen Lebensgefühl, das viele Frauen jetzt für sich entdecken.

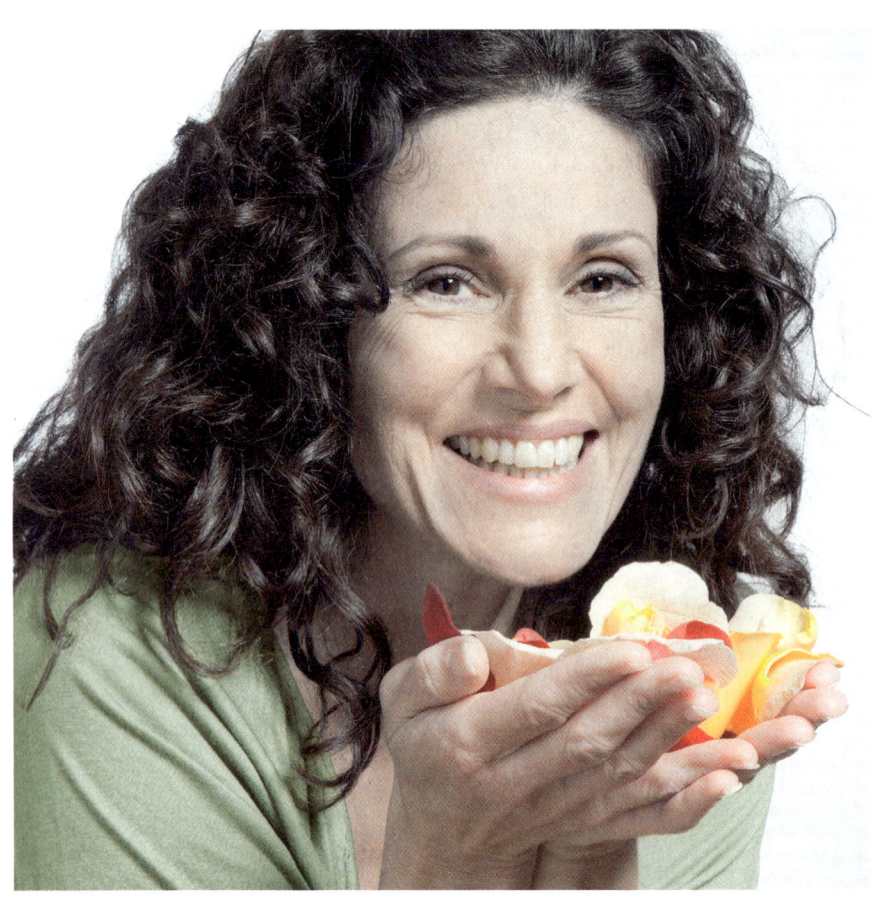

1.1 Keine Angst vor den Wechseljahren!	**14**
Babyboomer in den Wechseljahren	15
Wie Frauen den Wechsel erleben	15
Wie Sie dieses Buch benutzen	19
1.2 Was wechselt eigentlich?	**22**
Was im Körper vor sich geht	22
Das Auf und Ab der Hormone	24
1.3 Die Phasen der Wechseljahre	**28**
Jetzt schon? Die Jahre davor – die Prämenopause	28
Mitten drin – Perimenopause und Menopause	30
Nach dem Wechsel – die Postmenopause	32
Frühe Wechseljahre – späte Wechseljahre	34

1. Zeit des Wandels

1.1 Keine Angst vor den Wechseljahren!

Frauen sehen den Wechseljahren meist mit gemischten Gefühlen entgegen. Einerseits stellen diese unverwechselbaren Jahre eine Befreiung dar – manche Frau gewinnt ein differenzierteres Selbstbild und entdeckt neue Werte für sich –, andererseits drohen Wallungen und andere «Klimakatastrophen».

Da ist zunächst die Zäsur, fortan keine Kinder mehr bekommen zu können. Dazu kommt die Sorge, an Schönheit einzubüssen und weniger attraktiv zu sein. Viele Frauen befürchten, nicht mehr beachtet und ernst genommen zu werden. Die Wechseljahre machen ihnen bewusst, dass das Leben nicht nur einen Anfang, sondern auch ein Ende hat. In der verbleibenden Lebenszeit können sie nicht mehr alles realisieren, was sie sich in jungen Jahren erträumt haben. Frauen, die kinderlos geblieben sind, trauern möglicherweise darum, dass sie diesen Teil des Frauseins nicht ausleben konnten. Andere merken, dass schlummernde Talente brachliegen. Oder sie fragen sich, ob sie ihr bisheriges Leben zu sehr auf andere ausgerichtet haben – auf Kinder, Mann oder pflegebedürftige Angehörige beispielsweise.

Die Menopause, die Frauen in der Schweiz durchschnittlich mit 51 Jahren erleben,

> **Nelly (55), Sozialpädagogin**
> «Ich war immer neugierig, was da auf mich zukommt und wie er sein wird, der Wechsel. Angst davor hatte ich nie. Meine letzte Periode liegt nun vier Jahre zurück. Die Wechseljahre haben mir eine Art Gelassenheit und Über-den-Dingen-Stehen geschenkt, dafür bin ich dankbar. Ich fühle mich ‹angekommen› und freue mich auf den nächsten Lebensabschnitt, den ich mit meiner langjährigen Partnerin zusammen verbringen möchte. Punkto Wallungen und schlechte Nächte ist es bei mir – im Gegensatz zu ihr – aber auch glimpflich abgelaufen: Ich habe nie etwas gebraucht, ausser vielleicht mal eine Tasse Salbeitee, wenns mir mit der Schwitzerei zu bunt wurde.»

bringt Veränderungen – körperliche, seelische und solche in der Beziehung. Sie markiert den Wechsel in die zweite Lebenshälfte. Bemerkbar macht sich dieser meist schon ab Mitte 40 – mit kleinen Zipperlein und Veränderungen im Zyklus. Später mit Wallungen und anderen, zum Teil vorübergehenden, zum Teil auch bleibenden Beschwerden.

Dieses Buch lädt Sie dazu ein, die Wechseljahre bewusst zu erleben. Es zeigt Ihnen, wie Sie sich mit sanften Mitteln selber helfen können. Und es will Sie darin bestärken, dass Sie die Jahre des Wechsels nicht mit Verlust gleichsetzen, sondern als Auftakt zu einem neuen Lebensabschnitt verstehen, der voller Möglichkeiten und Chancen steckt.

Babyboomer in den Wechseljahren

Rund 15 Prozent der weiblichen Bevölkerung in der Schweiz befindet sich gerade in den Wechseljahren. Diese Frauen gehören zur Generation der sogenannten Babyboomer. Es sind die Jahrgänge zwischen 1957 und 1966, in denen in der westlichen Welt besonders viele Kinder geboren wurden. Wer sind diese Frauen? Was bewegt sie? Was haben sie für Lebenspläne? Im Vergleich zu ihren Müttern und Grossmüttern haben sie bessere Bildungs- und Berufschancen, einen erweiterten Horizont, sind aktiver und selbstbewusster und nicht zuletzt wirtschaftlich unabhängiger vom Mann. Ihnen sind verschiedenste Lebensweisen vertraut: als Ehefrau und Mutter wie auch als Partnerin, als Single, als Alleinerziehende oder in einer Patchworkfamilie.

Frauen in den Wechseljahren befinden sich denn auch in den unterschiedlichsten Lebenssituationen: Die eine lässt sich gerade nach zwanzig Ehejahren scheiden, die andere hat gar nie geheiratet, hat wechselnde Partner oder immer nur den einen. Viele dieser Frauen stehen mitten im Beruf, haben vielleicht noch halbwüchsige Kinder. Manche satteln jetzt um oder steigen nach Jahren, in denen sie für die Kinder da waren, wieder ins Berufsleben ein.

Eines ist allen gemeinsam: Sie haben meist noch mehrere Lebensjahrzehnte vor sich. Und sie wollen diese Jahre nutzen und geniessen. Die mittlere Lebenserwartung einer Frau in der Schweiz liegt heute bei 84 Jahren. Und jede zweite, die jetzt zwischen 40 und 60 ist, kann sogar damit rechnen, 90 zu werden. Nur gerade die Japanerinnen leben länger.

Wie Frauen den Wechsel erleben

Die meisten Frauen (über 85 Prozent) betrachten die Wechseljahre als natürliches Geschehen. Das Ausbleiben der Menstruation erlebt jede zweite als entlastend. Ein Viertel sieht die Jahre des Wechsels sogar als Chance, um neue Möglichkeiten für sich zu entdecken. Dies ergab eine 2004 veröffentlichte Studie, an der rund 1000 Baslerinnen zwischen 50 und 60 Jahren teilnahmen. Nach der Bedeutung der Wechseljahre gefragt, erwähnten sie aber auch Negatives: den Verlust an Attraktivität und Weiblichkeit, die Zunahme psychischer Probleme und körperliche Beschwerden. Fast der Hälfte der Befragten macht das veränderte Äussere Sorge, hat Studienleiterin Susanne Frei-Kleiner festgestellt: An erster Stelle stehen Figurprobleme, dann die faltigere Haut sowie eine vermeintliche Einbusse an erotischer Ausstrahlung. Allerdings stufen nur gerade 7 Prozent der Frauen solche Äusserlichkeiten als wichtigste Veränderung ein.

Naturmedizin: Was übernimmt die Krankenkasse?

Arzneien und Therapien

Einzelne pflanzliche, anthroposophische oder homöopathische Heilmittel werden von der **Grundversicherung** der Krankenkassen übernommen, sofern sie **von einer Ärztin verschrieben wurden** und auf der sogenannten **Spezialitätenliste (SL)** aufgeführt sind. Das Spektrum solcher Arzneien für die Wechseljahre ist breit: Es reicht von gewissen Traubensilberkerzen-Präparaten über Urtinkturen bis zu pflanzlichen Vaginalcremen.
Von der Grundversicherung bezahlt werden auch **Magistralrezepturen** – das sind individuelle Einzelzubereitungen, die auf ärztliches Rezept hin für Sie persönlich in der Apotheke hergestellt werden –, sofern die Wirkstoffe in der Arzneimittelliste (ALT) aufgeführt sind.
Nicht von der Grundversicherung übernommen werden hingegen Heilmittel, die nicht in der SL oder in der ALT sind, wie Johanniskrauttee, eine Salbeitinktur oder Granatapfelöl, und Präparate, die als Nahrungsergänzungsmittel fungieren, wie Rotklee- und Soja-Produkte, oder als Kosmetika, wie eine Yamscreme.
Falls Sie eine **Zusatzversicherung für Komplementärmedizin** oder Naturheilverfahren abgeschlossen haben, übernimmt diese zum Teil naturheilkundliche Arzneien, die nicht kassenpflichtig sind. Ausserdem kommt sie für einen Teil der Kosten von diversen **komplementärmedizinischen Therapien** auf: etwa ayurvedische Ernährungsberatung oder Massagen, TCM-Tuina-Massagen, Kneippsche Therapien oder anthroposophische Therapien wie Heileurythmie und Kunsttherapie.

Beschwerden haben zum Glück längst nicht alle. Ungefähr ein Drittel der Frauen verspürt während der hormonellen Umstellung keinerlei körperliche oder psychische Symptome, ein weiteres Drittel hat leichte Probleme. Nur ein Drittel der Frauen hat mittlere bis starke Beschwerden. Dazu gehören: Wallungen, Gelenkschmerzen, Kopfschmerzen, eine trockene Scheide, Schlafstörungen und und und. Die Liste der möglichen Unpässlichkeiten, die in dieser Zeit auftauchen können, ist lang. Aber nicht alle sind wirklich auf die Hormone zurückzuführen. Vieles sind Alterserscheinungen, vor denen auch Männer in der Lebensmitte nicht gefeit sind. Und nicht jede Frau durchleidet alle Anzeichen des Klimakteriums: Gehören Sie zu den Glücklichen, denen hitzig-rote Backen und durchnässte Kleider fremd sind, kennen Sie womöglich schlaflose Nächte oder

Konsultationen bei Ärztinnen und Therapeuten

Konsultationen bei Ärztinnen mit **anthroposophischer** oder **phytotherapeutischer** Spezialisierung übernimmt die **Grundversicherung**. Ausserdem deckt sie die Kosten von **Akupunkturbehandlungen** bei Ärzten mit anerkanntem Medizinstudium plus Fähigkeitsausweis in Akupunktur-TCM. Sie übernimmt auch gewisse Leistungen von komplementärmedizinisch arbeitenden Ärztinnen (prakt. med./Dr. med./FMH), die **Ayurveda**, **Homöopathie** oder **TCM** anwenden.

Ab 1.1.2012 und bis mindestens 31.12.2017 zahlt die Grundversicherung Konsultationen, Beratungen und gewisse (bei Redaktionsschluss dieses Ratgebers noch nicht definierte) Therapien von anerkannten Ärztinnen mit Spezialisierung auf Phytotherapie, Homöopathie, anthroposophische Medizin oder Traditionelle Chinesische Medizin.

Falls Sie eine **Zusatzversicherung für Komplementärmedizin** abgeschlossen haben, vergewissern Sie sich, ob Ihre Therapeutin (Nicht-Ärztin) bei der Kasse registriert ist und zu wie viel Prozent die Therapiekosten übernommen werden.

Verträge bestehen mit dem EMR (erfahrungsmedizinisches Register), der NVS (Naturärzte-Vereinigung Schweiz) und der ASCA (Stiftung zur Anerkennung und Entwicklung der Alternativ- und Komplementärmedizin), ferner mit weiteren Gruppierungen (ASE, RSO, SAOM), und es gibt auch Einzelverträge. Eine Zusammenstellung über die Vertragspartner der Krankenkassen finden Sie unter www.medum.ch/PDF/KK-Liste.pdf

Wichtig: Erkundigen Sie sich **vor** Beginn der Therapie bei Ihrer Krankenkasse, Ärztin oder Therapeutin. Lassen Sie sich eine Bestätigung wenn möglich schriftlich geben.

1. Zeit des Wandels

Schmerzen in den Gelenken. Oder es erschüttern Sie vor allem Ihre unberechenbaren Stimmungsschwankungen.

Wie Sie solch kleinen oder grösseren Unpässlichkeiten am besten begegnen, lesen Sie in Kapitel 5 (ab Seite 132).

Lust, Leid und Lebensqualität

Die Basler Befragung ergab folgendes Bild: Wallungen und Schlafstörungen verspürten ungefähr 50 Prozent der Frauen, Gelenkschmerzen 40 Prozent, trockene Augen 25 Prozent, Herzbeschwerden rund 20 Prozent. Eine von drei Frauen litt auch psychisch, und mehr als jede dritte war von urogenitalen Symptomen wie Scheidentrockenheit, Harndrang oder Inkontinenz betroffen.

Bei den meisten Frauen nimmt – wie auch bei den Männern – das körperliche Wohlbefinden mit zunehmendem Alter ab. Das zeigt eine grosse deutsche Studie mit über 20 000 Frauen («Lust, Leid und Lebensqualität von Frauen heute»). Hintergrund sind Altersbresteli und Krankheiten. Genau gegensätzlich verläuft jedoch die Kurve des psychischen Wohlbefindens: nämlich steil nach oben! Mit dem Älterwerden – insbesondere ab 45 – wird das psychische Wohlbefinden als immer besser eingestuft. Jüngere Frauen fühlen sich seelisch weniger ausgeglichen als reifere. Dies könnte gemäss Beate Schultz-Zehden, der Leiterin der Studie, daran liegen, dass sie mehr Stress ausgesetzt sind und sich erst behaupten müssen. Oder aber am Gewinn an Reife und Gelassenheit in den Wechseljahren.

Das Nest ist nicht immer leer

Ein Klischee hält sich hartnäckig: das der Frau in den Wechseljahren, die nach dem Auszug der Kinder von einer regelrechten Lebenskrise erfasst wird. Neuere Forschungen zum sogenannten Empty-Nest-Syndrom bestätigen allerdings das Gegenteil: Pasqualina Perrig-Chiello von der Universität Bern zeigt auf, dass Väter den Auszug der Kinder als einschneidender erleben. Sei es, weil die Frauen sich heute nicht mehr primär über das Muttersein definieren, sondern auch einen Beruf haben, sei es, weil sie die neu gewonnene Freiheit und Arbeitsentlastung geniessen oder weil sie aktiv den Kontakt mit den Kindern pflegen.

In der Schweiz leben 40 Prozent der 50-jährigen Frauen mit Kindern zusammen. Bei den 55-jährigen sind es immerhin noch 25 Prozent. Kinder verlassen heute das Elternhaus später denn je – sie sind noch in Ausbildung, nutzen die Infrastruktur und können auf tolerante, verständnisvolle Eltern zählen. Statt empty nest herrscht lange Zeit full house – und wenn Kinder ihren Eltern sehr lange auf der Pelle sitzen, kann das durchaus zu einer Belastung für Mütter und Väter werden. Auch sind die Kinder heute nicht unbedingt schon flügge, wenn die Mutter in die Wechseljahre kommt. Sie kann bereits Töchter und Söhne um die 30 haben

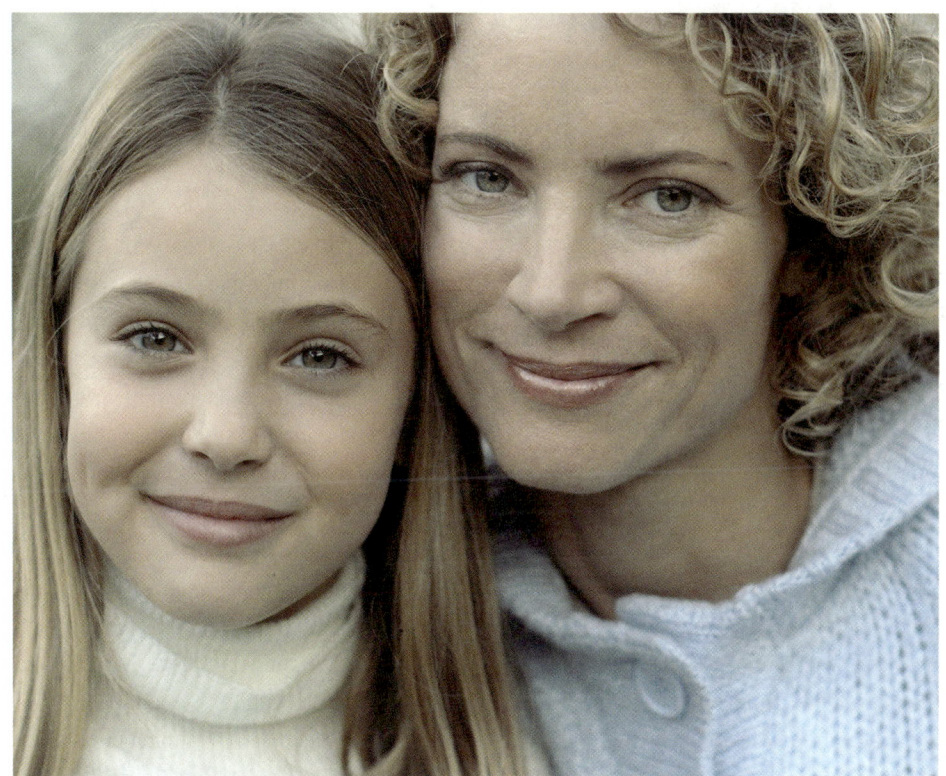

und Grossmutter sein – aber genauso gut auch noch Kinder im Schulalter, wenn sie besonders früh ins Klimakterium gekommen ist oder spät ihr letztes Kind geboren hat. Und natürlich gibt es auch kinderlose Frauen in den Wechseljahren: Eine künftig noch wachsende Zahl von Frauen in der Schweiz hat keine Nachkommen.

Wie Sie dieses Buch benutzen

Wenn Sie genau wissen möchten, was für Veränderungen während der Wechseljahre und deren verschiedenen Phasen im Körper ablaufen, können Sie sich in Kapitel 1.2 und 1.3, ab Seite 22, ein Bild machen.

In Kapitel 5 schlagen Sie bei Bedarf einzelne Symptome oder Beschwerden nach. Das Inhalts- und das Stichwortverzeichnis erleichtern Ihnen die Suche nach einem bestimmten Begriff. Dort finden Sie Hinweise auf die besten Heilmittel zur sanften Selbsthilfe, Hintergrundinformationen und allgemeine Tipps. Und Sie erfahren, wann Sie medizinische Hilfe in Anspruch nehmen sollten.

In Kapitel 3 erläutern Fachfrauen die wichtigsten komplementärmedizinischen Methoden in Bezug auf die Wechseljahre: pflanzliche Medizin, Homöopathie, anthroposophische Medizin, Traditionelle Chinesi-

1. Zeit des Wandels

> **Info**
> Eine exklusive Liste pflanzlicher Wechseljahr-Präparate mit Mönchspfeffer, Traubensilberkerze und anderen Zutaten sowie eine Liste komplementärmedizinischer Apotheken finden Sie im Internet unter **www.beobachter.ch/wechseljahre**. Zusammengestellt von Beobachter-Autorin Regina Widmer, Dr. med., Frauenärztin.

sche Medizin (TCM) und Ayurveda. Lesen Sie nach, woher diese Heilmethoden stammen, welche Philosophie dahintersteckt, welches deren wirkungsvollste «Hausmittel» für Frauen sind und was Sie bei der Anwendung der Methoden beachten sollten. Die meisten der beschriebenen Mittel lassen sich übrigens kombinieren – untereinander, und auch mit der Schulmedizin.

Es geht aber nicht nur um Selbsthilfe bei Problemen, sondern Sie lernen, sich selber vermehrt Sorge zu tragen: In Kapitel 2 sind sinnvolle und sinnliche Tipps zur Gesundheitsvorsorge für Frauen in den Wechseljahren versammelt. Hier dreht sich alles ums Gesundbleiben: von Beckenbodengymnastik, knochenstärkendem Sport und Hormon-Yoga bis zu gesunder Ernährung und den wichtigsten medizinischen Check-ups. Und auch darum, wie Frauen in der Mitte des Lebens ihre Lebensfreude neu entdecken. Oder wie die zuweilen turbulenten Zeiten für die Beziehung zu einer Bereicherung werden können.

Dieses Buch will Ihnen helfen, sich auch punkto Hormontherapie eine eigene Meinung zu bilden. In Kapitel 4 erfahren Sie, wann eine Hormontherapie Sinn macht, wo die Gefahren liegen, was Sie Ihre Ärztin fragen sollten und welche der verschiedenen Therapien wann zur Anwendung kommt.

Selbsthilfe mit Bedacht

Die Naturmedizin hat viele wirkungsvolle und sehr gut verträgliche Rezepte bei Wechseljahrbeschwerden auf Lager. In diesem Buch sind die besten für Sie aufgelistet. Obwohl die Wirksamkeit komplementärmedizinischer, also die Schulmedizin ergänzender Methoden in der Regel nicht so gross ist wie bei Hormontherapien, werden Traubensilberkerze, Mönchspeffer, Sepia & Co. immer öfter eingesetzt. Denn sie zeitigen fast keine Nebenwirkungen und sind meist natürlichen Ursprungs. Ihre Wirksamkeit wird von den Frauen selbst als gut beurteilt. Unterdessen existieren auch klinische Studien, die etwa für phytoöstrogenhaltige Präparate (Isoflavone aus Soja) oder für die Traubensilberkerze einen lindernden Effekt bei Hitzewallungen und andern Wechseljahrbeschwerden aufgezeigt haben. Bei depressiver Verstimmung ist die Wirksamkeit von Johanniskraut, bei Erschöpfung und Schlafproblemen diejenige von Ginseng wissenschaftlich bestätigt.

So nützts, ohne dass es schadet

> Bei schweren Krankheiten verstehen sich die in diesem Buch beschriebenen Therapien (aus Phytotherapie, Homöopathie, TCM etc.) als Begleitmassnahmen.

> Halten Sie sich bei der Dosierung der Arzneien an Beipackzettel und Angaben auf der Verpackung oder an die Anweisungen von Ärztinnen, Apothekern, Drogistinnen und Kräuterheilkundigen. Beachten Sie etwaige Anwendungseinschränkungen.

> Informieren Sie Ihre Ärztin darüber, welche Mittel und Methoden aus der Komplementärmedizin Sie anwenden – wie Sie dies auch bei schulmedizinischen Medikamenten tun. So lassen sich allfällige Wechselwirkungen mit andern Arzneien vermeiden.

> Stellt sich der erwartete Therapieerfolg nicht ein und das Sojapräparat, das Majoranscheidenzäpfchen oder die homöopathischen Kügelchen helfen nicht innert nützlicher Frist (Faustregel: 3 bis 5 Tage), ist ein Besuch in der Praxis angezeigt.

> Auch Naturmedizin kann (selten) Nebenwirkungen zeitigen: Setzen Sie ein Heilmittel unverzüglich ab, wenn Sie unerwünschte Wirkungen verspüren.

1. Zeit des Wandels

1.2 Was wechselt eigentlich?

Die Wechseljahre sind eine Übergangszeit: zwischen den Jahren, in denen eine Frau (theoretisch) schwanger werden und Kinder bekommen kann, und der Zeit danach. Eine umgekehrte Pubertät, könnte man fast sagen. In der Pubertät entwickelt sich das Mädchen zur fruchtbaren Frau: Dann kommt der hormongesteuerte Menstruationszyklus, der den Körper der Frau für eine Schwangerschaft vorbereitet, in Gang. In den Wechseljahren endet die biologisch fruchtbare Zeit: Die immer wiederkehrende Vorarbeit für eine mögliche Schwangerschaft ist nun nicht mehr nötig. Der weibliche Körper passt sich an diese veränderte Situation an: Die Eierstöcke bilden sich zurück, die Monatsblutungen hören auf, und die Sexualhormone finden – meist nach ein paar Turbulenzen – zu einem neuen Gleichgewicht.

> **Claudia (42), Kosmetikerin**
> «Mein Zyklus ist nicht mehr regelmässig, ab und zu gibts einen Aussetzer. Als mir mein Arzt eröffnete, dass ich mich wahrscheinlich schon an der Schwelle zu den Wechseljahren befinde, war das zunächst ein Schock. Denn nach vielen Jahren ohne Partner habe ich vor einem halben Jahr einen wunderbaren Mann kennengelernt. Beide sind wir ungewollt kinderlos und würden gerne noch eine Familie gründen. Nun hoffen wir, dass es einschlägt. Aber wir ‹üben› immer im Bewusstsein, dass wir uns nicht darauf versteifen dürfen, weil die Chance, schwanger zu werden, nicht mehr sehr gross ist. Und ausserdem wollen wir ja auch weiterhin unsere späte Liebe geniessen – mit oder ohne Kind.»

Was im Körper vor sich geht

Auslöser dieser Vorgänge ist das allmähliche Zurneigegehen des Eivorrats in den Eierstöcken. Denn der Vorrat ist begrenzt: Alle Eizellen einer Frau sind nämlich bereits gebildet, wenn sie selbst noch als Ungeborenes in der Gebärmutter ihrer Mutter schlummert. Anders als bei Männern, die auch als Erwachsene Samenzellen produzieren.

Bei der Geburt enthalten die Eierstöcke eines weiblichen Babys etwa eineinhalb Millionen Eibläschen. Die allermeisten gehen im weiteren Leben zugrunde, ein paar Hundert werden in den fruchtbaren Jahren der Frau heranreifen und «springen», einige wenige vielleicht befruchtet werden. Zum Zeitpunkt der ersten Menstruation sind etwa 400 000 Bläschen in den Eierstöcken. Mit 35 Jahren befinden sich dort noch 30 000, und vor der Menopause sind es etwa 1000 Eibläschen.

Will man die körperlichen Veränderungen, die in den Wechseljahren ablaufen, verstehen, ist es hilfreich, sich kurz die Details des Menstruationszyklus in Erinnerung zu rufen.

Die Sache mit dem Zyklus

In den fruchtbaren Jahren reift jeden Monat ein Eibläschen (Follikel) in einem der beiden Eierstöcke heran. Zugleich bereitet sich die Schleimhaut der Gebärmutter Monat für Monat auf die Einnistung eines befruchteten Eis vor. Wenn keine Befruchtung durch eine männliche Samenzelle stattfindet, wird die Schleimhaut als Menstruationsblutung ausgestossen. Ein nächstes Ei reift heran. Und so fort.

Verschiedene Hormone steuern diesen Zyklus, der etwa 28 Tage dauert. Zwei davon werden in der Hirnanhangdrüse produziert: das Follikelstimulierende Hormon (FSH)

Der Menstruationszyklus

Wenn im Zusammenhang mit den Monatsblutungen von Zyklus die Rede ist, meint dies das sich Monat für Monat wiederholende Geschehen im weiblichen Körper. Der erste Zyklustag ist der erste Tag der Menstruationsblutung. Der letzte Zyklustag ist der Tag vor der nächsten Periodenblutung.

und das Gelbkörperstimulierende Hormon (Luteinisierendes Hormon, LH). FSH und LH gelangen mit dem Blut in den Eierstock. Dort bringen sie das Eibläschen zur Reifung und steuern nach dem Eisprung dessen Umwandlung zum sogenannten Gelbkörper, der wegen seiner gelben Farbe so heisst. Zwei weitere wichtige Hormone entstammen dem Eierstock: erstens Östrogen aus den Eibläschen und zweitens Progesteron, das vom Gelbkörper ausgeschüttet wird.

Östrogen wirkt in vielen Geweben des Körpers, unter anderem sorgt es für den Aufbau der Gebärmutterschleimhaut. Ein bestimmter Östrogenspiegel im Blut ist zudem Signal für die Hirnanhangdrüse, statt FSH nun LH auszuschütten, was den Eisprung auslöst. Dabei entlässt das Eibläschen das Ei in den Eileiter, Richtung Gebärmutter. Das Progesteron aus dem Gelbkörper steuert Um- und Abbau der Gebärmutterschleimhaut. Wird die Frau nicht schwanger, fällt der Gelbkörper zusammen, Östrogen und Progesteron sinken auf einen Tiefstand und die Menstruation setzt ein.

Die Hormonkonzentration im Blut schwankt mit dem Zyklus: FSH und LH haben einen Gipfel um den Eisprung herum. Östrogen steigt in der ersten Zyklushälfte bis vor dem Eisprung steil an und fällt dann in der zweiten etwa wieder auf vorherige Werte. Progesteron haben Frauen in der zweiten Zyklushälfte gewöhnlich in hoher Konzentration im Blut. Unmittelbar vor der Menstruationsblutung fallen Östrogen und Progesteron ab.

Das Auf und Ab der Hormone

Die hormonelle Umstellung der Wechseljahre verläuft nicht nach festem Schema, wobei auch die Wissenschaft noch nicht alle Details versteht. Auf alle Fälle probt das Hormonorchester nun andere Melodien – und es sind zuweilen Misstöne dabei. Östrogen, Progesteron und weitere beteiligte Hormone schwanken stark, teilweise scheinbar unkoordiniert – und bei jeder Frau unterschiedlich.

Einige Muster lassen sich dennoch erkennen: Als Erstes verringert sich oft die Konzentration des Progesterons, später nimmt auch das Östrogen ab. Beide Hormone entstammen ja den die Eier umgebenden Zellen (siehe oben). Diese Zellen sind aber unterdessen rar geworden und auch nicht mehr sehr produktiv. Zunächst macht sich deshalb in der Prämenopause eine Östrogendominanz bemerkbar (siehe Seite 29).

Mit dem Schrumpfen des Eivorrats werden Eisprünge immer seltener. Es kommen deshalb nicht nur normale Menstruationszyklen, sondern auch solche ohne Eisprung vor. Ausserdem verliert das abwechslungsweise Dickerwerden und Bluten der Gebärmutterschleimhaut (allmählich oder auch plötzlich) seine Regelmässigkeit (siehe Kasten Seite 26) und hört eines Tages vollständig auf.

Diese Achterbahnfahrt der Hormone in den Jahren und Monaten vor dem Blutungsstopp ist wahrscheinlich der Grund dafür, dass manche Frauen (wieder) verstärkt prämenstruelle Beschwerden wie etwa Stimmungsschwankungen verspüren. Weitere Symptome der frühen Wechseljahre sind Kopfschmerzen, Schlafstörungen und vermehrtes Schwitzen.

Der Zenit der Hitzewallungen liegt bei den meisten Frauen in der Zeit der Postmenopause – also nach der letzten Blutung (gemäss Studien durchschnittlich zwölf Monate nach Blutungsende). Wodurch Wallungen ausgelöst werden und ob es tatsächlich der Einfluss der veränderten Sexualhormone ist, weiss man allerdings noch nicht. Sicher ist: Der in der Zeit nach der Menopause relativ tiefe Östrogenspiegel ist für eine trockener werdende Haut und trockene Schleimhäute verantwortlich – was lästige Symptome bei Augen, Mund, Harnwegen oder Scheide hervorrufen kann.

> **Begriffssalat im Kopf?**
>
> Für die Jahre rund um das Versiegen der Blutungen gibt es eine verwirrende Vielfalt von Begriffen. Das sind die wichtigsten:
>
> Die **Menopause** beschreibt einen genauen Zeitpunkt – den der letzten spontanen Periodenblutung im Leben einer Frau. Dieser Begriff wird manchmal für die Dauer der Jahre danach benutzt, was aber nicht korrekt ist: Frauen können sich nicht «in der Menopause» befinden. Wohl aber «im Klimakterium», «in der Abänderung» oder «in der Postmenopause».
>
> Mit **Klimakterium** sind die Jahre des Wechsels gemeint, die Jahre mit den typischen Wechseljahrsymptomen – Wallungen und Schweissausbrüchen. Klimakterium ist griechisch und heisst «kritischer Zeitpunkt im Leben» oder «Stufenleiter».
>
> **Prämenopause** bedeutet «vor der Menopause». Es ist die Vorphase der Wechseljahre. Sie beginnt mit etwa 40 oder 45 Jahren. Dieser Begriff wird meistens gebraucht für die Zeit ab den ersten Zyklusveränderungen, in der die Frau aber meist noch keine Wallungen hat.
>
> **Perimenopause** bedeutet «um die Menopause herum». Gemeint sind die Jahre vor und nach der Menopause.
>
> **Postmenopause** bedeutet «nach der Menopause». Sie umfasst den Zeitraum ab der letzten Periode. Gebraucht wird der Begriff meist für die Zeit des Abklingens der Wechseljahrbeschwerden und danach.
>
> Das **Senium**, also das eigentliche Alter, beginnt erst mit etwa 65 Jahren oder später.

Bei manchen Frauen sind allerdings Gelenkbeschwerden das Hauptproblem der Postmenopause.

Ein neues Gleichgewicht

Ist die allerletzte Blutung vorbei, reift in den Eierstöcken kein Eibläschen mehr heran. Ihre reproduktive Tätigkeit ist beendet, aber sie werden nicht untätig. Die Eierstöcke bleiben weiterhin Hormondrüsen: Sie produzieren jetzt vermehrt Androgene. Zu dieser Gruppe männlicher Sexualhormone gehört unter anderem das Testosteron: Es steigt im Klimakterium an, und erst etwa im Alter von 75 Jahren fällt der Testosteronspiegel wieder auf das frühere Niveau. Das ist mit ein Grund für Damenbart, dünner werdendes Kopfhaar und eine tiefere Stimme bei manchen Frauen.

Eine weitere Hormonfabrik, die auch nach der Menopause Sexualhormone produziert, ist die Rinde der Nebenniere. Diese pumpt

1. Zeit des Wandels

> **Zyklus-Kapriolen**
>
> Bei vielen Frauen wird der Zyklus ab 40 immer kürzer. Dies kann an einer schneller ablaufenden ersten Zyklushälfte (Follikelphase) liegen, oder aber an einer kürzeren Gelbkörperphase in der zweiten Hälfte. In diesem Fall besteht ein Hormonungleichgewicht: Da nach dem Eisprung die Progesteronproduktion des Gelbkörpers vermindert ist, herrscht ein relativer **Östrogenüberschuss**. Die Östrogene dominieren also die zweite Zyklushälfte, was Flüssigkeitseinlagerungen im Körper bewirken kann. Die Betroffenen bemerken unter Umständen ein vermehrtes Spannen der Brust, ihre Stimmung ist gereizt (beides Anzeichen für ein prämenstruelles Syndrom). Ausserdem können die Blutungen stärker werden, und es ist möglich, dass bereits in der Gebärmutter vorhandene Myome (gutartige Geschwülste, siehe Kapitel 5, Seite 140) wachsen. Starke, schmerzhafte oder auch besonders lange Blutungen gibt es in jenen Zyklen, in denen das Ei im Eierstock «sitzen bleibt», anstatt zu springen (persistierender Follikel).
> Das Ei produziert «endlos» Östrogen, die Gebärmutterschleimhaut wächst und wird immer dicker – bis sie dann doch abgestossen wird. Auch möglich: Wenn die (letzten) Eibläschen nur noch verzögert heranreifen und das Östrogen nicht mehr stark genug ansteigt, kann sich ein **Östrogenmangel** in der ersten Zyklushälfte ergeben. Dadurch verzögert sich die nächste Periode.

immer noch gewisse Mengen selbst hergestellter Hormone ins Blut: Androgene, Östrogen und Progesteron. Wobei Androgene nun von Muskel- und Fettzellen im Körper sowie von Zellen in der Haut zum Teil in Östrogene umgewandelt werden. Diese Vorgänge helfen dem Körper, das Versiegen der Östrogen- und Progesteronproduktion in den Eierstöcken «wegzustecken». Damit sind die hormonellen Turbulenzen vorbei. Das Hormonorchester spielt nicht mehr verrückt, sondern hat zu einem neuen Gleichgewicht gefunden.

Hormonbestimmung bei der Frauenärztin

«Bin ich mitten in den Wechseljahren, stehe ich kurz davor oder hab ich schon alles hinter mir?» Viele Frauen würden das gerne genau wissen und möchten deshalb ihren Hormonstatus bestimmen lassen.

Was dabei zu beachten ist: Die Wechseljahre sind keine Labordiagnose, sondern eine klinische Diagnose. Das heisst: Ihr subjektives Befinden und Ihre allfälligen Beschwerden sind der beste Indikator für die Wechseljahre. Eine Hormonbestimmung ist meist überflüssig. Die Messung des Hormonspiegels erlaubt nicht immer eine eindeutige Antwort auf die Frage, ob sich eine Frau in den Wechseljahren befindet oder nicht. Ihre Frauenärztin wird Ihnen daher nur in Ausnahmefällen eine Hormonmessung vorschlagen, denn die Hormonwerte sind individuell verschieden. Ausserdem schwanken sie während des monatlichen Zyklus und im Klimakterium sehr stark. Weil es sich um eine Momentaufnahme handelt, sind mehrmalige Messungen der Hormonkonzentration im Blut nötig.

Sinnvoll kann die Bestimmung des momentanen Hormonstatus bei speziellen Fragestellungen sein, etwa wenn Wechseljahrbeschwerden oder Blutungsstopp sehr früh (vor 45 Jahren) einsetzen. Oder wenn eine Frau, bei der die Blutungen ausgesetzt haben, wissen möchte, ob sie noch verhüten muss oder – der andere Fall – ob sie noch schwanger werden kann (siehe Seite 44).

In der Regel sind deshalb allfällige Symptome und die Stärke und Frequenz Ihrer Blutungen aussagekräftiger als die Resultate von Hormonmessungen.

1.3 Die Phasen der Wechseljahre

Der Wechsel von den fruchtbaren zu den unfruchtbaren Jahren läuft bei jeder Frau anders ab. Schon der Beginn des Klimakteriums ist uneinheitlich, und auch der weitere Verlauf gestaltet sich von Frau zu Frau verschieden. Es ist ähnlich wie bei der Menstruation: Während sich die eine Monat für Monat krümmt vor Schmerzen oder sich während Tagen psychisch labil fühlt, kann es die andere ganz gelassen nehmen. Ob eine Frau den Übergang von der zyklisch gestalteten Zeit in die nächste Lebensphase als problemlos oder eher problematisch erlebt, ist deshalb ganz individuell.

Hormonschwankungen und Anpassungsvorgänge im Körper führen bei manchen Frauen neben Turbulenzen im Zyklus zu weiteren physischen oder psychischen Symptomen. Typischerweise tauchen diese Beschwerden schubweise auf: Sie zeigen sich nicht pausenlos, bis die Frau quasi auf der andern Seite – im Alter – angekommen ist. Vielmehr haben die meisten Frauen – falls sie überhaupt Symptome verspüren – zunächst ein paar Wochen Beschwerden, und dann wieder längere Zeit keine mehr. Die einen erleben zuletzt ein turbulentes Schlussbouquet, andere bemerken das Aussetzen der Mens – und das wars. Insgesamt dauern die Wechseljahre zwischen zwei und fünf Jahren, es kann aber auch kürzer oder länger gehen.

Jetzt schon? Die Jahre davor – die Prämenopause

Dass die Menopause naht, wird Frauen meist dann bewusst, wenn ihre Periodenblutungen an Regelmässigkeit verlieren. Zyklusunregelmässigkeiten sind bereits auf den schrumpfenden Eivorrat zurückzuführen (siehe Kapitel 1, Seite 22). Auch die Hormonsuppe in den Adern der Frau ist nun nicht mehr dieselbe wie zu der Zeit, als die im Kalender eingetragenen Blutungen ein regelmässiges Muster zeigten.

Die Prämenopause ist angebrochen, die Vorphase der Wechseljahre, die irgendwann nach 40 beginnt. Typisch für diese Phase ist das Symptom-Trio kurze Zyklen (z. B. 23 Tage), starke Blutungen und ein Wiederaufflammen des prämenstruellen Syndroms (PMS) – der struben Tage vor den Tagen (siehe Kasten, Seite 26). Stärkere prämenstruelle Beschwerden – jeweils einige Tage vor der Monatsblutung – machen vielen Frauen zu schaffen. Besonders wenn sie schon früher unter PMS gelitten haben, fühlen sie sich jetzt dünnhäutig und werden fahrig, weinerlich oder aggressiv. Mancher Frau kommen die Monate oder Jahre vor der Menopause sogar vor wie eine nicht enden wollende prämenstruelle Phase! Einige Betroffene bekommen öfters Migräne oder leiden an Wassereinlagerungen: Vielleicht passen plötzlich die Fingerringe nicht mehr. Vor allem aber können die Brüste vermehrt spannen oder schmerzen.

Manchmal sind die Blutungen aber auch schwächer oder seltener. Monate mit regelmässigem Zyklus und solche, in denen der Zyklus holpert und die Menstruation ganz ausbleibt, wechseln sich ab.

Zu viel statt zu wenig Östrogen

Hormonell herrscht in der Prämenopause noch kein eigentlicher Östrogenmangel. Im Gegenteil, ein relativer Östrogenüberschuss (im Verhältnis zum Gelbkörperhormon Progesteron) ist typisch: Denn als Reaktion auf den zunächst sinkenden Progesteron- und Östrogenspiegel steigen der Hormonspiegel des Follikelstimulierenden Hormons (FSH) und des Gelbkörperstimulierenden Hormons (LH) an. Die Hirnanhangdrüse schickt diese Boten nämlich aus, um die Eierstöcke zur Eibläschenreifung und zur verstärkten Produktion von Östrogen und Progesteron anzutreiben. So als versuche der Körper mit allen Mitteln das Letzte aus den wenigen noch verbliebenen Eibläschen herauszuholen – eine Art Schlussspurt der reproduktiven Lebensphase. Und so steigt – mit dem Nachlassen des Progesterons und später auch des Östrogens – insbesondere der Pegel von FSH im Blut im Verlauf der Wechseljahre mehr und mehr an. Was für die Abschätzung des Zeitpunkts der Menopause genutzt werden kann.

Wegen der Menopause zum Arzt?

Wenn der Zyklus stottert, die ersten Wallungen auftauchen oder die monatlichen Blutungen ganz versiegen: Sollen Frauen dann zum Arzt? Nein. Nur um sich bestätigen zu lassen, dass Sie in den Wechseljahren sind, brauchen Sie keinen Extratermin bei der Frauenärztin. Wechseljahrbeschwerden sind vorwiegend Befindlichkeitsstörungen. Sie haben in aller Regel keinen Krankheitswert. Sinnvoll ist der Termin aber, wenn Sie unter Ihren Beschwerden leiden, wenn Sie instinktiv finden, «etwas stimme nicht», wenn Sie sich Sorgen machen. Oder wenn Sie das Thema Verhütung mit Ihrer Ärztin besprechen möchten (siehe dazu Seite 44).

Untrügliche Vorboten

Die Prämenopause kann unmerklich verlaufen oder auch zwei, drei Jahre oder länger spürbar sein. In dieser Zeit spielt der Hormonhaushalt nicht selten verrückt: Manch eine Frau kommt sich als Spielball ihrer Hormone vor – fast so wie in Teenagertagen, als die neu einsetzende Mens ihr zu schaffen machte.

Viele Frauen nehmen das hormonelle Ungleichgewicht in der frühen Prämenopause allerdings gar nicht als solches wahr, und längst nicht alle durchlaufen diese Zeit, die den Wechsel einleitet, bewusst. Sei es, weil sie von Beschwerden gänzlich verschont bleiben, oder weil sie eine stärkere Blutung, vermehrtes Brustspannen oder die dauernden Tränen aus nichtigem Anlass nicht als Zeichen dafür deuten, dass die Wechseljahre vor der Tür stehen. Klimakterium? Dieses Wort verbinden Frauen in der Mitte des Lebens meist mit ihrer eigenen Mutter oder zumindest mit Frauen, die deutlich älter sind als sie selbst. Also mit etwas, was noch weit, weit entfernt zu sein scheint.

Auch Mediziner scheuen sich, anlässlich solcher Vorboten bei Frauen in den 40ern von beginnenden Wechseljahren zu sprechen. Eigentlich schade, denn es wäre schön, wenn Frauen genug Zeit hätten, sich mit dem Wechsel anzufreunden. Sich bewusst zu werden, dass ein körperlicher Wandel und eine neue Lebensphase bevorstehen. Nicht nur, um sich von der fruchtbaren Zeit gebührend zu verabschieden, sondern auch, um sich ehrlich und ohne falsche Hemmungen mit gleichaltrigen oder älteren Frauen auszutauschen. Gespräche mit andern Betroffenen sind für den gelassenen Umgang mit den Wechseljahren ohnehin das beste Rezept! So fällt es Frauen leichter, sich – offen und neugierig – auf die Zeit als reife Frau einzustimmen, als wenn sie mit 49 von Wallungen kalt erwischt werden.

Mitten drin – Perimenopause und Menopause

Spätestens in dieser Phase der Wechseljahre können sich Stolperer im Zyklus zeigen: Monate also, in denen die Menstruation ganz ausbleibt. Erste klassische Beschwerden, unter anderem durch einen Östrogenrückgang bedingt, machen sich bei manchen Frauen bemerkbar. Hitzewallungen, unmotiviertes Schwitzen, durchwachte Nächte sowie Haut- und Schleimhauttrockenheit gehören in den Jahren ab Ende 40, Anfang 50 für viele zum Alltag. Denn jetzt geht der Östrogenspiegel im Blut nicht mehr rauf und runter, sondern nimmt mehr und mehr ab – die Eierstöcke fahren die Produktion des Sexualhormons herunter.

Die meisten Frauen erleben jetzt die einschneidendsten Symptome. Genauso gut kann diese Zeit aber auch absolut beschwer-

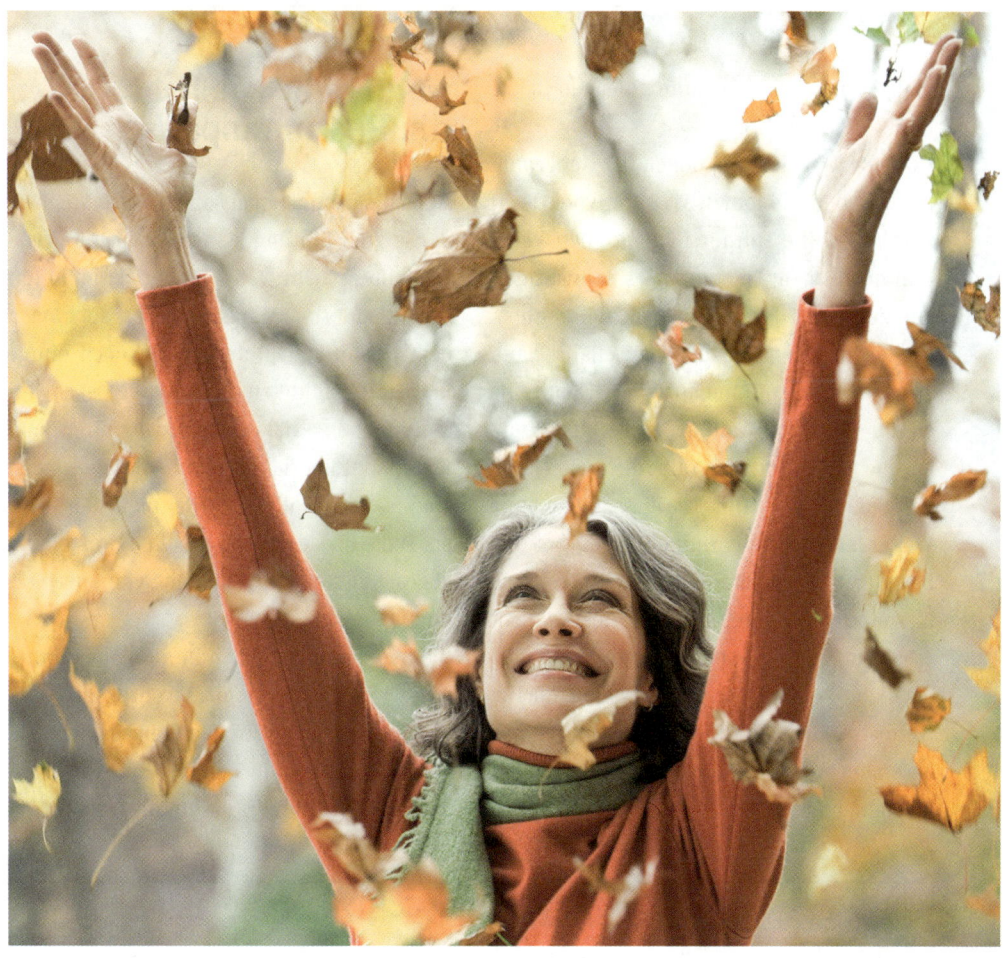

defrei verlaufen. Und die Menopause – also die letzte Periodenblutung – kommt nach ganz regelmässigem Zyklus völlig unangekündigt. Die Art der Beschwerden und deren Ausmass variieren von Frau zu Frau.

Adieu Tampon!
Die letzte Menstruation, die Menopause, erleben Frauen in der Schweiz meist kurz nach ihrem 50. Geburtstag. Ob eine Blutung tatsächlich die letzte war, lässt sich natürlich erst rückblickend sagen: Denn wenn die Periode aussetzt, ist dies bei vielen Frauen noch nicht definitiv. Nach ein paar Monaten Pause kann sie unter Umständen wieder einsetzen. Aber nach einem Jahr ohne Blutungen ist meist definitiv Schluss. Erst dann müssen Sie sich auch keine Ge-

danken mehr um Verhütung machen (siehe Kapitel 2, Seite 44).

Übrigens: Für Frauen, denen die Gebärmutter vor der Menopause operativ entfernt wurde und die seither folglich auch keine Blutungen mehr haben, ist es schwieriger, den Zeitpunkt der Menopause zu erkennen. Vielleicht zeigen sich die Wechseljahre dann anhand eines prämenstruellen Syndroms oder in Form von Wallungen. Auch bei Frauen, die mit Hormonspirale verhüten, kann der Beginn des Klimakteriums nicht ohne Weiteres festgestellt werden. Denn bei den Blutungen dieser Frauen handelt es sich ja um eine medikamentös ausgelöste, nicht eine vom Körper gesteuerte, reguläre Menstruation. Das Gleiche gilt für Frauen, die die Antibabypille weiterhin einnehmen – was ab einem Alter von 35, 40 eigentlich nicht zu empfehlen ist.

Nach dem Wechsel – die Postmenopause

Auch die Postmenopause, also die Jahre nach der letzten Blutung bis etwa zum Alter von 65 Jahren, wird von Frau zu Frau unterschiedlich erlebt. Einige müssen auch nach dem definitiven Blutungsende noch einige Jahre mit Wallungen und anderen Beschwerden rechnen. Nicht wenige verspüren zum ersten Mal überhaupt Beschwerden – meist sind es Hitzewallungen. Bei manchen Frauen ist die Phase der hormonellen Umstellung abgeschlossen, und allfällige Symptome verflüchtigen sich rasch.

Bleiben die monatlichen Blutungen definitiv aus, wird in den Eierstöcken sozusagen kein Progesteron und Östrogen mehr gebildet. In den Nebennieren jedoch, und auch im Fettgewebe des Körpers, läuft die Produktion

Béatrice (57), Hausfrau

«Ich ärgere mich vor allem über die Kilos, die ich innert kurzer Zeit zugelegt habe, ohne dass ich mehr essen würde. Nie hätte ich gedacht, dass mir das passieren würde – auf meine Taille war ich immer so stolz! Deshalb achte ich jetzt noch mehr auf eine gesunde Ernährung und versuche, meine überflüssigen Pfunde im Fitnessclub auf dem Crosstrainer und auf Velofahrten wegzustrampeln. Mein Mann zieht hierbei zum Glück mit und wir unterstützen uns gegenseitig: Wir machen eine Art spielerischen Wettkampf daraus, denn beide sind wir etwa 75 Kilogramm schwer und wollen unsere Bäuche loswerden. Wenn ich mich in meinem Körper wieder wohler fühle, hoffe ich, könnte meine Libido, die sich etwas verkrochen hat, wieder zu neuem Leben erwachen. Ansonsten habe ich die Wechseljahre als eine sehr kreative Zeit erlebt. Ich habe das Gefühl, ich sei noch nie so sehr ich selber gewesen wie jetzt.»

der Sexualhormone weiter, wenn auch auf kleiner Flamme (siehe Seite 25).

Was geht vorüber, was bleibt?

Die meisten Beschwerden aufgrund der hormonellen Umstellung sind von vorübergehender Dauer: Schlafprobleme, Kopfschmerzen, Gewichtsprobleme, Wallungen, Schwitzen. Von diesen Symptomen können Sie sich glücklicherweise oft wieder verabschieden.

Andere Probleme bleiben im Alter bestehen. Das sind erstens eine trockenere Haut und Schleimhaut, was sich unter anderem in starkem Harndrang oder Scheidentrockenheit und in trockenen Augen äussern kann. Und zweitens ein verstärkter Knochenabbau, der unter Umständen zu Osteoporose führt.

Doch selbst gegen diese dauerhaften Veränderungen sind – sofern sie Ihnen überhaupt zu schaffen machen – viele Kräuter gewachsen (siehe Kapitel 5, ab Seite 132). Und auch sonst können Sie einiges für Ihre Gesundheit und Ihr Wohlbefinden tun, damit Sie die Wechseljahre als etwas Positives, Bereicherndes erleben und aus dieser Zeit sogar Kraft schöpfen (siehe Kapitel 2, ab Seite 36).

FRÜHE WECHSELJAHRE – SPÄTE WECHSELJAHRE

Wie lange eine Frau ihre Menstruationsblutungen hat und fruchtbar ist, ist individuell sehr verschieden: Bei einigen Frauen ist es bereits mit 45 soweit, andere haben noch bis 55 regelmässige Blutungen. Die Frage des Zeitpunkts ist stark genetisch geprägt: Wenn sich Ihre Mutter und Ihre Grossmutter erst spät von Binden und Tampons verabschiedet haben, wird dies bei Ihnen vermutlich nicht anders sein.

Weitere Faktoren, die den Zeitpunkt mitbestimmen, sind etwa das Rauchen, eine vegetarische Ernährung, Diabetes, Unterleibsoperationen an Gebärmutter, Eierstock oder Eileiter sowie kurze Menstruationszyklen: Dadurch kommen Frauen unter Umständen ein, zwei Jahre früher in die Wechseljahre. Umgekehrt zögert die Antibabypille vermutlich den Zeitpunkt des Klimakteriums etwas hinaus. Die Pille «spart» sozusagen Eier, die dann später noch zur Verfügung stehen. Mittel und Wege, um die Wechseljahre aktiv hinauszuzögern oder gar aufzuhalten – etwa wenn sich eine Frau relativ spät noch ein Kind wünscht –, existieren nicht.

VORZEITIGE WECHSELJAHRE

Normalerweise versiegt der Eivorrat in den Eierstöcken um das 50. Lebensjahr herum. Bei manchen Frauen stellen die Eierstöcke ihre Tätigkeit besonders früh ein. Passiert dies vor dem 40. Lebensjahr, sprechen Medizinerinnen von Klimakterium praecox oder vorzeitigen Wechseljahren. Ungefähr ein bis vier Prozent der Frauen ist davon betroffen. Die Ursachen dieser Störung liegen zum Teil in den Genen, die Vererbung spielt also eine Rolle. Neuerdings wird vermutet, dass es sich beim vorzeitigen Wechsel auch um eine Art Autoimmunerkrankung handeln könnte. Dabei richtet sich das körpereigene Abwehrsystem – fälschlicherweise – gegen eigene Zellen, in diesem Fall gegen Zellbestandteile in den Eierstöcken. Andere mögliche Ursachen sind Infektionskrankheiten wie zum Beispiel Mumps oder Stoffwechselstörungen. Nicht bei allen Betroffenen kann eine Ursache ausgemacht werden.

Auch medizinische Behandlungen können zum frühen Eintritt der Wechseljahre führen: Bei operativer Entfernung beider Eierstöcke – zum Beispiel wegen Eierstockkrebs – tritt die Menopause sofort ein. Für eine Frau, die noch nicht in den Wechseljahren ist, bedeutet dies, dass die Periode ausbleibt und sie keine Kinder mehr bekommen kann. Auch wenn sich Frauen wegen einer Krebserkrankung einer aggressiven Chemotherapie oder einer Bestrahlung des Bauchraums unterziehen müssen, kann das die Funktion der Eierstöcke vorzeitig zum Erliegen bringen.

WICHTIG FÜR DIE KNOCHENGESUNDHEIT

Früh und plötzlich in die Wechseljahre zu kommen, kann sehr belastend sein. Besonders wenn die junge Frau noch Kinder haben und eine Familie gründen wollte. Ausserdem leiden diese Frauen relativ häufig unter Beschwerden. Sie haben vorübergehend die gleichen Symptome wie bei späteren Wechseljahren auch: Hitzewallungen, trockene Schleimhäute, psychische Verstimmungen und so weiter. Der Hormonstatus bei der Ärztin zeigt meist, dass die Östrogenwerte niedrig, LH und FSH erhöht sind (siehe Seite 23). Immerhin ein Lichtblick: Bei einem Teil der betroffenen Frauen ist der Verlust der Fruchtbarkeit kein Dauerzustand, sondern nur vorübergehend. Eventuell kann eine Stimulation der Eierstöcke mit Hormonen zu einer Schwangerschaft verhelfen.
Frauen, die vor 45 in die Wechseljahre kommen, haben ein erhöhtes Risiko für Knochenschwund (siehe Kapitel 5, Seite 190). Die meisten Ärztinnen raten deshalb dringend zu Medikamenten, um der Osteoporose vorzubeugen. Und unter Umständen auch zu einer Hormontherapie (siehe Kapitel 4, Seite 118). Frauen, die noch keine 40 Jahre alt sind, sollten unbedingt eine Hormontherapie durchführen (mindestens bis 45).
Übrigens: Das Alter, in dem Frauen durchschnittlich in die Wechseljahre kommen, hat sich in den letzten Jahrzehnten, ja sogar Jahrhunderten kaum verändert. Ganz im Gegensatz zu Pubertät und erster Regelblutung, die tendenziell immer früher im Leben von jungen Frauen einsetzen.

2. Gesund bleiben

Sich selbst mehr Sorge zu tragen, wird Frauen in den Wechseljahren oft zu einem besonderen Bedürfnis. Möchten Sie diese Zeit des Umbruchs für sich persönlich nutzen – etwas Neues wagen oder etwas für Ihre Gesundheit tun? Dieses Kapitel unterstützt Sie dabei.

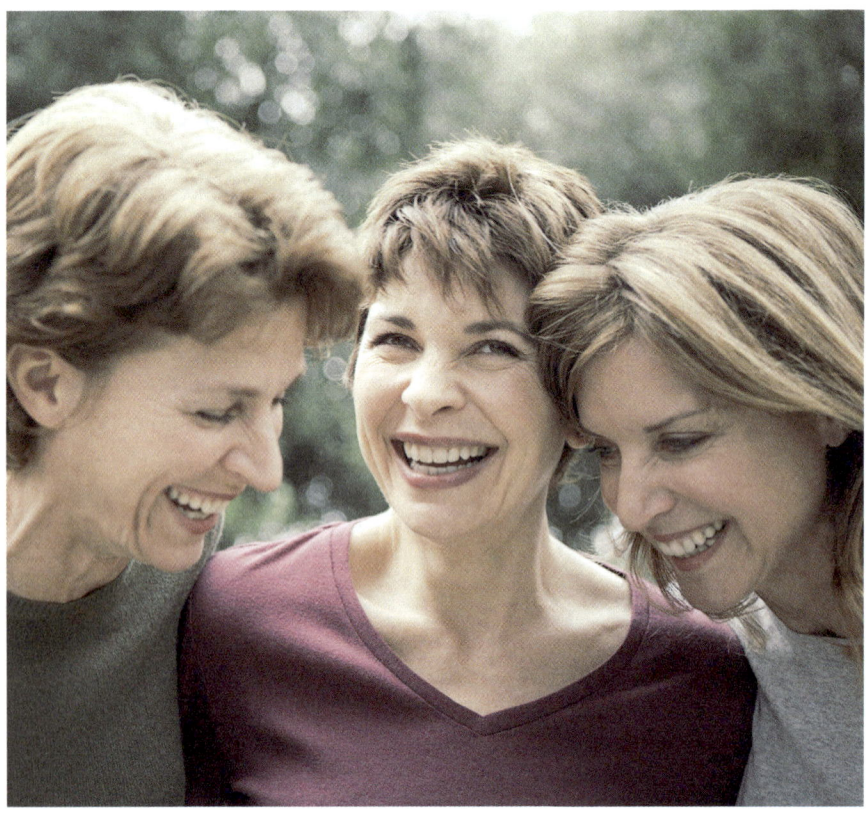

2.1	**Auf zu neuen Ufern!**	38	2.5 **Hormon-Yoga – gemacht**	
	Nicht mehr jung und noch nicht alt	38	**für den Wechsel**	58
	Nutzen Sie die regellosen Jahre		Mit Asanas die Hormone	
	für sich!	39	wecken *Janny Terpstra*	58
			Hormon-Yoga zum Ausprobieren	60
2.2	**Lust und Liebe**	42		
	Die Beziehung wachhalten	42	2.6 **Entspannung leicht gemacht**	66
	Alleine zufrieden	43	So klappt das Loslassen	66
	Auf Partnersuche	43	Autogenes Training	67
	Verhütung ade?	44	Progressive Muskelrelaxation	68
			Imaginative Verfahren	69
2.3	**Bewegung – jetzt besonders**			
	wichtig!	46	2.7 **Bewusst essen – besser leben**	70
	Mehr Schwung und Lebensqualität	46	Lob der Vielfalt	70
	Welche Sportart ist für mich		Phytoöstrogene – Pflanzen als	
	geeignet?	48	Hormonlieferanten	73
			Soja, Leinsamen & Co.	78
2.4	**Wunderwerk Beckenboden**	52		
	Die innere Mitte	52	2.8 **Prävention: Das sollten**	
	Beckenbodenschwäche – was nun?	52	**Frauen wissen**	80
	Das können Sie für Ihren		Welcher Lebensstil ist gesund?	80
	Beckenboden tun	54	Check-up: Was ist für mich sinnvoll?	82
	Beckenbodengymnastik zum		Die wichtigsten	
	Ausprobieren	56	Früherkennungstests	84

2. Gesund bleiben

2.1 Auf zu neuen Ufern!

«Ich erlebe gerade, dass biologisches und gefühltes Alter nicht zusammenpassen müssen», sagte die deutsche Politikerin Claudia Roth, auf ihren 50. Geburtstag angesprochen. Welche Frau hadert nicht mit der Zunahme der Kerzenzahl auf der Geburtstagstorte? Der runde Geburtstag und die Wechseljahre, die oft gemeinsam auftreten, können zu einem besonders tiefen Einschnitt im Leben einer Frau werden. Geht es von jetzt an nur noch bergab? Diese Krise nutzen viele Frauen jedoch als Chance, als Auftakt zu einer zweiten Blüte.

Nicht mehr jung und noch nicht alt

Die meisten 50-Jährigen fühlen sich um Jahre jünger, als sie nach Geburtsschein sind. Sie sind auch wirklich «jünger»: Frauen in der Lebensmitte leben heute freier und unbeschwerter als ihre Mütter. Sie sind fitter und gesünder, haben moderne Werte wie Selbstbestimmung, Kreativität und Offenheit verinnerlicht und pflegen jugendliche Verhaltensformen. Umso schmerzlicher, wenn die versiegende Periode das Ende der Jugend vor Augen führt. Und nur logisch, dass Frauen, die sich bislang stärker über ihr Äusseres, über Jugendlichkeit, Fitness und ihre Wirkung auf andere definiert haben, mehr Mühe mit dem Abschiednehmen haben als andere.

Studien zeigen: Frauen, die den Wechseljahren ängstlich entgegensehen und sich durch Veränderungen ihres Äusseren belastet fühlen, leiden häufiger und stärker an Wechseljahrbeschwerden. Frauen mit ausgeprägten Symptomen haben generell das Gefühl, nur wenig Einfluss auf ihre Gesundheit und ihr Wohlbefinden zu haben; sie sind mit ihrer Vergangenheit und auch mit ihrer Partnerschaft öfter unzufrieden und treiben weniger Sport. Frauen, die nicht ausser Haus arbeiten, machen eher eine Hormontherapie als Frauen mit Job. Studien haben auch die Bedeutung von Rollenmustern aufgezeigt: Eher angepasste Frauen mit traditionellem Rollenmuster neigen stärker zu körperli-

Haben Japanerinnen keine Wallungen?

Wie eine Frau ihre Wechseljahre erlebt, ist unter anderem vom Kulturkreis abhängig, in dem sie lebt. Ethnologische Untersuchungen haben gezeigt, dass zum Beispiel Japanerinnen, Frauen aus griechischen Inseldörfern, Maori-Frauen in Neuseeland oder Maya-Frauen in Mexiko weit weniger unter Hitzewallungen und anderen Wechseljahrbeschwerden leiden als westliche Frauen. Das mag auch an der Ernährung (siehe Seite 70) und anderen Lebensstilfaktoren liegen. Die Kulturvergleiche zeigen aber auch: Je mehr Ansehen ältere Frauen in einer Gesellschaft geniessen, desto gelassener und unbeschwerter kann eine Frau den Wechseljahren entgegensehen und desto unproblematischer erlebt sie diese. In Japan und unter den Maya in Mexiko gibt es für «Hitzewallungen» nicht einmal ein eigenes Wort. In vielen Kulturen verlieren Frauen mit dem Ende der Gebärfähigkeit nicht nur, sondern sie gewinnen: Sie fühlen sich von Tabus und Einschränkungen (die ihnen unter anderem wegen der Menstruationsblutungen auferlegt waren) befreit und den Männern gleichgestellt. Sie können sich im öffentlichen Raum freier bewegen, übernehmen religiöse Aufgaben, wirken nun als Beraterin, Heilerin oder Geburtshelferin oder nehmen andere Aufgaben wahr, die ihnen soziale Anerkennung verschaffen.

chen oder psychischen Beschwerden. Selbständige Frauen, die Job, Familie oder beides aktiv managen, sind öfter davor gefeit.

Dass Frauen dem Thema Altwerden mit einer ablehnenden Einstellung und so vielen Ängsten begegnen, liegt aber auch am Jugendwahn unserer Gesellschaft: Wir wissen meist bestens Bescheid, wie wir möglichst lange jung bleiben. Wie wir aber gut und zufrieden altern sollen, haben wir nie gelernt. Wie in Anbetracht von Verlust und körperlichem Niedergang glücklich bleiben? Wohin sich weiterentwickeln?

Menschen in der Lebensmitte beschäftigen sich oft intensiv mit dem eigenen Älterwerden. Das ist gut und wichtig so. Frauen tun das in der Regel früher als Männer. Und nicht immer freiwillig: In einer Gesellschaft, die älteren, reifen Frauen genauso viel Wertschätzung entgegenbrächte wie jungen, würden betroffene Frauen diese Lebensphase vermutlich anders erleben (siehe Kasten). Männer hingegen können mit 70 (theoretisch) noch Kinder zeugen und scheinen sich wegen der paar Jährchen keine grauen Haare wachsen zu lassen.

Nutzen Sie die regellosen Jahre für sich!

Wie wenig Zeit jetzt noch bleibt! Wie viel Zeit noch bleibt! Meist mehr als ein Drittel ihres Lebens haben Frauen in den Wechsel-

2. Gesund bleiben

jahren noch vor sich. Zeit, um Bilanz zu ziehen, aber auch um vorwärtszuschauen. Und um die Chancen zu ergreifen, die sich bieten. Wann, wenn nicht jetzt?

Die Jahre zwischen 45 und 55 lassen Frauen unmittelbar erkennen, dass das Leben nicht stillsteht, sondern sich stetig verändert. Sie wollen nun für sich entscheiden, was ihnen wichtig ist im Leben, in welche Richtung sie gehen. Das Leben dauert nicht mehr unendlich lang, deshalb wollen sie es aktiv gestalten und ihm – falls nötig – eine Wende geben.

Worauf kommt es an, damit das gelingt? «Die Lösung liegt in der Auseinandersetzung mit den ursprünglichen Lebensentwürfen», meint Pasqualina Perrig-Chiello, Psychologieprofessorin an der Universität Bern. «Was waren meine Jugendträume? Was habe ich realisieren können? Was ist ausgereizt, was ist liegengeblieben?» Die zentrale Frage sei, ob diese Auseinandersetzung mit den persönlichen Wünschen und der eigenen Geschichte gelinge.

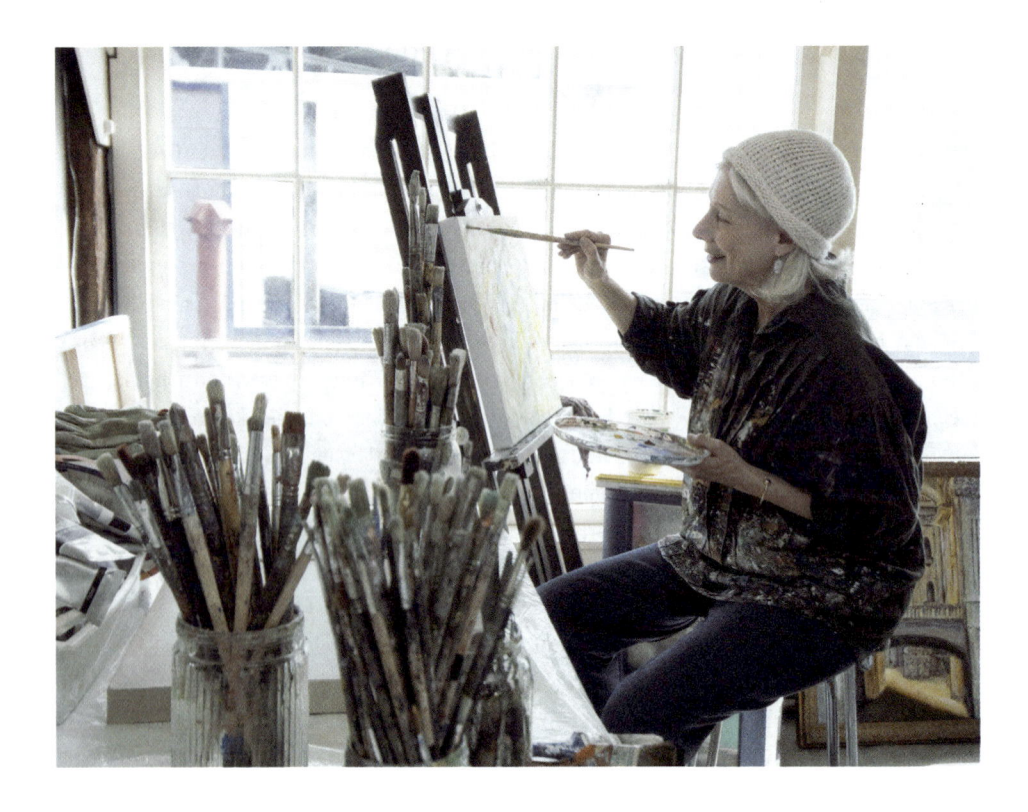

Wie wir unser Leben mit fünfzig gestalten, wie zufrieden wir mit unserem Leben sind, was wir tun, was wir essen, ob wir uns bewegen, all das bestimmt auch, wie wohl es uns mit siebzig in unserer Haut ist. Ein Aufbruch zu neuen Ufern lohnt sich deshalb doppelt. Hilfreich sind gemäss Perrig-Chiello eine selbstverantwortliche Grundhaltung (ich selbst schaffe mir Chancen), Proaktivität (ich reagiere nicht bloss, sondern agiere) und ein Fokus weg von sich selbst, hin zu mehr Generativität – also die Ausrichtung auf andere und auch auf kommende Generationen (was kann ich weitergeben?).

Weiblichkeit neu definieren

Machen Sie eine innere Bestandesaufnahme, was Sie bisher erreicht haben und was Sie noch erreichen wollen, welche Wünsche Sie sich erfüllen möchten. Wo sehen Sie sich in zehn Jahren?

Gestehen Sie sich Ängste und Schwierigkeiten ein. Der Wechsel zeigt sich ja zunächst oft von seiner unschönen Seite: Der Hitzestau nachts unter der Bettdecke, der krebsrote Kopf, genau dann, wenn frau ihn am allerwenigsten gebrauchen kann. Lustlosigkeit, totale Erschöpfung, Tränen aus nichtigem Anlass, immer tiefer werdende Falten, schlaffe Oberarme und schmerzende Fingergelenke. Für manche Frau sind die Wechseljahre eine mittlere Katastrophe, von der Natur suboptimal eingerichtet. Dazu gesellt sich die Sorge, von nun an für Männer wie für andere Frauen «unsichtbar», nicht mehr interessant zu sein. Schön, vif, attraktiv oder sportlich zu sein, heisst jetzt oft nur noch «schön für ihr Alter» oder «attraktiv für ihr Alter».

Aber freuen Sie sich: Die Wechseljahre sind eine Lebensphase, in der Sie von einem grossen Erfahrungsschatz profitieren können. Einen, den es sich lohnt weiterzugeben. Sie sind das monatliche Übel los, haben vielleicht endlich keine Migräne mehr und müssen nicht mehr alles ausprobieren. Der Schönheitskonkurrenz unter Frauen begegnen Sie gelassen, Sie definieren Weiblichkeit für sich neu, reifen als Persönlichkeit, sind realistischer, stehen im Beruf ihre Frau, werfen Ballast ab, konzentrieren sich aufs Wesentliche. Sie haben es weitgehend selbst in der Hand, Ihren Lebensnachmittag mit einer positiven Einstellung zu geniessen und ihn nach eigenem Gusto zu gestalten.

Versöhnen Sie sich mit ihrem bisherigen Leben. Und beschreiten Sie neue Wege, wenn Ihnen danach ist: Vielleicht haben Sie Lust, Ihr Beziehungsnetz auszubauen? Oder Sie möchten Neues entdecken oder sich bisher zu kurz gekommenen Neigungen und Interessen widmen? Womöglich wollen Sie in Ihrer Beziehung etwas ändern. Sprechen Sie mit ihrem Partner darüber. Tauschen Sie sich auch mit Freundinnen und andern Frauen aus ihrem Umfeld aus. Ein Tabu bleiben die Wechseljahre nur, wenn niemand darüber spricht.

Buchtipp

Ruth Jahn: Rezeptfrei gesund mit Schweizer Hausmitteln. 2. Auflage, Beobachter-Buchverlag, Zürich 2008

2.2 Lust und Liebe

In den Wechseljahren wechselt so manches. Auch die Partnerschaft wird auf die eine oder andere Art aufgemischt. Das ist gut so. Denn wenn Frauen sich Gedanken über ihr Leben machen, sich körperlich und geistig entwickeln, hat das in der Regel auch einen Einfluss auf den Partner und die Paarbeziehung. Doch woran liegt es, dass die eine Beziehung an diesen Herausforderungen wächst, die andere (vermeintlich) genau daran zerbricht? Sie und Ihr Partner können Ihren Teil dazu beitragen, dass die Liebe hält. In guten wie in wechselnden Zeiten.

Die Beziehung wachhalten

Das Klimakterium gilt als eine Art Beziehungskiller. Ehekrisen und Scheidungen werden ihm angelastet. Doch das ist ein Mythos: Frauen werden nicht plötzlich der Hormone wegen eigenbrötlerisch, wie ausgewechselt, und setzen ihre Beziehung aufs Spiel. Ob ein Paar – wenn die Frau mit sich hadert oder sich entwickelt – in eine Krise schlittert und sich auseinanderlebt, ist vielmehr davon abhängig, wie Mann und Frau miteinander umgehen. Ob sie aufeinander eingehen, sich regelmässig austauschen und einander über ihre Gefühle und Gedanken auf dem Laufenden halten. Beide können dazu beitragen, dass die Liebe hält.

> **Buchtipp**
> Bodenmann, Guy und Brändli, Caroline: Was Paare stark macht. Das Geheimnis glücklicher Beziehungen. 2. Auflage, Beobachter- Buchverlag, Zürich 2010

Was beide tun können:
> - Pflegen Sie gemeinsame Aktivitäten: mehr Kino, weniger TV!
> - Probieren Sie mal zusammen etwas Neues aus: Tango oder Tandemfahren.
> - Nehmen Sie ihre eigenen Bedürfnisse und die des andern ernst.
> - Lassen Sie einander auch an den Sorgen teilhaben.

- > Zeigen Sie ihm/ihr Ihre Verbundenheit.
- > Beschenken Sie sich: mit Blumen, Staubsaugen, lustigen Anekdoten, Lob, Interesse, Komplimenten oder indem Sie sich für sie/ihn schön machen.

Alleine zufrieden

Die in der Lebensmitte alleine wohnenden Frauen sind zwar in der Minderheit. 70 Prozent der 55-jährigen Frauen in der Schweiz leben zusammen mit einem Partner. Single-Frauen in der Lebensmitte sind jedoch deutlich häufiger anzutreffen als Singlemänner in diesem Alter: Männer bleiben meist nicht lange allein, sondern binden sich nach einer Trennung schnell wieder. Häufig ist die neue Partnerin jünger. Mit zunehmendem Alter leben deshalb, und weil Männer früher sterben, immer mehr Frauen alleine. Mit 50, 55 Jahren wohnen 20 Prozent der Frauen in einem Einpersonenhaushalt, ab 75 sind es bereits mehr als die Hälfte.

Solo zu sein, wird von Frauen aber nicht unbedingt als Problem wahrgenommen: Viele Frauen jenseits der 50 haben gar nicht das Bedürfnis, mit einem Partner zusammen zu sein. Sich binden mag gemäss Umfragen nur gerade jede Dritte. Sei es aus Enttäuschung und schlechter Erfahrung, weil ihr die Suche zu mühsam und aussichtslos erscheint oder einfach weil sie gut eingerichtet ist, schon lange alleine lebt und ihr eigentlich nichts fehlt: Viele Frauen geniessen ihre Freiheit und merken, dass sie auch ohne Mann glücklich sind. Statt einer Zweierbeziehung pflegen sie ein ganz anderes, breiteres, ebenso beglückendes Beziehungsnetz.

Auf Partnersuche

Bekanntermassen steigen die Chancen von Frauen, einen Partner zu finden, nicht gerade mit dem Alter. Das müssen Sie sich, falls Sie als Alleinstehende in Partnerbörsen oder auf der freien Wildbahn nach einem Partner suchen, bewusst sein. So verbessern Sie Ihre Aussichten:

- > Werden Sie sich klar, was Sie in eine Beziehung einbringen können. Und fragen Sie sich, wie Sie das bei einem Date gut rüberbringen.
- > Stellen Sie ein realistisches Wunschprofil Ihres Prinzen zusammen. Überlegen Sie, was Ihnen in einer Partnerschaft wichtig ist. Und begraben Sie fixe Vorstellungen von der Grösse seines Bücherregals, seines Einkommens oder seines Bauchumfangs.
- > Scheuen Sie sich nicht, unterschiedliche Kanäle anzuzapfen, halten Sie an verschiedensten Begegnungsorten Ausschau – legen Sie auch eine allfällige Scheu vor neuen Medien ab.

Gut zu wissen: Männer sind zwar mehr als Frauen an einem attraktiven Äussern des andern interessiert, wollen aber (wie Frauen auch) keinen perfekten Lebenspartner, sondern jemanden auf gleicher Augenhöhe; ausserdem binden sich Männer meist sehr gern.

Verhütung ade?

Mit den Wechseljahren können Frauen aufatmen: Mit Verhüten ist nun endlich Schluss. Wirklich? Ob Sie sich von Präservativen, Pille oder Spirale endgültig verabschieden können, ist oft nicht zweifelsfrei zu sagen. Selbst nach einem vermeintlichen Blutungsstopp besteht die Möglichkeit, dass Sie schwanger werden. Sehr gross ist diese allerdings nicht mehr. Aber wenn Sie nach einigen Monaten Pause wieder bluten und noch weitere Zyklen mit Eisprung stattfinden, kann es durchaus vorkommen.

Wenn Sie nicht schwanger werden wollen, sollten Sie deshalb weiterhin verhüten. Gynäkologinnen raten Frauen um die 50, erst ein Jahr, nachdem die Blutungen ausgesetzt haben, die Verhütung einzustellen. Frauen, die deutlich jünger sind als 50, sollten eventuell noch länger abwarten. Auch eine Hormonbestimmung bei der Frauenärztin hilft nicht unbedingt weiter. Denn die Höhe der einzelnen Sexualhormone kann stark variieren und lässt keine sichere Prognose zu.

Kondom, Spirale oder Pille?

Vielleicht benutzen Sie weiterhin mechanische Verhütungsmethoden wie Kondom, Diaphragma oder Portiokappe, verwenden immer noch die Spirale, vielleicht entdecken Sie neue Formen des Liebemachens.

Verhütungsmittel mit Östrogen und Gestagen (Antibabypille, Verhütungspflaster oder Vaginalring) sind ab 35, 40 Jahren nicht mehr das Richtige, weil die Gefahr von Blutgerinnseln (Thrombosen), Herzinfarkten und Hirnschlägen zu gross ist.

Die sogenannte Gestagenspirale eignet sich auch für die Wechseljahre. Sie gibt das Gelbkörperhormon Gestagen in den Gebärmutterinnenraum ab. Und kann die Blutungsmenge während der Periode verringern und somit einem Eisenmangel vorbeugen oder einen solchen behandeln.

Auch die Gestagen-Pille (Mini-Pille) und das in den Oberarm implantierbare Stäbchen gehören zu den hormonellen Verhütungsmitteln, die kein Östrogen enthalten.

Diese können für Frauen ab 35 eine Alternative zu den nicht mehr geeigneten Östrogen-Gestagen-Präparaten sein. Sie sollten aber Vor- und Nachteile gemeinsam mit Ihrer Ärztin abwägen.

Eine Faustregel besagt immerhin, dass eine Frau nach zwei Hormonmessungen, bei denen ein hoher FSH-Wert und ein tiefer Östrogenpegel festgestellt wurden, aufhören kann zu verhüten (siehe Kapitel 1, Seite 26).

Auch wenn Sie sich wegen Beschwerden in den Wechseljahren einer Hormontherapie unterziehen, ist eine Schwangerschaft nicht ausgeschlossen, und Sie sollten weiter verhüten.

Auf der andern Seite ist es leider so: Frauen über 40, die sich noch ein Kind wünschen, müssen sich darauf einstellen, dass die Chance, schwanger zu werden, nicht mehr sehr gross ist und rasch weiter abnimmt. Auch ist die Fehlgeburtenrate viel höher als bei jüngeren Frauen.

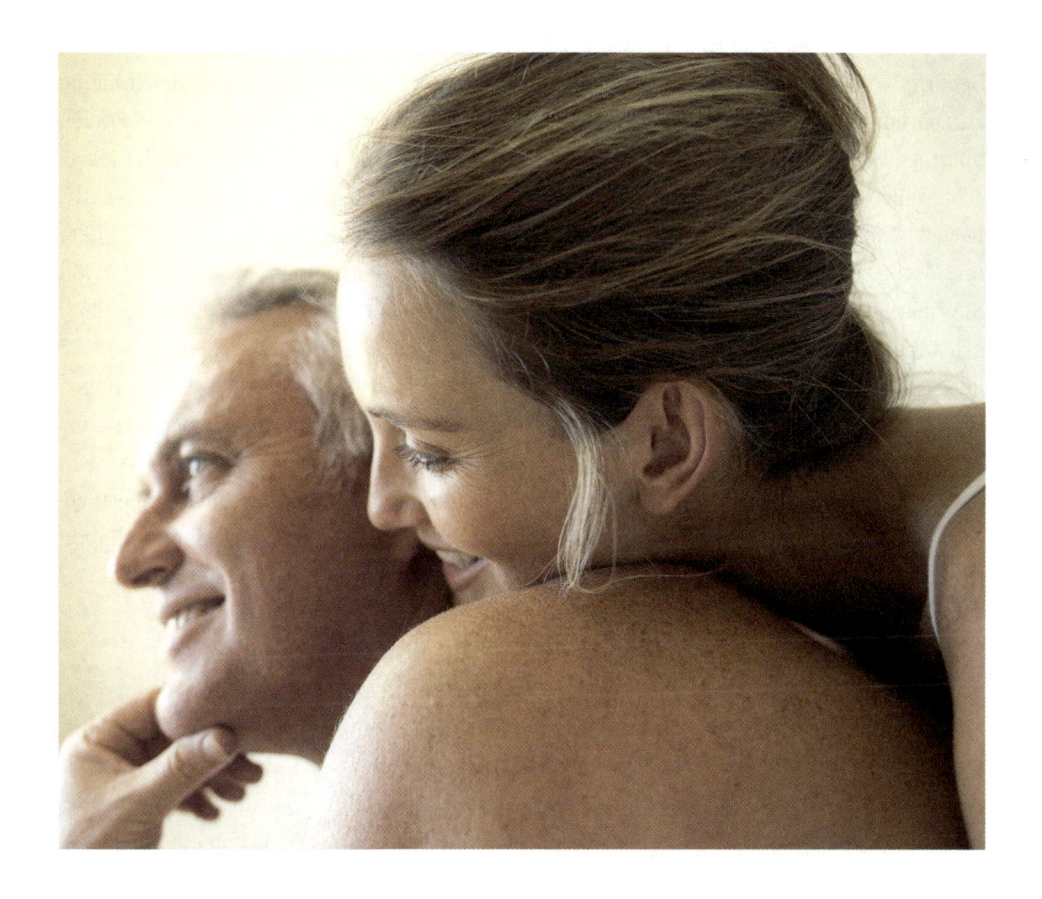

> **Nach 45 noch Mutter?**
> Im Jahr 2008 brachten in der Schweiz rund 220 Frauen, die 45 oder älter waren, ein Kind zur Welt. 36 Neugeborene hatten Mütter, die 48 Jahre alt oder älter waren.

2.3 Bewegung – jetzt besonders wichtig!

In den Wechseljahren werden sich Frauen mancher körperlicher Veränderung bewusst. Und vermutlich auch schwindender Leistungsreserven. Gleichzeitig wächst oft das Bedürfnis, die eigene Kraft und Wendigkeit zu spüren und – erstmals oder weiterhin – Sportliches zu vollbringen. Mit 50 steht man schliesslich mitten im Leben und gehört keinesfalls zum alten Eisen! Einem «Verrosten» und Weniger-agil-Werden können und sollen Sie aber etwas entgegensetzen. Der Entscheid, die zweite Lebenshälfte bewegt zu gestalten, kommt jetzt genau richtig: Denn regelmässige körperliche Aktivität ist die beste biologische Altersvorsorge!

Mehr Schwung und Lebensqualität

Viele Frauen realisieren das intuitiv und bekommen einen «Sportschub»: Manche packt plötzlich das Walkingfieber, andere rollen nun morgens nach dem Aufstehen ihre Yogamatte aus und üben ihre fünf Tibeter, wieder andere gehen regelmässig mit der Freundin Tennis spielen oder in den Karatekurs.

Frauen in der Schweiz haben in Sachen Bewegung in den letzten Jahren aufgeholt: Sie bewegen sich im Schnitt etwa gleich häufig wie Männer. Rund 40 Prozent der Frauen um die 50 sind mehrmals pro Woche insgesamt drei Stunden und mehr sportlich aktiv, 30 Prozent sind Nichtsportlerinnen. Weitere 30 Prozent liegen irgendwo dazwischen. Mit zunehmendem Alter treiben Frauen generell weniger Sport. Aber zwischen 35 und 55 sind sie fast gleich sportlich wie in jungen Jahren – und erst noch sportlicher als die gleichaltrigen Männer. Schade bloss, geht die durchschnittliche weibliche Sportlichkeit ab 65 zurück, während Männer die mit ihrem Ruhestand gewonnene Freizeit vermehrt für Sport nutzen.

Sport als Katalysator

Bewegung kann für Frauen in der Lebensmitte zu einer Art Katalysator werden für einen kraftvollen, gesundheitsbewussten Neubeginn. Wenn Sie täglich ein Stück Weg unter die Füsse nehmen, wenn Sie für Einkäufe oder den Weg zur Arbeit das Velo benutzen, wenn Sie tanzen, schwimmen, rudern, boxen oder was auch immer, erlangen Sie ein besseres Gefühl für Ihren Körper und steigern Ihr Wohlbefinden. Zudem gelingt es regelmässig bewegten Frauen besser, gesundheitliche Rückschritte, etwa nach einer Krankheit oder einem Unfall, wieder auszugleichen. Sport kann Ihnen auch helfen, mit psychischer Instabilität oder Ängsten besser zurechtzukommen. Er hellt erwiesenermassen die Stimmung auf, beugt Depressionen vor, nützt vorbeugend gegen Migräne und lindert gemäss Studien auch Hitzewallungen und andere Wechseljahrbeschwerden.

Stetes Biegen und Belasten des Körpers regt den Muskel-, den Knochenstoffwechsel und überhaupt den ganzen Stoffwechsel an. Wer Sport treibt, wirkt vorzeitigem Muskelschwund entgegen, stärkt die Knochen, beugt einer altersbedingten Verkürzung von Bändern und Sehnen vor und verringert auch das Risiko, Knie- oder Rückenprobleme zu bekommen. Die im Alter normalen Einbussen an Kraft, Beweglichkeit und Koordination werden gebremst. Sport ist auch gut fürs Immunsystem und kann helfen, Ihre körperlichen Abwehrkräfte zu steigern. Und Sie können verhindern, dass Ihr Stoffwechsel entgleist und Sie ein sogenanntes metabolisches Syndrom entwickeln, das oft mit Übergewicht (vor allem Bauchfett), hohem Blutdruck, ungünstigen Blutfettwerten und Insulinresistenz einhergeht und als der Risikofaktor für Herz-Kreislauf-Krankheiten gilt. Körperliche Aktivität ist die beste (und günstigste) Prävention in Sachen Herz-Kreislauf-Erkrankungen, Krebs, Diabetes, Osteoporose und Demenz. Und ausserdem sind körperlich rege Frauen im Alter länger selbständig. Wie Sie am Ball bleiben, lesen Sie in Kapitel 5, Seite 211.

Bewegung im Alltag: So viel muss sein!

Die Mindestempfehlung der Sportwissenschaft: täglich eine halbe Stunde Bewegung – am Stück oder auch aufgeteilt, zum Beispiel in dreimal zehn Minuten. Dazu zählen übrigens nicht nur sportliche Aktivitäten im engeren Sinn, sondern auch alltägliche Arbeiten wie jäten, putzen, Schnee schaufeln, Velo fahren oder spazieren gehen. Kurz alle Tätigkeiten, bei denen Sie leicht ausser Atem oder ins Schwitzen kommen.

Frauen (wie Männer), die mehr als das Minimum für ihre Gesundheit tun möchten, sollten zudem dreimal 20 bis 60 Minuten pro Woche intensiv Sport treiben, um Herz und Lungen zu kräftigen. Und – besonders ab 50 – zweimal in der Woche Kraft und Beweglichkeit trainieren.

Fit im Hier und Jetzt

Sie brauchen noch mehr Argumente? Voilà: Bewegungsmuffel haben den grössten Gesundheitsnutzen, wenn sie ihre Fitness-Vorsätze umsetzen. Der Schritt von der Inaktivität hin zum kleinen täglichen Quantum Sport bringt den grösstmöglichen Gesundheitseffekt. Jeder noch so kleine Schritt ist wichtig. Andererseits hat die Sportforschung gezeigt, dass Bewegung und Sport – ausser im Hinblick auf die Knochendichte – kaum eine Depotwirkung haben. Will heissen: Wer mit 30 Jahren Ausdauersportlerin war, dann aber unsportlich wurde, hat mit 50 leider nichts mehr davon. Mit regelmässiger körperlicher Aktivität halten Sie sich im Hier und Jetzt fit. Das mag bislang Inaktive trösten – und ermuntern: Es ist nie zu spät, ein bewegtes Leben anzufangen! Auch das Alter spielt keine Rolle. Bequeme können sich dem verbesserten Gesundheitszustand sportlicher Frauen mit regelmässiger Bewegung jederzeit annähern. Was nicht heisst, dass Bewegung in frühen Jahren umsonst war: Der Gesundheitszustand aktiver Frauen ist während des ganzen Lebens besser.

Oder etwas schonungslos formuliert: Körperliche Inaktivität ist ein Krankheitszustand, in dessen Folge der Stoffwechsel aus dem Ruder gerät. Ihren aktuellen gesundheitlichen Status quo zu halten (und übrigens auch Ihr Gewicht), ist nur mit Bewegung möglich. Die Gesundheit von Frauen, die im Beruf sitzen und ihre Freizeit am liebsten auf dem Sofa oder auf dem Balkon verbringen, verschlechtert sich mit der Zeit.

Welche Sportart ist für mich geeignet?

Nordic Walking, Walking

Schnelles Gehen an frischer Luft ist ein gelenkschonendes Ausdauertraining, bei dem auch Oberkörper und Arme mitmachen. Nordic Walking mit zwei Stöcken gilt als besonders beckenbodenfreundlich. Empfehlenswert ist ein Kurs zum Erlernen der richtigen Technik, damit keine Schulterprobleme entstehen.

Wandern

Gutes Kreislauftraining mit Kräftigung der Muskulatur – inklusive Weitsicht und Frischluftbonus. Mit zwei Stöcken wandern ist gelenkschonend, bergwärts besser als talwärts.

Velofahren, Hometrainer

Radeln kurbelt den Kreislauf an, trainiert den Bewegungsapparat (vor allem die Beinmuskulatur) und ist gelenkschonend, da ein Teil des Körpergewichts auf dem Sattel lastet. Gute Kombination aus Ausdauer- und Kraftsport. Bei Rücken- und Nackenproblemen auf eine aufrechte Haltung achten.

Auch bei Hüft-, Knieproblemen oder Arthrose möglich, da sich auf dem Hometrainer die Intensität des Trainings regeln lässt. Der Effekt der Osteoporoseprävention ist relativ gering.

Aquafit, Aquajogging
Aquafit ist Gymnastik im Wasser, beim Aquajogging tragen Sie eine Weste und «joggen» im Wasser. Kurse gibt es in jedem grösseren Hallenbad. Gelenkschonende Stärkung von Kreislauf und Muskulatur, bei minimaler Verletzungsgefahr. Als Osteoporoseprävention nicht ausreichend, da durch die Auftriebskraft des Wassers der Druck auf die Knochen zu gering ist. Vorsicht bei Herz-Kreislauf-Problemen.

Schwimmen
Stärkt den ganzen Bewegungsapparat, beugt Rückenproblemen vor, schont den Beckenboden, trainiert das Herz und ist gelenk-

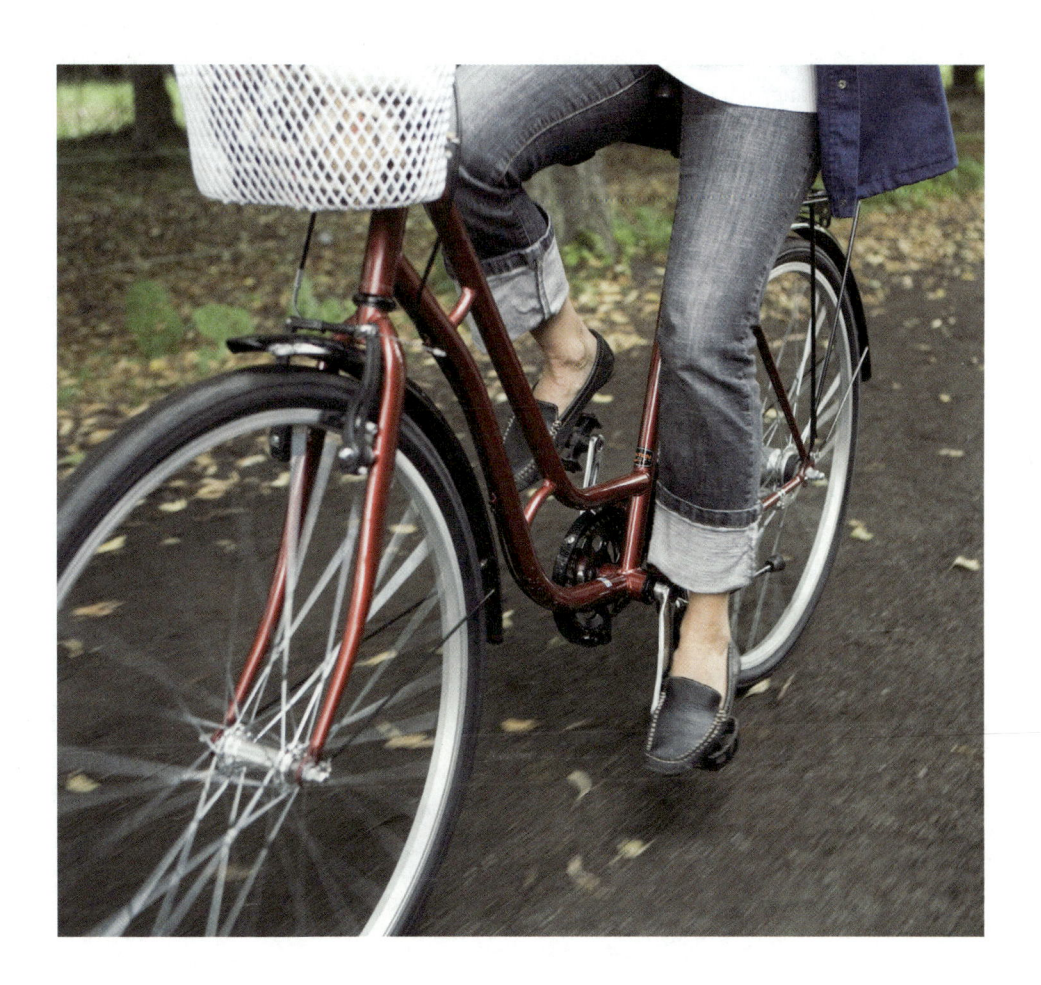

schonend. Auch bei Beschwerden des Bewegungsapparates zu empfehlen. Brustschwimmen am besten mit Schwimmbrille und Kopf unter Wasser – damit die Halswirbelsäule nicht überbelastet wird. Als alleinige Sportart keine gute Osteoporoseprävention.

Jogging
Gutes Ausdauertraining in frischer Waldluft. Zu häufiges Joggen kann zu Schlägen auf das Skelett und langfristig zu Gelenk- und Rückenproblemen führen. Nicht gerade beckenbodenfreundlich. Wichtiger als der Turnschuh ist der Untergrund: besser Waldboden als Asphalt.

Krafttraining im Fitnesscenter
Ideale Osteoporoseprävention, Aufbau der verschiedenen Muskelgruppen, Training von Beweglichkeit und Kreislauf. Am besten kombinieren Sie Übungen an den Maschinen mit Stretching und einem Ausdauerelement (Crosstrainer, Stand-Velo). Wichtig: guter

---

Sport für Beckenboden und Knochen

Ein beckenbodenfreundlicher Sport stärkt die Muskeln des Beckenbodens, ohne sie zu belasten. Hüpfen, springen oder andere Bewegungen, bei denen grosse Kräfte auf das Skelett wirken, sind ungünstig. Besonders geeignet sind Sportarten wie Schwimmen, Nordic Walking, Tai Chi, Yoga, Pilates, Bauchtanz oder Velofahren. Bei bestehender Beckenbodenschwäche sollten Sie folgende Sportarten meiden: Tennis und andere Ballspiele, Joggen, Steptanz oder Trampolin. Ausser Sie beginnen mit Beckenbodengymnastik: Ist der Beckenboden wieder kräftig, dürfen Sie auch wieder moderat joggen, Tennis spielen etc.

Ganz anders – es ist eine echte Krux – verhält es sich mit der Osteoporoseprävention: Dem altersbedingten Poröswerden der Knochen beugen Sie am besten mit starker Belastung vor – sofern Ihre Knochen nicht schon brüchig sind. Am besten sind gelenkschonende Sportarten mit kleinem Unfallrisiko, bei denen das ganze Körpergewicht das Skelett belastet und somit stärkt. Auch ein Training von Koordination und Gleichgewicht hilft, Stürze im Alter zu verhindern. Geeignete Sportarten sind etwa: Nordic Walking, Tanzen oder Wandern. Tipp: Sport und Gymnastik sollten nicht nur Beine und Rumpf stärken, sondern immer auch eine Kräftigung der Unterarmmuskulatur beinhalten. Siehe auch Seite 52 und Kapitel 5, Seite 190.

Trainingsaufbau, professionelle Begleitung/ Einführung. Trainieren Sie nicht am Limit, sondern mit etwa 30 Prozent Ihrer Maximalkraft, dafür mit 15 Wiederholungen.

Ballsportarten

Pluspunkte von Badminton, Squash, Fussball, Volleyball, Tennis & Co: Schulung von Schnelligkeit, Reaktion und Koordination sowie Geselligkeit. Abrupte Bremsmanöver und Beschleunigung aus dem Stand (Stop-and-go) stellen eine Verletzungsgefahr dar. Arge Strapazierung des Beckenbodens, heikel bei Gelenkbeschwerden, besonders für Knie- und Hüftgelenke. Wichtig: Aufwärmen vor dem Spiel, bei Beschwerden pausieren oder Sportart wechseln.

Tanzen, Turnen, Selbstverteidigung

Ob Salsa, Gymnastik, Pilates, Fitnesstraining, Aerobic oder Kampfsport, all dies trägt zur Erhaltung und Steigerung von Beweglichkeit, Koordination, Kraft und Ausdauer bei. Sprünge auslassen, um den Beckenboden zu schonen. Breites Angebot an geleiteten Gruppenkursen: Sie treffen andere Frauen und Männer – und gehen regelmässig hin. Bei Pilates wird auch der Beckenboden trainiert.

Yoga, Tai Chi, Qigong & Co.

Körperliche Arbeit und Entspannung im Doppelpack. Training von Beweglichkeit (Stretching), Koordination und Kraft sowie Schulung der Atmung und der geistigen Konzentration.

So klappts

Bei einem Sportmix ist die Bewegungsvielfalt am grössten. Um sowohl Knochen als auch Beckenboden etwas Gutes zu tun, sollten Sie neben Fahrradtouren oder dem Aquagymnastikkurs eine zusätzliche Sportart ausüben. Vielleicht sagt Ihnen moderates Krafttraining im Fitnessstudio oder Rudern zu. Manche Ärztinnen und Beckenbodenfachfrauen raten: Vor der (Wieder)aufnahme von Sport den Beckenboden stärken und erst dann den restlichen Körper – die Peripherie – trainieren. Im Zweifelsfall lassen Sie sich von Ihrem Arzt oder Ihrer Beckenbodentrainerin beraten!

Info
> www.active-online.ch virtueller Bewegungs-Coach
> www.allez-hop.ch Bewegungsangebote in der Schweiz
> www.hepa.ch Netzwerk Gesundheit und Bewegung Schweiz
> www.richtigfitab50.de Deutscher Olympischer Sportbund
> www.saps.ch Schweizerische Adipositas-Stiftung

2.4 Wunderwerk Beckenboden

Den Muskeln im Beckenboden, die nicht sichtbar und zum Teil weit innen im Körper liegen, schenken Frauen (und Männer) keine Beachtung. Zumindest solange sie ihren Funktionen nachkommen. Erst wenn der Beckenboden erschlafft und sich nach einer Geburt oder mit den Jahren Probleme wie Harninkontinenz oder eine Absenkung von Unterleibsorganen bemerkbar machen, wird uns seine Bedeutung bewusst. Die gute Nachricht: Ein Training des Beckenbodens beugt effizient vor – es ist nie zu spät. Je früher Sie mit dem Turnen beginnen und je konsequenter Sie trainieren, desto besser.

Die innere Mitte

Der Beckenboden besteht aus drei übereinanderliegenden Muskelschichten, die zusammenspielen. Die Muskeln sind vor allem am knöchernen Becken befestigt. Sie stützen die Organe des kleinen Beckens, also Blase, Gebärmutter, Scheide und Darm, und dichten den Unterleib quasi nach unten ab.

Der Beckenboden reicht vom Schambein bis zum Steissbein und von Sitzbeinhöcker zu Sitzbeinhöcker. Sie können sich den Beckenboden als umgekehrten Regenschirm oder als Hängematte mit Löchern vorstellen. Denn die Schichten des Beckenbodens, die etwa die Dicke einer Hand haben, umschliessen die Körperöffnungen – entsprechend gibt es Aussparungen für die Scheide, die Harnröhre und den Enddarm.

Durch ein Dehnen oder Zusammenziehen seiner Muskelschichten unterstützt der Beckenboden das Entleeren des Darms und der Harnröhre – und seine Elastizität ist eine wichtige Voraussetzung für den Geschlechtsverkehr und das Gebären.

Beckenbodenschwäche – was nun?

In jungen Jahren sind Muskeln und Bindegewebe im Unterleib in der Regel stark und elastisch. Mit der Zeit – nicht selten schon vor den Wechseljahren – kann es zu einer

Beckenbodenschwäche kommen. Dahinter steckt vor allem ein Schwächer- und Nachgiebigerwerden der Muskeln des Beckenbodens. Oft spricht man von Bindegewebsschwäche: Die Elastizität des Gewebes und auch der Bänder, die die Organe im Unterleib festhalten, nimmt ebenfalls ab.

Häufigster Grund einer Beckenbodenschwäche ist die Überbelastung der Muskulatur: insbesondere Schwangerschaft und Geburt, Übergewicht, tagelanges Stehen – zum Beispiel bei Verkäuferinnen – oder schwere körperliche Arbeit, wie etwa in Pflegeberufen oder im Haushalt mit Kleinkindern. Auch eine schlechte Haltung, Sitzen mit rundem Rücken, chronische Verstopfung, dauernder Husten oder Operationen im kleinen Becken können dem Beckenboden arg zu schaffen machen und ihm die Spannkraft rauben.

Häufige Folge ist eine leichte Harninkontinenz (siehe Kapitel 5, Seite 175), die aber mit Beckenbodentraining gut zu behandeln ist. In schwereren Fällen kann es zu einer Absenkung von Gebärmutter, Blase oder Darm mit einer Harn- oder sogar Stuhlinkontinenz kommen. Frauen leiden dann vermehrt an Entzündungen der Harnwege oder der Scheide (siehe Seite 162 und 170) und verspüren Schmerzen im unteren Rücken, die meist im Liegen bessern. Auch der Geschlechtsverkehr kann schmerzhaft sein (siehe Seite 158). Im schlimmsten Fall tritt ein Teil der Blase oder des Enddarms mit der entsprechenden Scheidenwand oder dem Gebärmutterhals aus dem Scheidenausgang hervor (dieser Vorgang wird Vorfall genannt).

Beckenbodenprobleme sind aber kein Grund, den Kopf hängen zu lassen: Mit einem regelmässigen kleinen Trainingsprogramm und dem Beherzigen einiger Verhaltensregeln festigen Sie Ihre innere Mitte – und beseitigen Beckenbodenprobleme.

Ein kleiner Trost: Auch Männer, die zwar einen weit kräftigeren Beckenbodenmuskel ihr eigen nennen, sind nicht vor Beckenbodensorgen gefeit. Ihnen hilft das Training bei Inkontinenz, Erektionsproblemen oder bei Beschwerden der um das 50. Lebensjahr langsam wuchernden Vorsteherdrüse, der Prostata.

Ein erster Schritt:
Die Muskeln fühlen

Machen Sie sich mit der Lage des Beckenbodens, seinem Aufbau und seinen Funktionen vertraut. Denn nur so können Sie diese wichtige Muskelgruppe isoliert anspannen, gezielt kräftigen und wieder entspannen. Der erste Schritt in jedem Beckenbodengymnastikkurs ist deshalb: in sich hineinfühlen und sich die Muskulatur des Beckenbodens bewusst werden lassen.

Die äusserste Beckenbodenschicht legt sich wie eine Acht um die Scheide mit Harnröhrenausgang und den After. Diese Muskelschicht fühlen Sie, wenn Sie mit den Schamlippen «blinzeln»: Es bewegt sich dann unwillkürlich der dazugehörende Ringmuskel um den After mit. Links und rechts vom Schambein führt zudem ein kleiner Muskel zu den beiden Sitzbeinhöckern. Vielleicht spüren Sie auch diese Muskeln.

2. Gesund bleiben

Die mittlere Schicht stützt den Urogenitaltrakt, also Blase, Gebärmutter, Eierstock und Scheide. Sie hat die Form einer dreieckigen Platte und erstreckt sich vom Schambein bis zu den Oberschenkelgelenken. Die mittlere Beckenbodenschicht zieht sich fühlbar zusammen, wenn Sie sich auf einen Stuhl ohne Polster setzen und versuchen, die beiden knöchernen Sitzbeinhöcker zueinanderzuziehen. Falls Sie die Sitzbeinhöcker nicht spüren: Ruckeln Sie etwas auf dem Stuhl, damit Sie das Aufliegenden der Sitzbeinhöcker auf der Sitzfläche wahrnehmen. Spannen Sie die mittlere Muskelschicht an, ziehen sich auch andere Muskelgruppen unwillkürlich zusammen: Gesäss-, Bauch- und Rückenmuskeln arbeiten mit.

Die innerste Muskelschicht stützt den Darm. Sie ist am grossflächigsten und füllt quasi das ganze Areal vom Schambein bis zum Steissbein und bis zur Hüftmuskulatur links und rechts aus. Die innerste Muskelschicht können Sie nicht so direkt spüren, eher erahnen. Dennoch ist es wichtig zu wissen, dass es sie gibt und welche Übungen diese dritte Schicht effektiv trainieren.

Das können Sie für Ihren Beckenboden tun

Im Alltag bieten sich viele Gelegenheiten, Ihrem Beckenboden Gutes zu tun. Sie können ihn trainieren. Und es lohnt sich auch ein pfleglicher Umgang: Der weibliche Beckenboden sollte nämlich – anders als der männliche – vor ungünstigen Belastungen geschützt werden.

Haltung bewahren, Ladies!

Ein runder Rücken drückt auf den Beckenboden, fordert dessen Stützfunktion und überfordert mit der Zeit die Muskeln. Die beckenbodenfreundliche Haltung ist majestätisch gerade: Stehen und gehen Sie mit einem aufrechten, geraden Rücken. Stellen Sie sich dabei vor, Ihr Hinterkopf werde von einem unsichtbaren Band gen Himmel gezogen, quasi als Verlängerung der Wirbelsäule. Gut zu wissen: Ein straffer, trainierter Beckenboden sorgt von allein für eine gute Haltung – was wiederum den Beckenboden schont.

Mit beiden Füssen auf dem Boden

Vermeiden Sie einen fersenbetonten Gang, verteilen Sie stattdessen das Gewicht auf Ihrem ganzen Fuss. Setzen Sie beim Treppensteigen jeweils nur den Vorderteil des Fusses auf die Stufe und spannen Sie dabei den Beckenboden an.

Ein Lob auf die Schrittstellung!

Bei allen Tätigkeiten im Stehen wie Zähneputzen, Abwaschen, Bücher aus dem Regal nehmen: Stellen Sie Ihre Füsse nicht nebeneinander, sondern in der sogenannten Schrittstellung, also ein Fuss eine Fusslänge vor dem andern. So bleiben Sie aufrecht und ihr Beckenboden spannt sich. Bei Arbeiten auf einer Leiter steht ein Fuss eine Sprosse höher als der andere.

Richtig bücken, heben, tragen
Heben Sie Gewicht mit geradem Rücken. Und gehen Sie zuvor in die Hocke. Spannen Sie den Beckenboden an, wenn Sie sich wieder aufrichten. Heben Sie schwere Gegenstände stufenweise hoch – kurz an den Oberschenkeln abstützen – und tragen Sie sie oberhalb des Bauchnabels. Einkaufstaschen oder Ähnliches möglichst auf beide Arme verteilen. Und die (gestreckten) Arme mit den Tüten dann hinter den Hüftknochen halten: Auch das spannt den Beckenboden automatisch an.

Gentlemen gefragt!
Dem Beckenboden zuliebe tabu für Sie: das Schieben von Schränken, Kommoden und so weiter, das Heben von schweren Gegenständen oder das Stossen von stark beladenen Schubkarren. Lassen Sie sich hierbei ohne Skrupel vom starken Geschlecht helfen: Diese Belastungen sind nur etwas für den um einiges muskulöseren männlichen Beckenboden – der dafür auch keine Geburten aushalten muss.

Bei Anstrengung: ausatmen
Beim Einatmen erhöht sich der Druck auf den Beckenboden. Versuchen Sie deshalb, wenn Sie sich körperlich anstrengen, wenn Sie etwas Schweres tragen oder wenn Sie hüpfen, gleichzeitig bewusst und ruhig auszuatmen (nicht die Luft anhalten). Ansonsten wird der Beckenboden über die Massen belastet. Wer generell auf seine Atmung achten möchte: Die beckenbodenfreundlichste Atmung ist die Bauchatmung. Sie kann in Atem- oder Beckenbodenkursen erlernt werden.

Beim Husten oder Niesen: anspannen
Wenn Sie husten oder niesen, drücken die Organe auf den Beckenboden. Bleiben Sie deshalb während Nies- oder Hustenattacken aufrecht, statt sich zu krümmen, und spannen Sie Ihren Beckenboden bewusst an.

Übergewicht und Verstopfung vermeiden
Übergewicht kann eine Belastung für den Beckenboden darstellen. Auch das Pressen beim Stuhlgang sollten Sie tunlichst vermeiden.

Regelmässige Bewegung
Jegliche körperliche Aktivität – und die muss nicht unbedingt sportlich ambitioniert sein – kann indirekt den Beckenboden stärken: Indem diese für Frauen besonders wichtigen Muskeln bewusst oder unbewusst mitbewegt, angespannt und wieder entspannt werden. Aber nicht jeder Sport ist für Frauen mit vorbelastetem Beckenboden geeignet: Einige Sportarten üben einen grossen Druck auf den Bauch und den Beckenboden aus (siehe Seite 48).

Beckenbodengymnastik

Alle willentlich bewegbaren Muskeln, die geschwächt sind, können durch gezieltes Training wieder aufgebaut werden. Das gilt nicht nur für Bizeps und Bauch, sondern auch für den Beckenboden.

Es gibt unzählige Gründe, mit der Gymnastik zu beginnen, denn das Beckenbodentraining zeitigt viele positive Effekte: Regelmässige Beckenbodengymnastik stärkt die Haltefunktion der Muskeln und führt dazu, dass die Unterleibsorgane besser durchblutet werden. Beckenbodentraining hilft erwiesenermassen bei Rückenschmerzen, Verdauungsbeschwerden und Hämorrhoiden.

Mit regelmässigem Training können Sie einer Senkung von Blase, Gebärmutter oder Scheide erfolgreich vorbeugen und eine leichte bis mittelschwere Harninkontinenz lindern. Ein trainierter Beckenboden hält nämlich die Organe in der optimalen Lage und trägt durch seine Muskelkraft entscheidend zur Kontinenz der Frau bei. Auch bei wiederkehrenden Infekten wie Harnröhren-, Blasen- oder Scheidenentzündungen kann das Training helfen (nicht während Entzündungen trainieren). Ein regelrechtes Muss ist das Beckenbodentraining für Frauen, die eine Unterleibsoperation hinter sich haben. Damit die Organe im kleinen Becken nach der Operation optimal gestützt und gehalten werden.

Beckenbodengymnastik verhilft ausserdem zu einer aufrechten Körperhaltung und einem besseren Körpergefühl. Vielleicht erlangen Sie durch die Stärkung Ihrer «inneren Mitte» sogar mehr Spannkraft, mehr Selbstbewusstsein und ein besseres Lebensgefühl. Das gezielte Training des Beckenbodens wirkt sich auch positiv auf das sexuelle Empfinden aus: Viele Frauen berichten von einer gesteigerten Orgasmusfähigkeit, von mehr Lust beim Liebesspiel und einer stärkeren Intensität ihrer Orgasmen. Der Beckenboden wird nicht umsonst als Lustmuskel bezeichnet – wenn das keine motivierende Referenz ist!

Beckenbodengymnastik zum Ausprobieren

Das Beckenbodentraining bringt am meisten, wenn Sie es regelmässig durchführen. Am besten üben Sie mehrmals täglich während einiger Minuten – ein Leben lang! Manche Übungen eignen sich nur für zu Hause, andere lassen sich überall durchführen. Spannen Sie bei den folgenden drei Übungen die einzelnen Muskeln für sieben Sekunden oder länger so stark wie möglich an. Anschliessend wieder bewusst locker lassen.

Erfolg stellt sich bald ein: Schon nach ein paar Tagen Training werden Sie spüren, dass Sie die Anspannung der Muskeln länger halten können und dass sich der Beckenboden kräftiger anfühlt.

Auf dem Stuhl

Bei dieser Übung werden die Muskeln der äussersten Beckenbodenschicht trainiert: Lenken Sie Ihre Aufmerksamkeit zuerst zum hinteren Beckenbodenbereich und versuchen Sie den ringförmigen Schliessmuskel um den After herum mehrere Male hintereinander zu «schnüren». Jetzt wenden Sie sich dem vorderen Beckenbodenbereich zu: Spannen Sie den Muskel um die Scheide an und «blinzeln» Sie etwa 30-mal hintereinander. Diese Übungen können Sie im Büro, im Tram oder im Café durchführen, ohne aufzufallen.

Auf dem Rücken

Legen Sie sich auf den Rücken, die Arme locker neben dem Körper, die Füsse hüftbreit vor dem Gesäss aufgestellt. Spannen Sie nun die Mitte des Beckenbodens an und versuchen Sie die Spannung möglichst lange zu halten. Stellen Sie sich vor, dass ein kleiner Lift Zentimeter um Zentimeter in der Scheide zum Gebärmutterhals hinauffährt. Anschliessend lassen Sie den Lift langsam wieder Stockwerk für Stockwerk herunterkommen. Dabei immer ruhig weiteratmen! Von Mal zu Mal werden Sie die Spannung länger halten können. Geübte Frauen können dabei bis zehn zählen.

Im Stehen

Stellen Sie sich mit gespreizten Beinen aufrecht hin. Beide Hände liegen sanft auf ihren Pobacken. Ziehen Sie nun die tieferen Beckenbodenmuskeln (also das Zentrum des Beckenbodens) nach oben und innen – währenddessen ausatmen. Die Gesässmuskulatur soll möglichst nicht mithelfen – ob die Pobacken locker bleiben, kontrollieren Sie ganz einfach mit Ihren Händen. Dieselbe Übung ohne Handauflegen ist übrigens wunderbar dazu geeignet, sich die Zeit beim Warten auf den Zug oder in einer Schlange vor der Ladenkasse zu vertreiben!

Achtung: Diese Kurzanleitung kann keinen Beckenbodengymnastik-Kurs ersetzen. Dort treffen Sie nicht nur Frauen mit demselben Vorsatz, sondern erhalten auch Anregungen für ein gezieltes Training und Tipps für einen beckenbodenschonenden Alltag.
Beckenbodenkurse bieten zum Beispiel Hebammen, Physiotherapeutinnen, Rücken- und Sportschulen an.

Buchtipp

> Höfler, Heike: Energiequelle Beckenboden. Sanfte Übungen für ein neues Körpergefühl. blv Buchverlag, München 2009
> Kitchenham, Susanne und Bopp, Annette: Beckenboden Training. Die 12 wirksamsten Übungen. Goldmann Verlag, München 2010
> Seleger, Marita, Krucker, Judith und Keller, Yvonne: Beckenbodentraining – Entdeckungsreise zur weiblichen Mitte. Bebo Verlag, Zürich 2009

2.5 Hormon-Yoga – gemacht für den Wechsel

Mit Asanas die Hormone wecken

> Janny Terpstra über Hormon-Yoga in den Wechseljahren

Was ist Hormon-Yoga?

Hormon-Yoga ist eine Übungsreihe für Frauen, die auf die Stimulation weiblicher Hormone ausgerichtet ist. Sie kombiniert Yogaübungen mit tibetischen Energetisierungstechniken. Hormon-Yoga ist für Frauen mit oder ohne Wechseljahrbeschwerden gedacht und wirkt bei Wallungen, Rückenschmerzen, Beckenbodenschwäche, Schlafproblemen, Libidoproblemen und Stress.

Hormon-Yoga wurde vor rund 25 Jahren von der brasilianischen Psychologin und Yoga-Lehrerin Dinah Rodrigues (1927) entwickelt. Sie praktiziert und lehrt übrigens heute noch – mit über 80 Jahren.

Die Übungen und Atemtechniken (Pranayama) in den verschiedenen Körperstellungen (Asana) bewirken eine innere Massage. Dadurch wird die Durchblutung der Bauchorgane angeregt, der Beckenboden gestärkt. Die Lebensenergie soll zu den hormonproduzierenden Organen gelenkt werden, was die Ausschüttung von Sexualhormonen stimuliert. Hormon-Yoga kräftigt, beruhigt und stärkt das innere Gleichgewicht.

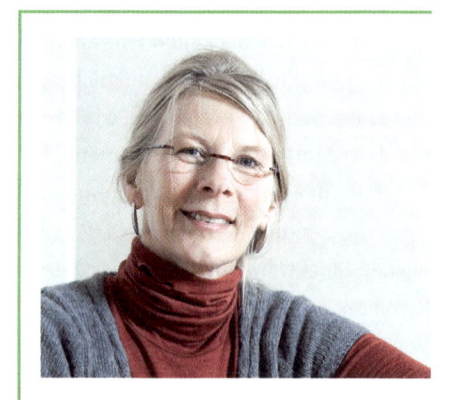

Janny Terpstra (1955) ist Krankenschwester und Hebamme. Sie arbeitet als Beckenbodenfachfrau, Hormon-Yoga-Lehrerin sowie als Kursleiterin zum Thema Wechseljahre. Janny Terpstra ist verheiratet und hat zwei Söhne.
www.wechselzeiten.ch

Wie arbeitet eine Hormon-Yoga-Therapeutin?

Frauen erlernen Hormon-Yoga in einem Kurs. Das ist wichtig, denn gewisse Übungen können – falsch angewendet – zu Rücken-, Beckenboden- oder Atembeschwerden führen. Yogavorkenntnisse sind nicht notwendig: Nach einer gewissen Zeit können auch Frauen ohne Erfahrung Hormon-Yoga selbständig zu Hause praktizieren. Ein guter Yogaplatz und regelmässig (am besten täglich) etwas Zeit ist alles, was man braucht.

Welche Bedeutung misst Hormon-Yoga den Wechseljahren bei?

Die Wechseljahre sind eine Phase im Leben einer Frau, in der sich der Körper auf ein neues hormonelles Gleichgewicht einstimmt. Hormon-Yoga kann dazu beitragen, diese Zeit gesund und beschwerdefrei zu erleben. Wenn eine Frau bereits in der ersten Phase des Wechsels mit Hormon-Yoga beginnt, ist die Chance gross, dass sie in der zweiten Phase dem Auf und Ab der Hormone weniger ausgesetzt ist.

Wo liegen die Grenzen von Hormon-Yoga?

Während der Menstruation, bei unklaren Blutungen, im Fall einer Schwangerschaft, bei Brustkrebs, Entzündungen, Diskushernie, Bluthochdruck oder Herzleiden sollten Frauen auf Hormon-Yoga verzichten. Nach Operationen sollten sie einige Monate mit Trainieren zuwarten.

Was weiss man über Wirksamkeit und Verträglichkeit?

Es liegen noch keine wissenschaftlichen Ergebnisse vor. Dinah Rodrigues und andere Therapeutinnen berichten von vielen Fallbeispielen. Nach einigen Monaten Training fühlen sich die meisten Kursteilnehmerinnen ausgeglichener. Sie nehmen ihren Körper als kräftig und geschmeidig wahr, schlafen besser, ihre Verdauung normalisiert sich und die Flüssigkeit im Gewebe wird reduziert.

Buchtipp

Dinah Rodrigues: Hormon-Yoga. Das Standardwerk zur hormonellen Balance in den Wechseljahren. Schirner Verlag, Darmstadt 2005

Bevor Sie starten

> Ihr persönliches Übungsprogramm sollten Sie täglich oder mindestens dreimal pro Woche absolvieren. Wichtig: Übungen lieber langsam und im eigenen Tempo, dafür korrekt ausführen.

> Die beste Übungszeit ist morgens nach dem Duschen, vor dem Frühstück. Sie können aber auch tagsüber trainieren. Wichtig: Die letzte grössere Mahlzeit sollte mindestens zwei Stunden zurückliegen. Abends sind ausschliesslich beruhigende Übungen angesagt.

> Los gehts: Nach einem zehnminütigen Aufwärmen folgen die Übungen. Am Schluss entspannen Sie sich für fünf oder zehn Minuten in Rückenlage.

Hormon-Yoga zum Ausprobieren

> Eine **Hormon-Yoga-Übungsreihe**, zusammengestellt von Janny Terpstra

Nehmen Sie sich für die folgenden Übungen genügend Zeit. Breiten Sie eine Yogamatte aus oder machen Sie die Übungen auf einem rutschfesten Teppich oder direkt auf dem Boden. Sie brauchen ausserdem eine Decke für die Sitzstellungen.

Atemübung zum Aufwärmen (Tadasana)

Ausgangsposition: Stellen Sie sich hin, die Füsse hüftbreit auseinander. Die Finger ineinander verschränken und die Handflächen nach unten vor das Becken drehen. Nun atmen Sie siebenmal hintereinander, wie unter **Aktivierungsatmung** (Kasten 1) beschrieben. Einatmen: Die gestreckten Arme mit den verschränkten Händen himmelwärts hochführen. Ausatmen: Die gestreckten Arme mit den verschränkten Händen wieder senken und den Unterbauch nach innen ziehen.

Seitliches Beindehnen (Supta Padangustasana)

Legen Sie sich auf den Rücken. Legen Sie die Fussohlen aneinander und fassen Sie Ihre Füsse zwischen den Beinen hindurch: Zeigefinger und Daumen umklammern jeweils die grosse Zehe. Beim Ausatmen auf die rechte Körperseite drehen, bis das rechte Knie den Boden berührt. Nun das rechte

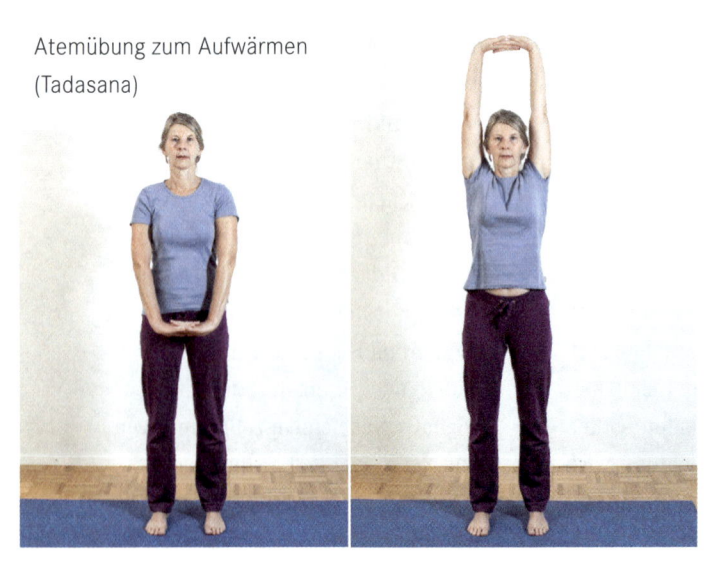

Atemübung zum Aufwärmen (Tadasana)

Seitliches Beindehnen (Supta Padangustasana)

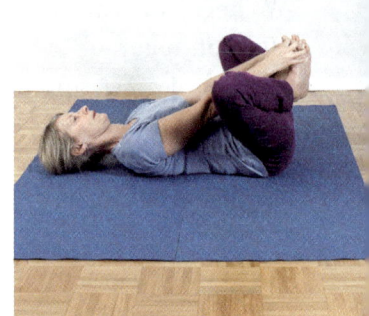

Bein seitwärts ausstrecken, beide Hände bleiben an den Füssen. Während einigen ruhigen Atemzügen die Rück- und Innenseite des rechten Beines dehnen; das andere Bein bleibt angewinkelt, mit himmelwärts gerichtetem Knie. Sanft in die Mitte zurückkehren und, während Sie ausatmen, auf die linke Seite drehen, bis das linke angewinkelte Bein den Boden berührt. Dasselbe auf dieser Seite. Übung einige Male wiederholen.

Katze und Pferd

Begeben Sie sich in die Vierfüsslerposition, platzieren Sie dabei die Hände unter die Schultern und die Knie unter die Hüften. Während Sie einatmen, machen Sie den Pferderücken: Ziehen Sie das Brustbein nach vorne und dehnen Sie die Wirbelsäule. Beim Ausatmen legen Sie die Fussrücken auf die Matte, spannen den Beckenboden an (siehe Seite 53) und ziehen den Unterbauch Richtung Wirbelsäule. Der Rücken rundet sich dabei wie ein Katzenbuckel. Mehrmals wiederholen.

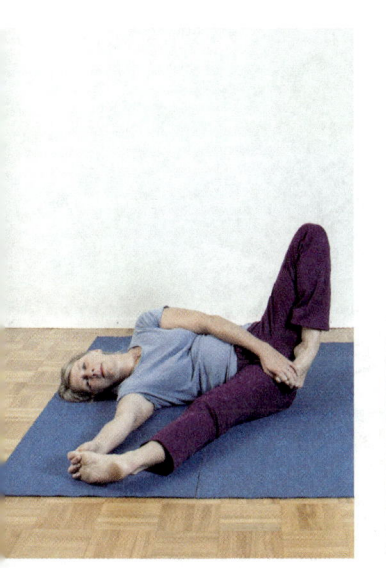

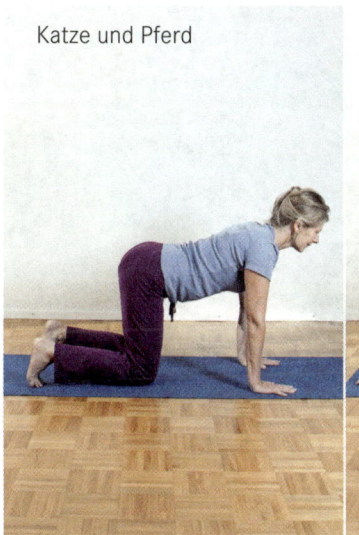

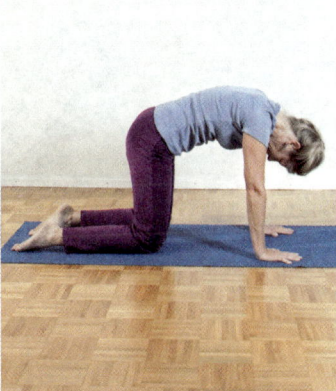

> **Kasten 1: Aktivierungsatmung (Bhastrika)**
> Diese Atmungstechnik kommt in verschiedenen Hormon-Yoga-Übungen vor. So gehts: Sie atmen siebenmal hintereinander zügig ein und aus. Die Atmung geht dabei durch die Nase, der Mund bleibt leicht geschlossen. Beim Ausatmen ziehen Sie den Unterbauch nach innen. Beim Einatmen den Bauch wieder weich werden lassen. Geübte atmen zügig und betont, aber nicht hastig. Anfängerinnen dürfen auch langsam atmen.

Katze und Pferd

Sitzende Katze

Setzen Sie sich in den Schneidersitz auf eine mehrmals gefaltete Decke und richten Sie den Rücken gut auf. Fassen Sie mit den Händen die Zehen. Halten Sie während der ganzen Übung die Arme gestreckt. Einatmen: das Brustbein zeigen, ausatmen: das Brustbein in die Brust hinein sinken lassen, den Kopf aufrecht halten. Mehrmals wiederholen.

Mit dieser Übung aktivieren Sie Ihre Nebennieren und stärken Ihre Wirbelsäule.

Diese Übung **nicht** durchführen bei Bluthochdruck oder Herzbeschwerden.

Übung für die Eierstöcke

Rechter Eierstock: Setzen Sie sich mit geradem Rücken auf eine mehrmals zusammengefaltete Decke. Strecken Sie das linke Bein nach vorne aus, die Ferse dabei gut wegdehnen. Ziehen Sie das rechte Bein so an, dass die Fusssohle auf der Matte steht und die Ferse dabei möglichst nahe an Ihren Damm kommt. Umarmen Sie den rechten Unterschenkel.

Führen Sie in dieser Stellung sieben **Aktivierungsatmungen** aus, wie in Kasten 1, Seite 61, beschrieben. Gleich anschliessend setzen Sie die in Kasten 2 beschriebene

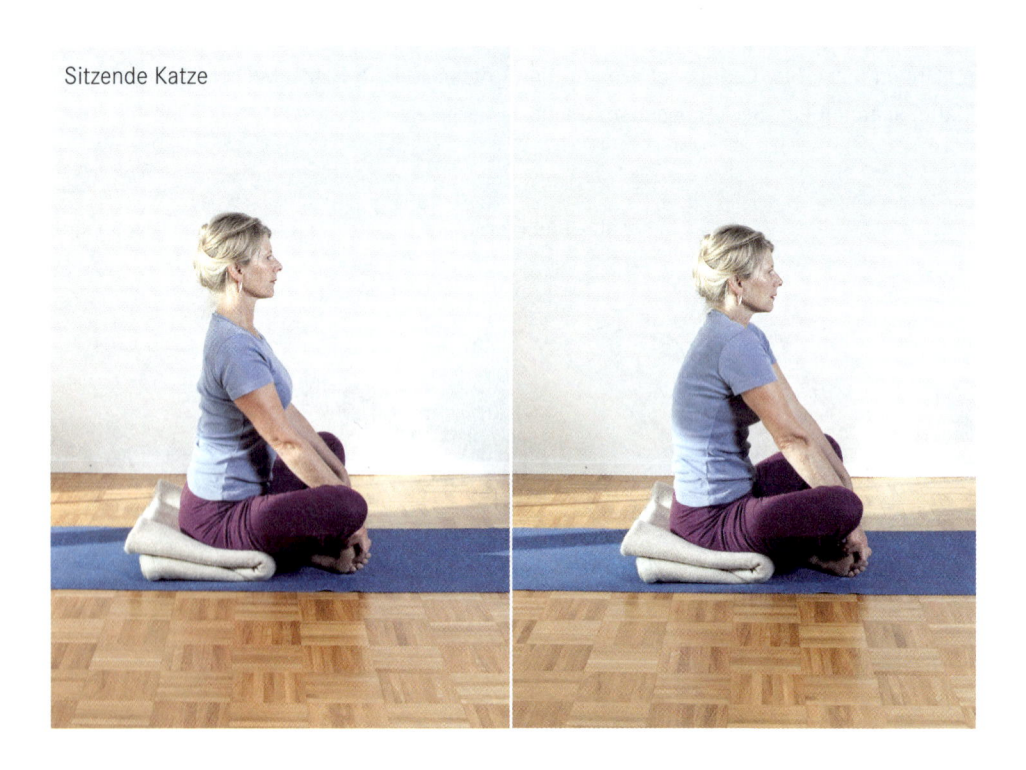

Sitzende Katze

Energielenkung um. Dabei lassen Sie die Energie zum **rechten Eierstock** fliessen.
Linker Eierstock: Nehmen sie die obige Position seitenverkehrt ein: Nun ist das linke Bein angezogen.
Machen Sie in dieser Stellung sieben **Aktivierungsatmungen**. Danach führen Sie wieder die **Energielenkung** aus: Diesmal lassen Sie die Energie zum **linken Eierstock** fliessen. Anschliessend einige Momente ausruhen.

Kleine bewegte Brücke (Vilomasana) – Übung für die Schilddrüse

Legen Sie sich auf den Rücken, die Knie sind angewinkelt. Die Füsse stehen hüftbreit auseinander und so nahe wie möglich beim Gesäss. Umfassen sie die Fersen mit den Händen. Atmen Sie ein und heben Sie zuerst das Becken, dann Wirbel für Wirbel den Rücken

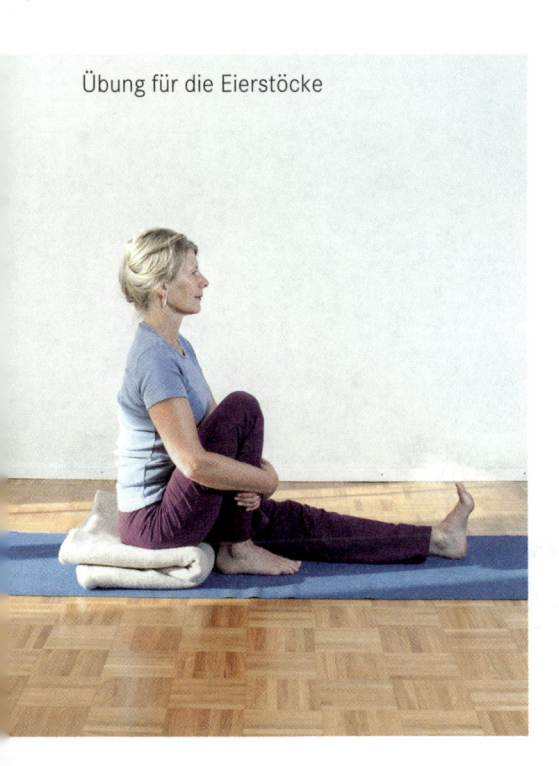

Übung für die Eierstöcke

Kasten 2: Energielenkung

Die Energielenkung ist ein weiterer wichtiger Bestandteil des Hormon-Yoga. Sie folgt meist auf die Aktivierungsatmung (Kasten 1). Die Energielenkung ist eine Art Mini-Meditation, während der Sie am Anfang ein- und am Ende ausatmen. Ihre Aufmerksamkeit wird in diesem Atemablauf bewusst auf ein Organ oder eine bestimmte Drüse im Körper gerichtet. Das Ziel: Das sogenannte Prana, die Lebensenergie, soll zu dieser Stelle im Körper fliessen und das Organ anregen.

1. **Einatmen und die Luft anhalten:** Legen Sie Ihre leicht eingerollte Zunge an den weichen, hinteren Teil des Gaumens. Richten Sie Ihre Konzentration auf die Nasenspitze. Spannen Sie Ihren Beckenboden an (siehe Seite 53).
2. **Atempause:** Richten Sie jetzt Ihre Konzentration auf das jeweilige Organ (je nach Übung Eierstock, Schilddrüse oder Hirnanhangdrüse).
3. **Ausatmen:** Versuchen Sie zu spüren, wie die Energie nun zum jeweiligen Organ fliesst. Die Zungenspitze und der Beckenboden werden dabei allmählich gelöst.

2. Gesund bleiben

vom Boden weg – bis nur noch Schultern, Nacken und Hinterkopf auf der Matte ruhen. Während dem Ausatmen wieder Wirbel um Wirbel auf die Matte ablegen. Einige Male wiederholen.

Nun halten Sie sich in der vom Boden hochgehobenen Stellung: Mit den Händen im Kreuz und den Ellbogen am Boden unterstützen Sie das Becken. In dieser Position führen Sie sieben **Aktivierungsatmungen** aus. Gleich anschliessend folgt die **Energielenkung** – und zwar mit der Konzentration auf den Hals mit der **Schilddrüse**.

Dann kehren Sie wieder in die Anfangsposition auf dem Boden zurück. Jetzt führen Sie die **Energielenkung** auf die Schilddrüse nochmals im Liegen durch. Anschliessend ausruhen.

Halbe Kerze (Viparita Karani) – Übung für die Hirnanhangdrüse

Legen Sie sich auf eine etwa zweimal gefaltete Decke: Der Kopf liegt auf der Yogamatte, von den Schultern bis zur Taille liegen Sie (leicht erhöht) auf der Decke. Das Becken vom Boden hochheben und die angewinkelten Beine zur Stirn führen. Die Hände unterstützen das Becken, die Ellbogen bleiben so nahe wie möglich beieinander. Beide Daumen berühren den Unterbauch ungefähr dort, wo die Eierstöcke liegen. Dann das Becken vom Boden hochheben und die Beine

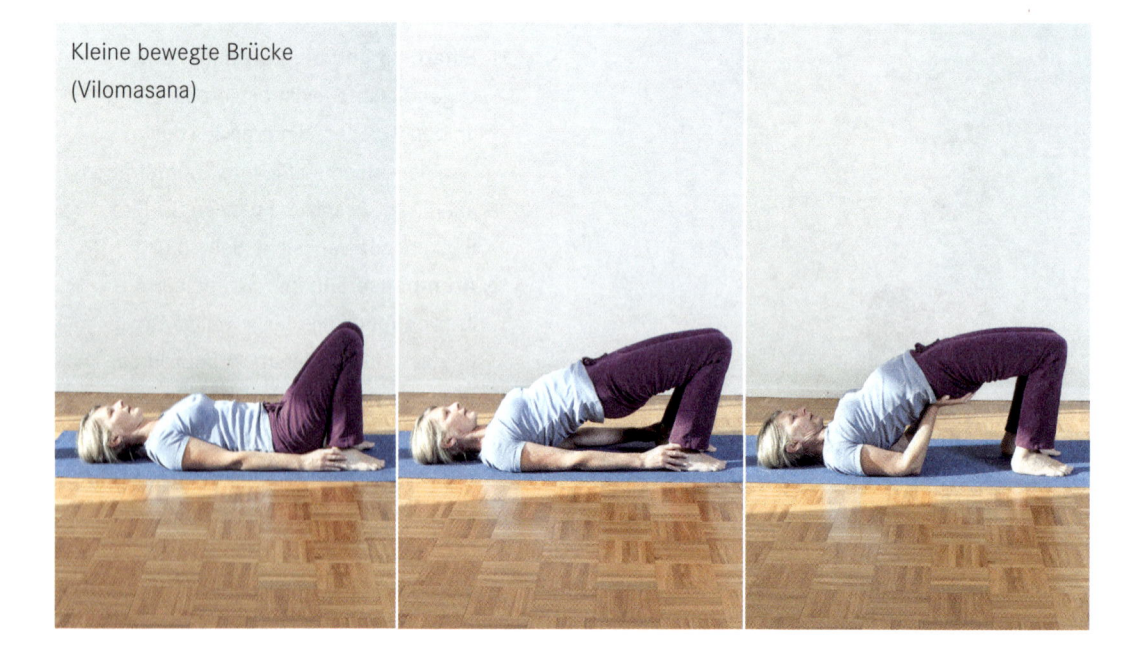

Kleine bewegte Brücke (Vilomasana)

strecken. Beine und Oberkörper bilden nun einen rechten Winkel, die Beine sind also leicht zum Kopf hin geneigt. (Kein Schulterstand mit himmelwärts gestrecktem Becken respektive Beinen!) Verweilen.

In dieser Position führen Sie nun sieben Aktivierungsatmungen aus, wobei Sie beim Einatmen jeweils die Beine spreizen und beim Ausatmen wieder schliessen. Gleich anschliessend folgt die Energielenkung – und zwar mit der Konzentration auf die Schilddrüse im Hals und von da aus zum Innern des Schädels in die Hirnanhangdrüse. Aktivierungsatmen und Energielenkung nochmals wiederholen. Danach sanft in die Ausgangsposition am Boden zurückgleiten und ausruhen.

Diese Übung wirkt beruhigend und kühlend. Der Beckenboden und die Beine werden entlastet. Bei Nackenbeschwerden bitte nicht ausführen.

Ausklang (Savasana)

Legen Sie sich auf den Rücken. Der Kopf wird von einer Decke unterstützt, die Beine sind leicht geöffnet, die Füsse fallen locker auseinander. Hände auf den Unterbauch legen. Beobachten Sie Ihre Atmung. Nehmen Sie wahr, wie sich Ihr Bauch beim Einatmen unter den Händen sanft wölbt. Und wie er sich beim Ausatmen senkt. Locken Sie Ihren Atem dabei möglichst bis tief in den Bauchraum. So lange, bis der Bauch sich warm und weich anfühlt. Ziehen Sie für diese Übung allenfalls Socken an, damit Ihre Füsse nicht abkühlen. Und decken Sie sich mit einer Decke zu.

Halbe Kerze
(Viparita Karani)

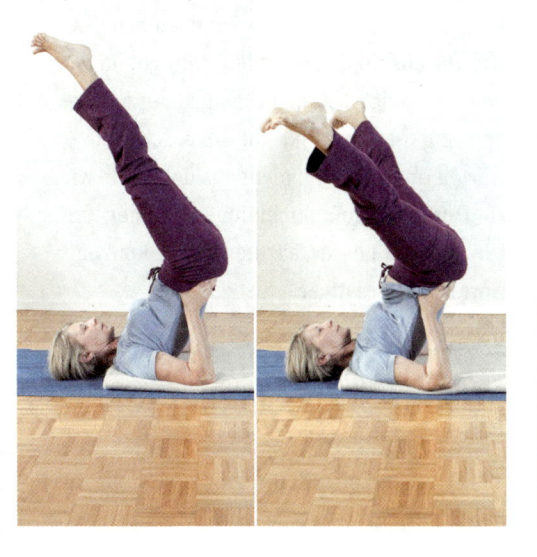

Ausklang (Savasana)

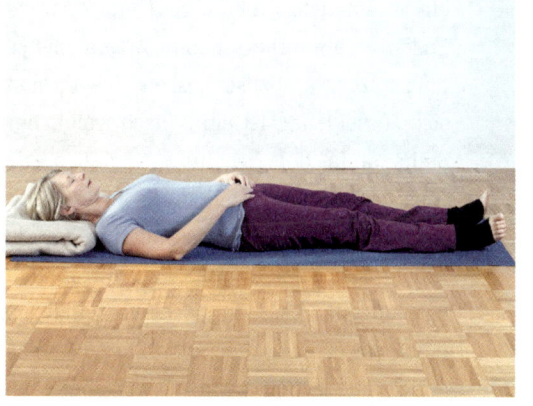

2.6 Entspannung leicht gemacht

Endlich Feierabend – doch das Abschalten will nicht gelingen. Kommt Ihnen das bekannt vor? Durch Haushalt, Kinder oder andere Aufgaben sind Frauen oft auch am Abend noch gefordert. Und schieben die eigene Erholung immer wieder auf. Selbst nach einem ganzen aktiven Tag im Job. Wenn die Bürden des Alltags Sie dann auch noch bis in den Schlaf verfolgen, grenzt das an Raubbau.

Im Arbeitsalltag pausieren Frauen besonders ungern zwischendurch, um sich zu relaxen, hat die Stressforschung gezeigt. Frauen scheint es wichtiger zu sein als Männern, eine begonnene Arbeit ohne Unterbruch zu Ende zu führen. Die Tendenz, Angefangenes immer zuerst abzuschliessen, bevor man sich zurücklehnt, ist ein typisch weiblicher Stolperstein der Erholung. Genauso die Angst, nach einer Pause nur schwer in den Arbeitsprozess zurückzufinden. Weitere Hindernisse auf dem Weg zu einer gesunden Erholung sind etwa ein falsch verstandenes Pflichtbewusstsein oder der Ehrgeiz, alles perfekt zu machen. Auch wer nur über Leistung oder Fleiss Bestätigung sucht, kommt zwangsläufig zu kurz.

Beste Abhilfe: Machen Sie Ihren persönlichen Musse-Killer dingfest. Und begreifen Sie Erholung und Entlastung als einen wichtigen Bestandteil des Tagesablaufs. Entspannung ist schliesslich nicht nur angenehm, sondern heilsam: Sie senkt Puls und Blutdruck, lässt die Atmung ruhiger und die Muskeln lockerer werden. Entspannung kann zudem helfen, bei Beanspruchung gelassener zu bleiben, und trägt dazu bei, dass wir uns ausgeglichen fühlen, weniger ängstlich sind oder seltener Kopfschmerzen haben. Entspannt – und gut ausgeschlafen –, werfen uns Konflikte nicht aus der Bahn, wir sind offener, aufnahmefähiger, können unser Wissen besser abrufen, sind konzentrierter und kreativer.

So klappt das Loslassen

Sie glauben, keine Zeit für Entspannung zu haben? Nicht nur eine perfekt choreografierte japanische Teezeremonie macht ruhig: Lehnen Sie sich gleich jetzt zurück! Warten Sie nicht, bis Sie Lust auf Entspannung haben. Und auch nicht, bis Sie spürbar angespannt oder gestresst sind. Denn je länger Sie nötige Pausen aufschieben, desto länger dauert nachher die Regeneration. Entspannung können Sie sich zwar nicht verordnen, aber zur Gewohnheit machen. Mit kleinen gelösten Momenten nehmen Sie Tempo aus Ihrem Alltag:

> Legen Sie die Füsse hoch und trinken Sie einen Tee.
> Lassen Sie Badewasser ein und nehmen Sie ein Bad (Zusätze siehe Seite 199).
> Treten Sie auf den Balkon, gehen Sie in den Garten oder kurz aus dem Haus.
> Walken Sie eine Runde oder machen Sie eine Stretching-Übung.
> Hören Sie Musik, singen Sie ein Lied, lesen Sie ein Gedicht, beten Sie.
> Massieren Sie zum Beispiel Kopfhaut, Nacken oder Füsse.
> Cremen Sie die Hände mit einer gut duftenden Creme ein.
> Rufen Sie eine Freundin an.
> Streicheln Sie eine Katze, pflücken Sie ein Blümlein am Wegrand.
> Sie dürfen auch etwas Nützliches tun, vorausgesetzt, es macht Ihnen Spass!

Probieren Sie verschiedene Entspannungstechniken aus. Das Rüstzeug dazu eignen Sie sich am besten in einem professionell geführten Kurs an. Einige Techniken können Sie auch im Selbststudium (via Bücher und CDs) erlernen.

Manchen Frauen sagen meditative, besinnliche Techniken eher zu. Andere reagieren am besten auf körperliches Loslassen, dritte auf Methoden, bei denen man wirksam vom Tageswerk abgelenkt wird. Alle Methoden führen zum gleichen Ziel: Erholung und Versenkung. Ausserdem werden die Wahrnehmung geschult und das Selbstbewusstsein gestärkt.

Besonders wirksam sind etwa das autogene Training und die progressive Muskelrelaxation. Ferner imaginative Verfahren, achtsamkeitsbasierte Stressreduktion (MBSR), Yoga, Tai Chi, Qigong, Jin Shin Jyutsu, Klopfakupressur (EFT), Lachyoga, verschiedene Meditationsformen oder Selbsthypnose.

Autogenes Training

Das wohl bekannteste Entspannungsverfahren stammt vom deutschen Psychologen Heinrich Schultz (1884–1979). Dabei gibt man sich selbst Anweisungen («Mein Körper ist ganz schwer und warm», «Meine Stirn ist kühl»). Die Formeln werden mit der Zeit verinnerlicht, man lässt sich von ihnen suggestiv beeinflussen. Über eine tiefe körperliche Entspannung kommt indirekt die Psyche zur Ruhe. Fortgeschrittene formulieren eigene, ebenfalls immer gleichbleibende Sätze, je nach Zielsetzung. So können Sie mit persönlichen Zauberformeln Einfluss auf Ängste oder negative Gedanken oder Angewohnheiten nehmen und zu einer bejahenden Einstellung kommen: «Mein Kopf ist klar. Ich bleibe ganz ruhig.» Autogen heisst übrigens «selbst hervorbringend»: Sie erleben im autogenen Training, wie Sie sich selbst beruhigen und entspannen können, was mehr und mehr Zutrauen in die eigenen Fähigkeiten bewirkt. Die Technik des autogenen Trainings können Sie sich in Kursen oder auch im Selbststudium aneignen. Und dann als Selbsthilfe – auch bei akuter Anspannung – einsetzen. Wichtig ist regelmässiges Training.

Ruhe, Schwere, Wärme

Für die folgende Probelektion brauchen Sie einen ruhigen Raum und etwa eine halbe Stunde Zeit. Machen Sie es sich auf einer weichen Unterlage bequem (Rückenlage). Kopf, Arme, Beine und Rücken eventuell mit Kissen oder Decken unterlegen.
Schliessen Sie die Augen. Geben Sie sich in Gedanken mit untenstehenden Formeln Anweisungen. Lassen Sie nacheinander Ihre Arme und Beine schwer und warm werden, Ihren Atem und Ihren Herzschlag ruhig etc.

> Schwere-Formel: «Mein linker Arm ist ganz schwer.» (Dann rechter Arm, linkes Bein, rechtes Bein usw., bis alle Körperteile an der Reihe waren.)
> Ruhe-Formel: «Ich bin ganz ruhig. Ich liege und atme. Nichts kann mich stören.»
> Wärme-Formel: «Mein linker Arm ist ganz warm.» (Wieder alle Körperteile durchgehen.)
> Atem-Formel: «Ich atme ruhig und gleichmässig.»
> Herz-Formel: «Mein Herz schlägt ruhig und gleichmässig.»

Horchen Sie in sich hinein und spüren Sie nach, wie sich Ihr Körper jetzt anfühlt. Anschliessend stehen Sie auf, strecken sich und fühlen wieder nach.

Progressive Muskelrelaxation

Diese Technik basiert auf Übungen, bei denen man willentlich verschiedene Muskeln (Schultern, Beine, Hände usw.) an- und dann wieder entspannt. Durch die Wahrnehmung verschiedener körperlicher Effekte dieser An- und Entspannung wird eine allgemeine Entspannung erzeugt. Die Methode wurde in den 1930er-Jahren vom Amerikaner Edmund Jacobson entwickelt.

Anspannen – um loszulassen

Diese Übung kann Ihnen das Prinzip der Methode näherbringen. Nehmen Sie sich eine halbe Stunde Zeit. Legen Sie sich auf eine weiche Unterlage auf den Rücken. Oder führen Sie die Übung in einer bequemen Sitzhaltung durch.

Machen Sie einige tiefe, entspannte Atemzüge. Versuchen Sie nun nacheinander alle Muskeln Ihres Körpers während etwa fünf Sekunden anzuspannen: Zuerst die Füsse, dann die Oberschenkel, das Gesäss, den Beckenboden, den Bauch, die Schultern, das Gesicht, die Arme und am Schluss die Hände zu Fäusten ballen. Nur so fest, dass Sie ein leichtes Ziehen spüren, sich dabei aber nicht verkrampfen. Atmen Sie möglichst ganz normal weiter.

Lassen Sie locker und lösen Sie alle Spannung – ohne sich dabei stark zu bewegen. Machen Sie sich für einige Momente das Gefühl der Entspannung bewusst und geniessen Sie es.

Imaginative Verfahren

Bei diesen Techniken fühlen Sie sich in eine bestimmte Situation ein und unternehmen eine Gedankenreise. Imagination versucht dabei, negative Emotionen, Interpretationen und schädliche Verhaltensweisen zu ändern. Das Entspannende an der Technik: Sie versetzen sich in eine schöne, anregende Szenerie und lösen dabei angenehme Gefühle aus.

Reise in die Phantasie

Nehmen Sie sich etwa eine halbe Stunde Zeit. Schliessen Sie die Augen. Sie können sich hinlegen oder auch in einer entspannten Position sitzen. Nun versuchen Sie sich eine kleine Reise vor Ihrem innern Auge vorzustellen und möglichst farbig auszumalen: Eine Ruderfahrt auf einem Bergsee, einen Strandspaziergang, bei dem Sie Muscheln suchen, einen Tauchgang in tropischen Gewässern, einen Besuch in einem orientalischen Bad usw. Beim Ausmalen dieser sinnlichen, erquicklichen und wohltuenden Reise sind Ihrer Phantasie keine Grenzen gesetzt! Tippen Sie dabei möglichst viele Sinnesebenen an: Denken Sie sich Düfte, Geräusche, Farben, Texturen usw. aus, die in Ihnen angenehme Gefühle wachrufen.

Fränzi (47), Zeitschriftenproduzentin

«Meine Mens lässt sich jetzt viel mehr Zeit: Ich habe nur noch ungefähr alle zwei Monate eine Blutung. Genau weiss ich das aber gar nicht, ich hab aufgehört, meine Tage im Kalender einzutragen. Mein neuer Partner hat sich unterbinden lassen, meine theoretisch fruchtbaren Tage sind deshalb sowieso nicht mehr relevant. Symptome des Wechsels spüre ich keine. Manchmal habe ich Angst, dass sich mit dem Rückgang des Östrogens eine Art Alterungsschub bemerkbar macht: Plötzlich schlaffe Brüste, ein schwabbeliger Bauch oder knitterige Haut wäre nicht gerade das, was ich mir wünsche. Auch hadere ich manchmal mit dem Älterwerden und frage mich, ob mich mein Partner, der etwas jünger ist als ich, in Zukunft noch begehrenswert findet.»

2.7 Bewusst essen – besser leben

Was Sie täglich auf dem Teller haben, entscheidet mit über Ihre Gesundheit. Sich gesund ernähren heisst nämlich nicht unbedingt verzichten. Lustvoll schlemmend steigern Sie Ihre Abwehrkräfte und Ihre Leistungsfähigkeit am nachhaltigsten.

Gönnen Sie sich zwei Dinge: Natürliche, unveränderte Nahrungsmittel – und Abwechslung auf dem Teller. Gehen Sie neugierig auf den Markt oder ins Lebensmittelgeschäft und entscheiden Sie sich für Frisches, Unverarbeitetes. Mit «ehrlichen», unverfälschten Grundnahrungsmitteln kochen Sie am besten. Und wenn Sie ausserdem noch entspannt und mit Genuss essen, kommen die positiven Gesundheitseffekte fast von selbst.

Lob der Vielfalt

Natürlich sollten Sie bei Kuchen, Chips, Weissbrot & Co. masshalten. In den Wechseljahren besonders. Denn der Stoffwechsel verlangsamt sich, der Körper braucht weniger Kalorien und Ihr täglicher Energiebedarf sinkt: Benötigen Frauen in jungen Jahren rund 2200 Kalorien pro Tag, verarbeiten sie mit 50 nur noch 1900 Kalorien, mit 65 schwindet der Bedarf auf etwa 1800 Kalorien. Die Körperzusammensetzung verändert sich da zwangsläufig: Muskelmasse und Knochendichte nehmen ab, während das Fettgewebe – zum Leidwesen der meisten Frauen – zulegt.

In der zweiten Lebenshälfte lassen ausserdem die Regenerationskräfte langsam nach. Und der Darm nimmt verschiedene Nährstoffe weniger gut auf als früher. Was gleich bleibt oder zum Teil sogar steigt, ist der Bedarf an Vitaminen, Mineralstoffen, wertvollen Fetten, Eiweissen, Nahrungsfasern und

> **Buchtipp**
> Marianne Botta Diener: Essen. Geniessen. Fit sein. Das erste Wohlfühl-Ernährungsbuch für Frauen in der Schweiz. 2. Auflage, Beobachter-Buchverlag, Zürich 2008

sekundären Pflanzeninhaltsstoffen. Die Qualität Ihrer Ernährung ist deshalb jetzt umso wichtiger.

Ernährungstipps für den Wechsel

> Nehmen Sie sich Zeit für Ihre drei (bis fünf) Mahlzeiten pro Tag und planen Sie das Zubereiten der Speisen mit ein. Oder geniessen Sie es, wenn Sie bekocht werden. Die Nahrungsaufnahme ist nicht nur dazu da, um sich am Leben zu erhalten. Tafeln Sie stilvoll. Ein gutes Lebensgefühl geht (auch) durch den Magen!

> Essen Sie mit Freundinnen oder Bekannten. Ein frisch zubereitetes Mahl in fröhlicher Runde ist mehr wert für Ihre Gesundheit als eines, bei dem Sie verbiestert Kalorien oder Vitamine zählen.

> Achten Sie darauf, natürliche, ursprüngliche Lebensmittel zu verwenden. Verarbeitete Produkte enthalten oft weniger Nährstoffe. Zum Beispiel Haferflocken mit frischen Früchten und Nüssen statt Fertigmüesli, eine Suppe aus gedünsteten Zwiebeln und Tomaten statt Beutelsuppe, Peperonischnitze statt Vitamin C aus der Brausetablette.

> Sollten Sie am Arbeitsplatz keinen Zugang zu gesunder Kost haben, erkunden Sie die Umgebung nach Lokalen oder Take-aways mit sorgfältiger Küche oder kochen Sie zu Hause vor und nehmen Sie Ihr Mittagessen mit.

> Äpfel sind keine Birnen, Blumenkohl enthält andere Nährstoffe als Federkohl.

Essen wie am Mittelmeer

Mediterrane Ernährung ist ideal für Frauen. Frutta, verdura, pesce und Co. bringen Genuss, sind gut für die Linie wie auch fürs Herz und helfen zudem Krebs vorzubeugen. Und so sieht mediterrane Kost im Binnenland Schweiz aus:
> Gemüse noch und noch
> kein Tag ohne Früchte
> viel Getreideprodukte (auch Brot)
> Oliven- oder Rapsöl für Salate und zum Anbraten
> Nüsse als zweitwichtigster Fettlieferant
> Fisch und Geflügel statt rotes Fleisch und Wurst
> regelmässig Joghurt und Käse
> wenig Wein zum Essen

Variieren Sie, denn Abwechslung macht das Leben süss und regt Appetit und Verdauung an. Automatisch für Abwechslung sorgen Sie, wenn Sie saisonale Produkte bevorzugen: Und die sind erst noch frischer und vitaminreicher.

> Gute oder schlechte (naturbelassene) Nahrungsmittel gibt es nicht. Bis vor Kurzem verteufelte Grundnahrungsmittel wie Eier oder Fette und Öle sind unterdessen rehabilitiert worden. Was es sehr wohl gibt, sind schlechte Fertigspeisen: Gehen Sie mit Süssigkeiten, Süssgetränken,

Wurst, Fertiggebäck, Knabbereien oder Fertigsaucen sparsam um. Diese Produkte enthalten Unmengen von Zusatzstoffen und zum Teil versteckte Fette wie die schädlichen Transfette. Diese problematischen Inhaltsstoffe sieht man dem Nussgipfel, dem Cornet-glacé nicht an!

> Essen Sie hauptsächlich Gemüse und Früchte (fünf Portionen in allen Farben pro Tag) und dazu regelmässig Milchprodukte, Fisch, Eier, Hülsenfrüchte und Fleisch. Gehen Sie mit Kohlenhydraten (Brot, Teigwaren, Reis und Zucker) sowie mit Fetten und Ölen eher sparsam um. Bevorzugen Sie Vollkornprodukte

Den Mangel in die Mangel nehmen

Am häufigsten fehlen Frauen im reifen Alter Eiweiss, Vitamine (B12, D, Folsäure), Zink, Eisen, Kalzium und Magnesium. Beugen Sie jetzt schon vor und verhüten Sie künftige Mangelerscheinungen:

> **Eiweiss** in Fleisch, Eiern, Soja, Fisch, Hülsenfrüchten, Getreide, Milch, Milchprodukten und Kartoffeln braucht Ihr Körper täglich.
> Beim **Vitamin B 12** (Cobalamin) zahlt es sich aus, genügend Leber, Innereien, Fisch, Eier, Sauerkraut, Sanddorn und Käse zu essen und Milch zu trinken.
> **Folsäure** (auch Vitamin B 9 genannt) kommt in Weizenkeimen und -kleie, in Leber, Vollkornprodukten, grünen Gemüsesorten, Hefe, Eigelb sowie Zitrusfrüchten vor.
> Gute **Zink**lieferanten sind Fleisch, Meeresfrüchte, Eier, Käse, Fisch, Haferflocken, Weizenvollkornmehl. Zudem enthalten auch grüne Erbsen, Linsen und Sojabohnen sowie Nüsse ansehnliche Mengen an Zink.
> Die **Eisen**zufuhr steigern Sie durch den Verzehr von Fleisch oder Leber. Aber auch Hülsenfrüchte, Vollkornprodukte, Randen, Schwarzwurzeln, Topinambur, Zucchetti, Peterli, Nüsslisalat, Soja, Trockenfrüchte, schwarze Beeren (Johannis-, Holunder-, Heidelbeeren), Sesam und Nüsse können mit einem hohen Eisengehalt auftrumpfen. Am besten wird Eisen resorbiert, wenn Sie gleichzeitig Vitamin C einnehmen. Trinken Sie also zum Braten Orangensaft, oder schnetzeln Sie Peperoni in den Kichererbseneintopf. Wahre Vitamin C-Bomben sind: Sanddornbeeren, Zitrusfrüchte, Kiwi, Broccoli, Kohl, Peperoni.
> Die besten Quellen von **Vitamin D, Kalzium** und **Magnesium** finden Sie in Kapitel 5, Seite 196.

und qualitativ hochstehende Öle (zum Beispiel Olivenöl oder Rapsöl, auch Nüsse sind ein wertvoller Fettlieferant). Am besten: Essen Sie mediterran (siehe Kasten Seite 71)!
> Frönen Sie ruhig individuellen Vorlieben – mit Mass und gutem Gewissen. Die Lust am Essen hat Vorrang.
> Ausreichend zu trinken, ist in den Wechseljahren besonders wichtig: Denn mit der Umwandlung von Muskel- in Fettgewebe geht Körperwasser verloren. Muskeln enthalten rund 80 Prozent Wasser, Fettgewebe nur 15 Prozent. Ausserdem verringert sich das Durstempfinden. Sie können sich nicht mehr nur auf Ihren inneren «Durstmelder» verlassen. Stellen Sie deshalb immer Wasser oder Tee auf den Tisch. Und nehmen Sie unterwegs eine Wasserflasche mit, um ein Flüssigkeitsdefizit zu vermeiden, was sich bei manchen Frauen als Müdigkeit oder Konzentrationsschwäche bemerkbar macht.
> Wichtig ist, dass Sie sich in Ihrem Körper wohlfühlen – auch wenn die Idealfigur vor Ihrem geistigen Auge anders aussieht als Ihr Spiegelbild.

Heilkräftiges auf dem Teller

Mit kleinen Ernährungsumstellungen können Sie dem im Alter häufigen Knochenschwund (Osteoporose) effizient vorbeugen (siehe Kapitel 5, Seite 190). Qualitativ hochstehendes Essen hilft zudem, Herzinfarkt

Info
> www.dge.de Deutsche Gesellschaft für Ernährung
> www.sge-ssn.ch Schweizerische Gesellschaft für Ernährung
> www.swissfir.ethz.ch Swiss Food Information Resource (SwissFIR), ein Projekt der ETH Zürich, mit Onlinezugriff auf die Schweizer Nährwert-Datenbank

und Krebs zu trotzen. Nahrungsmittel mit natürlichen östrogenähnlichen Substanzen, sogenannten Phytoöstrogenen, sind meist nicht nur gesund, sondern helfen auch, Wechseljahrbeschwerden in den Griff zu bekommen, da sie schwach östrogenartig wirken (siehe unten).

Phytoöstrogene – Pflanzen als Hormonlieferanten

Phytoöstrogene sind in aller Munde. Denn diese Pflanzenstoffe haben vermutlich eine ganze Reihe positiver Effekte auf die Gesundheit. Und neuere Studien lassen vermuten, dass Frauen, die einen hohen Anteil an Phytoöstrogenen zu sich nehmen, weniger an Wechseljahrbeschwerden leiden.

Das Hormon, das aus der Pflanze kommt

Phytoöstrogene wirken ähnlich wie das menschliche Sexualhormon Östrogen. Sie kommen in Soja, Leinsamen und zahlreichen andern Pflanzenarten vor. In Drogerien und Apotheken gibt es Nahrungsergänzungsmittel mit Phytoöstrogenen. Unter anderem sind Kapseln, Tabletten oder Tropfen mit Rotklee, Soja oder Leinsamen erhältlich.

Die am besten untersuchte Untergruppe der Phytoöstrogene sind **Isoflavone** wie etwa das Genistin. Isoflavone docken an Östrogenrezeptoren im Körper an. Sie sind in grossen Mengen in Sojabohnen und Sojaprodukten enthalten, finden sich aber auch in Bohnen, Kichererbsen, Linsen und Rotklee. Im weiteren Sinn gehören auch Stoffe wie Lignane und Cumestane zu den Pflanzenstoffen mit östrogenähnlicher Wirkung. **Lignane** bilden die pflanzliche Gerüstsubstanz Lignin; sie zählen zu den Ballaststoffen. Besonders viel Lignane enthalten Beeren, Leinsamen und Roggen. **Cumestane**, eine weitere Gruppe von Phytoöstrogenen, kommen vor allem in Luzernensamen (Alfalfa) en masse vor.

Das phytotherapeutische Potenzial des gewöhnlichen rot blühenden Klees unserer Wiesen (Trifolium pratense) wurde übrigens in den 40er-Jahren entdeckt: Schafe, die den Wiesenklee frassen, bekamen deutlich weniger Nachwuchs. Der Grund: Die im Rotklee enthaltenen Isoflavone wirkten sich auf den Hormonhaushalt der Tiere aus.

Vorbild Japan

Auffallend ist, dass in Ländern, in denen sich Frauen traditionell phytoöstrogenreich ernähren, Brustkrebs, Gebärmutterkrebs und andere hormonabhängige Krebsarten seltener vorkommen. Auch Wechseljahrbeschwerden sind unter Japanerinnen weniger verbreitet als bei Frauen in Europa oder den USA (siehe Seite 39). Das liegt womöglich

Jasmin (45), Musikerin

«Meine Menstruation hatte ich immer pünktlich wie eine Uhr. Nun kommt sie jeweils schon nach dreieinhalb Wochen, und ziemlich stark. Ein paar Tage vor der Blutung beginnen die Brüste zu spannen und werden grösser, was mir eigentlich gefällt. Ausserdem schlägt mein Temperament Kapriolen. Das hat aber auch sein Gutes: Statt immer fürsorglich und beherrscht zu sein, klopfe ich nun auch mal auf den Tisch. Auch beim Klavierspielen ist das eine schöne Erfahrung: Adagios spiele ich jetzt richtig dramatisch, und die Vivaces voller Energie. Andererseits beklagt sich mein Mann, er könne mir nichts mehr recht machen. Und meine Launen treffen immer öfter auf die nicht weniger schwierigen meiner beiden pubertierenden Buben. Zum Glück gehen meine Launen mit dem Einsetzen der Periode wieder vorbei!»

am Lebensstil der Japanerinnen – und nicht bloss an den «guten» Genen oder dem unterschiedlichen soziokulturellen Stellenwert der Wechseljahre. Der Speiseplan asiatischer Frauen enthält nicht nur viel Fisch und Gemüse, sondern täglich Soja, was einen hohen Anteil östrogenähnlicher Substanzen beinhaltet. Japanerinnen und Chinesinnen nehmen täglich durchschnittlich rund 50 Milligramm Phytoöstrogene zu sich. Studien zeigen denn auch auf, dass ausgewanderte Japanerinnen, die sich westlich ernähren, häufiger an Brustkrebs erkranken als Frauen in Japan. Die regelmässige Einnahme von Phytoöstrogenen kann eine Verbesserung bei Hitzewallungen bewirken, wie verschiedene Studien belegen.

Ob tatsächlich die Sojakost die Krebsrate niedrig hält, ist (noch) nicht bewiesen. Plausibel ist der Anti-Krebs-Effekt immerhin: Unter anderem weil Phytoöstrogene im Labortest das Wachstum von hormonsensiblen Krebszellen bremsen und weil sie die Neubildung von Blutgefässen um den Tumor hemmen.

Vermutlich stecken in Phytoöstrogenen noch andere gesundheitsfördernde Effekte: So wurde beobachtet, dass sie die Blutfette positiv beeinflussen: Sie senken Gesamt- und LDL-Cholesterin und andere Fettwerte und bieten Schutz vor Herz-Kreislauf-Krankheiten. Ausserdem belegen mehrere Studien, dass Sojakonsum in verschiedener Form den altersbedingten Knochendichteverlust reduzieren und so Osteoporose vorbeugen (Seite 190) kann. Dazu passt auch, dass Osteoporose und Herz-Kreislauf-Erkrankungen in Japan weniger häufig vorkommen als bei uns.

Hormone als Schlüssel

Lignane und Isoflavone passen wie Schlüssel in die Östrogen-Rezeptoren der verschiedenen Gewebe im Körper. Diese Passung ist allerdings 100- bis 1000-mal schwächer als beim gängigen Schlüssel – dem körpereigenen Hormon Östrogen. Am Rezeptor lösen Phytoöstrogene dann entweder eine ganz ähnliche Wirkung wie Östrogen aus – besonders wenn wenig Östrogen vorhanden ist – oder die Pflanzenstoffe wirken bei hohem Östrogenspiegel genau gegenteilig: Sie konkurrieren mit dem Östrogen um die Schlösser im Körper – und hemmen so die Wirkung des Östrogens.

Offenbar wirken Phytoöstrogene wie natürliche Östrogen-Rezeptor-Modulatoren (SERM) – eine Medikamentenklasse, die bei Knochenschwund eingesetzt wird und als Nebeneffekt das Brustkrebsrisiko vermindert: Die positiven Wirkungen des Östrogens in den Knochenzellen (mit Schutz vor Knochenschwund) und in den Gefässwänden (Schutz vor Herz-Kreislauf-Krankheiten) kommen voll zum Tragen. Der Effekt in Brust und Gebärmutter ist dafür gegenteilig: Hier wirken die pflanzlichen SERMs als Östrogenblocker – und senken vermutlich deshalb das Krebsrisiko.

Als Nahrungsmittel gesund

Sollen Frauen nun Soja und Leinsamen futtern, was das Zeug hält? Oder täglich Präparate mit Phytoöstrogenen schlucken? Jein. Falls Sie etwas gegen lästige Wechseljahrbeschwerden wie Hitzewallungen oder Stimmungsschwankungen unternehmen wollen, sind Phytoöstrogene unbedingt einen Versuch wert.

Gesundheitsfördernd ist eine Ernährung, die viel Soja, Leinsamen, Granatapfel und andere Pflanzen mit einem hohen Phytoöstrogengehalt enthält, allemal. Nicht nur der phytoöstrogenen Inhaltsstoffe, sondern generell des vielfältigen Pakets an Pflanzeninhaltsstoffen wegen. Vermutlich entfalten Phytoöstrogene und Co. ihre volle Wirkung erst im Verbund. Gegen Präparate mit Phytoöstrogenen ist bei einer zeitlich auf ein paar Monate begrenzten Anwendung nichts einzuwenden. Bedacht ist aber trotz aller Euphorie angebracht (siehe Kasten).

Unerwünschte Wirkungen möglich

Phytoöstrogene könnten theoretisch auch einen krebsfördernden Effekt haben, wenn vorhandene Brust- oder Gebärmutterkrebszellen in ihrem Wachstum angekurbelt würden. Da die diesbezügliche Datenlage noch unklar ist, raten Ärztinnen Frauen, die bereits einmal an einem hormonabhängigen Krebs erkrankt sind, von Präparaten mit Phytoöstrogenen ab. Auch Frauen mit einem familiär erhöhten Risiko für Brust- oder Eierstockkrebs sollten sicherheitshalber von pflanzlichen Hormonen absehen. Besonders wenn eine Schwester, eine Tochter oder Ihre Mutter an Brust- oder Eierstockkrebs erkrankt ist oder wenn eine Frau in Ihrer Familie sehr früh im Leben Brustkrebs bekommen hat. Betroffenen Frauen bietet sich zur Behandlung von Wallungen und andern Wechseljahrbeschwerden übrigens eine hervorragende Alternative an: die Traubensilberkerze (siehe Seite 143).

So bringen Sie Phytoöstrogene auf Ihren Teller

Wenn Sie es wie die Asiatinnen halten wollen und Soja mögen: Trinken Sie regelmässig ein Glas Sojamilch, essen Sie Tofugerichte, löffeln Sie Misosuppe oder Ihr tägliches Sojajoghurt. Soja und Sojaprodukte sind punkto Phytoöstrogen spitze, sie besitzen einen besonders hohen Anteil an Pflanzenhormonen. Falls Sie sie lieber in Form von einheimischen Gewächsen verzehren möchten: Mit einem Esslöffel Leinsamen in Ihrem Müesli, mit den fruchtigen Samen des Granatapfels in Salat oder Dessert bringen Sie ebenfalls eine stattliche Menge Phytoöstrogene auf Ihren Teller.

Die wertvollen Pflanzeninhaltsstoffe finden sich in vielen Pflanzen, die in der Schweiz mehr oder weniger regelmässig auf den Tisch kommen, wie zum Beispiel Kohl, Hülsenfrüchte, Haferflocken, Knoblauch, Spargel, Rhabarber, Himbeeren, Kirschen, Senf oder Hopfen (Bier). Auch verschiedenen Sprossen, Salbei oder Papayas wohnt dieser Zusatznutzen für die weibliche Gesundheit inne.

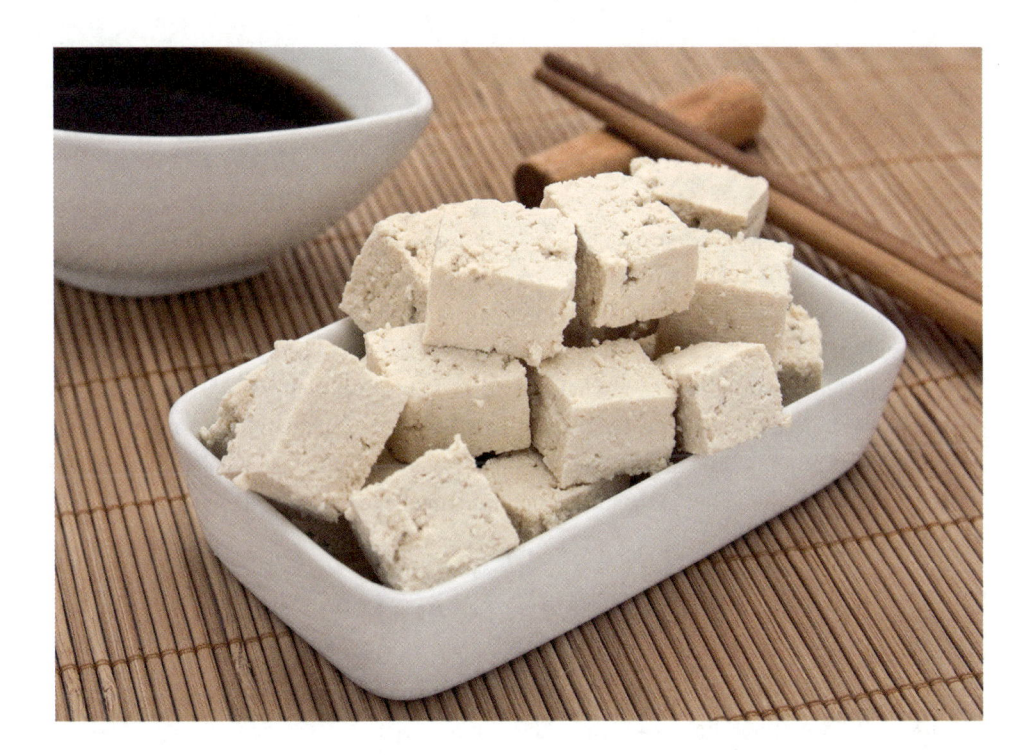

SOJA, LEINSAMEN & CO.

Phytoöstrogene – ein Wundermittel in den Wechseljahren? Die Pflanzenstoffe, das zeigen Studien, wirken sich positiv auf die Gesundheit aus und helfen, Wechseljahrbeschwerden zu vermindern.

Soja enthält viele Phytoöstrogene, ist cholesterinfrei und eine gute Eiweissquelle, nicht nur für Vegetarierinnen. Die kleine Hülsenfrucht liefert zudem Mineralstoffe, Vitamine, wertvolle Fettsäuren und Ballaststoffe. Und sie ist besonders gut verdaulich. Auch Leinsamen und Leinöl sind gute Phytoöstrogenlieferanten, ebenso verschiedene Früchte, Gemüse und Sprossen.

SOJA AUF DEM TÄGLICHEN SPEISEPLAN

> Gekochte grüne Sojabohnen erhalten Sie als **Edamame** in japanischen Restaurants. Aus getrockneten **Sojabohnen** können Sie Eintopfgerichte oder eine Gemüsebeilage zubereiten. Im Reformhaus finden Sie auch geröstete, gesalzene Sojabohnen – zum Knabbern zwischendurch.
> Schwerer zu bekommen sind **Sojasprossen:** Was hierzulande als Sojasprossen verkauft wird, sind meist Keimlinge der Mungobohne, die deutlich weniger Phytoöstrogene enthält als Soja.
> **Sojaflocken** können Sie in Ihr Birchermüesli oder auch in andere Gerichte streuen.
> **Sojagetränke** werden aus eingeweichten, gekochten Sojabohnen hergestellt. Es gibt auch mit Kalzium angereicherte Sojadrinks, denn Soja enthält, anders als Milch, nur wenig Kalzium. Sojajoghurt, aus «Sojamilch» und Joghurtkulturen, können Sie wie gewöhnliches Joghurt verwenden.
> **Tofu** wird aus geronnenem, ausgepresstem Sojapüree hergestellt. Er hat eine gummiartige Konsistenz und schmeckt ohne Würze nach nichts. Deshalb eignet sich Tofu für salzige wie süsse Speisen. Sie können ihn gewürfelt roh essen oder braten, die Würfelchen mit Gemüse mischen oder als Suppeneinlage verwenden. Tofu lässt sich auch zu Gratins oder Teigwarensaucen verarbeiten. Besonders den beinahe flüssigen Seidentofu können Sie gut pürieren und zum Beispiel mit Beeren daraus ein Dessert zubereiten. Oder Sie geniessen ihn, wie in Japan üblich, in Stückchen geschnitten, eiskalt und mit darübergegossener Sojasauce.

> Fremdartig und intensiv schmeckt **Tempeh:** Es enthält neben eingeweichten, gekochten Sojabohnen noch einen Schimmelpilz und ist reich an Vitamin B12. Sie können Tempeh in Scheiben schneiden oder würfeln und anbraten oder dämpfen.
> Aus fermentierten Sojabohnen wird **Sojasauce** hergestellt; zum Teil enthält sie auch geröstetes Getreide. Die braune Flüssigkeit eignet sich als Salzersatz in Salatsaucen, Suppen und anderen Gerichten.
> **Misopaste** ist ebenfalls ein fermentiertes Sojaprodukt, wobei dunkle Misopasten mehr Soja enthalten als helle. Mit der Paste zaubern Sie in wenigen Minuten die traditionelle japanische Misosuppe auf den Tisch – den heissen Begleiter von Sushi.

Achtung: Manche Menschen reagieren allergisch auf Soja. Das gilt besonders für Birkenpollenallergiker, da sich die beiden allergieauslösenden Stoffe in der Struktur ähneln.

LEINSAMEN: PHYTOÖSTROGENE UND MEHR

Der Lein (linum usitatissimum) wird heute auch seiner phytoöstrogenen Inhaltsstoffe wegen wiederentdeckt. Einst wurde Lein – besser bekannt als Flachs – in unseren Breitengraden äusserst vielfältig genutzt: als Faserlieferant, als Grundlage für Leinölfarbe und als Heilmittel. Vermutlich erhält regelmässiger Leinsamenverzehr die Knochendichte. Und neben seiner Eigenschaft als Östrogenmodulator soll er auch den Cholesterinspiegel ausbalancieren.

Die Samen des Leins bieten neben einer beträchtlichen Menge an Phytoöstrogenen wertvolle Omega-3-Fettsäuren, Vitamine, Eiweiss, Magnesium, Eisen und Ballaststoffe. Leinsamen können Sie über Salate, Müesli und andere Speisen streuen. Um die Inhaltsstoffe zu nutzen, müssen die Samen zuvor geschrotet oder zumindest «aufgebrochen» werden. Mahlen Sie sie im Mörser oder in einer Getreidemühle. Oder kaufen Sie bereits geschrotete Samen.

Leinsamen quellen in Flüssigkeit stark auf und enthalten Schleimstoffe. Sie werden deshalb ungeschrotet bei leichter Verstopfung als darmregulierendes Mittel sowie bei zu weichem Stuhlgang eingesetzt.

In Leinöl sind kaum Lignane enthalten. Es ist dafür reich an wertvollen Fettsäuren, die Haut und Schleimhäuten guttun. Leinöl gibt es offen oder in Form von Kapseln zu kaufen.

2.8 Prävention: Das sollten Frauen wissen

Manche Frau um die 50 verspürt Lust, den bisherigen Lebensstil zu überdenken, Ballast abzuwerfen und sich vom einen oder andern Laster zu befreien, um so die Weichen fürs Alter neu zu stellen. Wenn nicht jetzt, wann dann?

Welcher Lebensstil ist gesund?

Sie haben es in der Hand: Sie können aktiv etwas dazu beitragen, dass Sie gesund sind – und es lange bleiben. Indem Sie Ihr individuelles Risiko für verschiedene Krankheiten verkleinern. Und bei bestehenden Beeinträchtigungen gelingt es oft, eine Verschlimmerung zu verhindern. Denn viele der in unseren Breitengraden häufig vorkommenden Krankheiten wie Rückenschmerzen, Bluthochdruck, Krebs oder Diabetes sind zumindest teilweise die Folge eines krankmachenden Lebensstils.

Was allerdings nicht heissen soll, dass Sie Krebs, Herzinfarkt und andere Krankheiten in jedem Fall verhindern können: Nicht jedes Gebrechen ist «selbstverschuldet». In der Regel spielen bei der Entstehung von Krankheiten zahlreiche Faktoren mit, auch solche, die wir nicht beeinflussen können (Geschlecht, Alterungsprozess, Schadstoffe, Umwelt, Erbanlagen etc.).

Gesundheitshebel

Verzichten Sie auf das Rauchen:	2.5
Bewegen Sie sich regelmässig:	1.7
Ernähren Sie sich gesund:	1.2

Lesebeispiel: Wenn Sie rauchen, haben Sie ein rund 2,5-mal so grosses Risiko, frühzeitig an irgendeiner Krankheit zu sterben – Lungenkrebs ist nur eine davon. Oder anders gesagt: Auf 100 Menschen, die nicht rauchen und frühzeitig sterben, kommen 250 frühzeitige Todesfälle bei Rauchern.

Die besten Gesundheitshebel

Woran denken Sie zuerst, wenn von einem gesunden Lebensstil die Rede ist? Ans Abnehmen? An Ihren Vorsatz, mit dem Rauchen aufzuhören? Oder an fünfmal Früchte und Gemüse pro Tag? Während Abnehmen nicht immer gesund ist – lesen Sie hierzu Kapitel 5, Seite 184 – versprechen die folgenden Änderungen im Lebensstil, Ihr Leben um einige Jahre zu verlängern.

Wenn Sie nicht rauchen, tun Sie am meisten für sich. Sport hat ebenfalls einen lebensverlängernden Effekt. Und auch mit abwechslungsreicher Ernährung und eingeschränkter Kalorienzufuhr sinkt Ihr statistisches Risiko, verfrüht zu sterben. Beim Alkoholkonsum ist weniger mehr, denn regelmässiges Trinken kann zu einer Abhängigkeit führen und Leber, Bauchspeicheldrüse und Nervensystem schädigen sowie die Entstehung von Krebs begünstigen. Natürlich gibt es noch mehr, was Sie für Ihre Gesundheit tun können: Auch wenn Sie sich zwischen Familie und Beruf Ruhe und Erholung gönnen, wenn Sie lachen, wenn Sie neue Kontakte knüpfen oder alte pflegen, ist das Gesundheitsförderung pur. Sie sind die beste Expertin für Ihr Wohlergehen und wissen, was Ihnen guttut. Hören Sie auf sich!

Übrigens: Rund 40 Prozent der Todesfälle bei Frauen in industrialisierten Ländern sind herz-kreislauf-bedingt. (Zum Vergleich: 24 Prozent gehen auf das Konto von Krebs.) Der Herzinfarkt, die koronare Herzkrankheit, bei der sich die Blutgefässe, die das Herz versorgen, verengen, die Pumpschwäche des Herzens (Herzinsuffizienz) sowie der Schlaganfall (Hirnschlag) sind nicht bloss ein Männer-Problem. Sie treten bei Frauen einfach zehn Jahre später auf. Und der Herzinfarkt endet bei einer Frau häufiger tödlich als bei einem Mann. Das liegt vor allem daran, dass er bei Frauen fast keine der typischen Symptome hervorruft und deshalb oft zu spät behandelt wird. Während Männer meist eine akute Enge im linken Brustkorb und das charakteristische Aus-

---

Ursula (51), Pflegefachfrau

«Ich spüre seit ungefähr zwei Jahren ab und zu Wallungen. Meine Periode habe ich noch, aber sie kommt sehr unregelmässig, geradezu unberechenbar. Ohne Tampons gehe ich deshalb kaum mehr aus dem Haus. Für mein krebsrotes Gesicht während der Hitzewellen habe ich mich anfangs geschämt. Zum Beispiel bei Teamsitzungen. Es war mir peinlich, dass alle wissen, dass ich nun zu den Wechseljährigen gehöre. Dann habe ich für mich selbst entschieden, dass ich mich trotz Wechseljahren schön und attraktiv finde, dass ich dazu stehen und auch darüber sprechen will. Nun machen die Kolleginnen während der Sitzung für mich die Fenster auf. Und ich geniesse diese wertschätzende Geste.»

2. Gesund bleiben

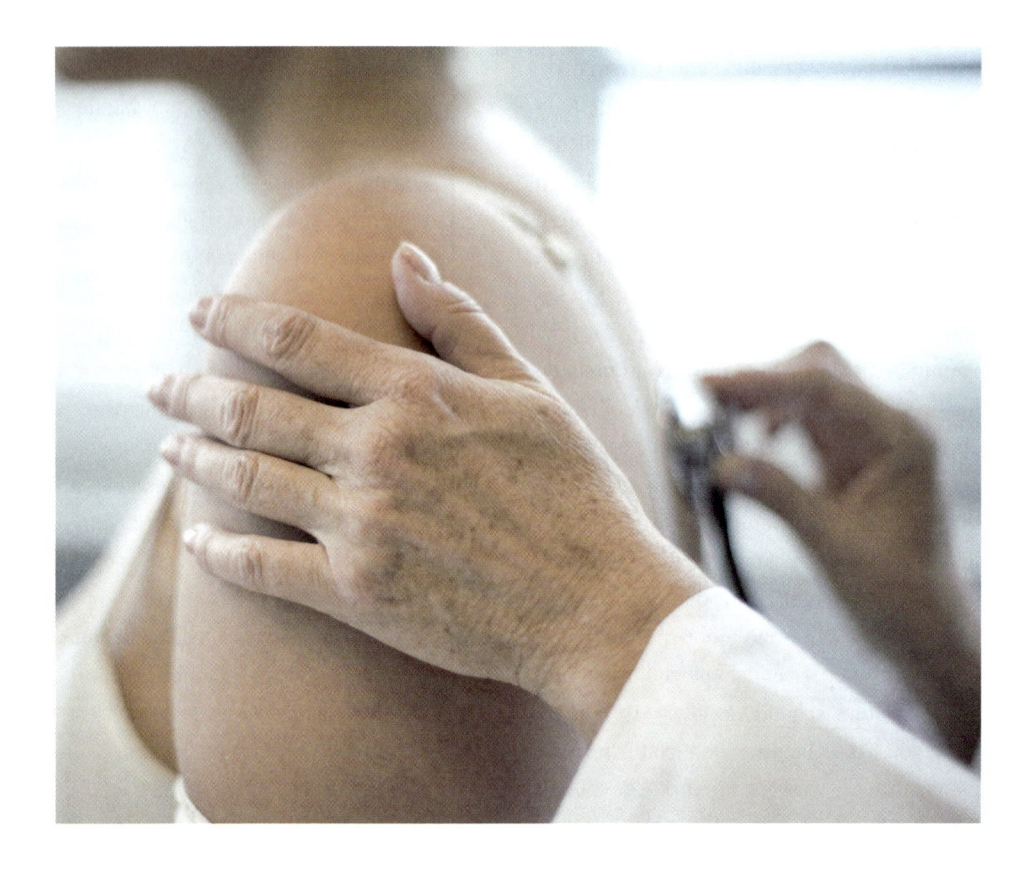

strahlen in die Arme spüren, erleben Frauen einen Infarkt eher so: mit plötzlicher Übelkeit, Erbrechen, Schmerzen im Oberbauch, Rücken- oder Nackenschmerzen, Atemnot, Schwindel und Müdigkeit.

Check-up: Was ist für mich sinnvoll?

Krankheiten, die durch entsprechende Check-ups beim Arzt früh entdeckt werden, lassen sich besser heilen. Früherkennungsuntersuchungen können mitunter sogar verhindern, dass es zum Krankheitsausbruch oder zu Beschwerden kommt. Sinnvoll sind insbesondere Tests zur Gesundheit von Herz und Kreislauf oder Untersuchungen zur Früherkennung von Krebs und Diabetes.

Sie entscheiden selbst

Jede Frau soll zusammen mit ihrer Ärztin entscheiden, welchen Vorsorgeuntersuchungen sie sich unterziehen will. Sie wissen am besten, wie viel «Sicherheit» Sie brauchen.

Sinnvoll sind Früherkennungstests bei individuell erhöhtem Risiko, wenn es kaum Vorsorgemöglichkeiten gegen die entsprechende Krankheit gibt. Und wenn nach einem allfälligen Befund wirksame und verträgliche Therapieoptionen zur Verfügung stehen.

Meinungen zu Mammografie-Screening geteilt

Die meisten Ärzte, die entsprechenden medizinischen Fachgesellschaften und auch die Krebsliga Schweiz empfehlen regelmässige Früherkennungstests ab 50. Die Romandie und seit 2010 auch St. Gallen als erster deutschsprachiger Kanton haben flächendeckende (kostenlose, freiwillige) Mammografie-Screenings zur Früherkennung von Brustkrebs eingeführt. Aber die Meinungen der Mediziner gehen zum Teil auseinander. Einerseits können Mammografien entlasten, wenn Sie erfahren, dass bei Ihnen höchstwahrscheinlich kein Brustkrebs vorliegt, und die Therapie bei früh entdeckten Knoten ist aussichtsreicher. Andererseits ängstigen sich Frauen unnütz, wenn sie aufgrund der Mammografie zunächst ein Testresultat mit einem Verdacht auf Brustkrebs erhalten. Und Frauen mit bestätigtem Befund «verlieren» unbeschwerte Lebensjahre. Als gesichert gilt aber: Mit regelmässigen Untersuchungen im Rahmen von Screenings können Frauen «gerettet» und Lebensjahre gewonnen werden.

Die Mammographiekosten sind noch nicht einheitlich geregelt und müssten im Screening-Programm von den Kantonen, ansonsten von der Grundversicherung übernommen werden.

> **Info**
> > **www.krebsliga.ch** Krebsliga Schweiz: Früherkennung von Brustkrebs, Broschüre und Positionspapier zum Mammografie-Screening
> > **www.konsumentenschutz.ch** Stiftung für Konsumentenschutz; Broschüre zum Brustscreening: Wie sinnvoll sind Screenings? Wie zuverlässig sind die Diagnosen?

DIE WICHTIGSTEN FRÜHERKENNUNGSTESTS

Welche Untersuchung für eine Frau sinnvoll ist, hängt von individuellen Faktoren wie Vererbung, Alter und andern Einflussfaktoren ab. Deshalb ist mit einem Check-up auch meist mehr verbunden als bloss eine Blutabnahme oder ein Röntgenbild: Die Ärztin macht sich ein umfassendes Bild von Ihrem Gesundheitszustand und Ihrem individuellen Risiko für gewisse Krankheiten. So interessieren unter anderem Ihre Lebensgewohnheiten (Rauchen, körperliche Aktivität), Ihre familiäre und berufliche Situation, Ihre Vorerkrankungen sowie Krankheiten in Ihrer Familie. Frauen mit erhöhtem Risiko sollten häufiger zur Vorsorgeuntersuchung gehen.

DIE FOLGENDEN VORSORGEUNTERSUCHUNGEN EMPFEHLEN ÄRZTINNEN IN DER SCHWEIZ FÜR FRAUEN AB 50

> **Blutdruck:** Ein zu hoher Blutdruck schädigt mit der Zeit das Herz und die Gefässe. Lassen Sie deshalb beim Arzt Ihren Blutdruck mindestens alle 3 bis 5 Jahre bestimmen. Er ist im Normbereich, wenn der obere Wert unter 140 und der untere Wert unter 90 liegt.
> **Cholesterinwerte im Blut:** Diese vorsorglichen Messungen können auf ein Risiko für Herzinfarkt oder Hirnschlag hindeuten. Entsprechende Check-ups sind alle 5 Jahre empfohlen, bei erhöhtem Risiko häufiger. Zum Beispiel wenn Sie an einer Herz-Kreislauf-Erkrankung leiden, wenn bei Ihnen ein erhöhter Blutdruck oder ein erhöhter Blutzucker festgestellt wurde, wenn nahe Verwandte erhöhte Cholesterinwerte haben oder jemand in der Familie früh im Leben einen Herzinfarkt, einen Hirnschlag oder einen Gefässverschluss erlitten hat.
> **Blutzucker:** Den Glukoseanteil im Blut misst man, um eine Diabeteserkrankung früh zu entdecken. Ab 45 sollten Sie alle 3 Jahre beim Arzt den Blutzucker bestimmen lassen. Häufiger, falls jemand in Ihrer Familie Diabetes hat/hatte, falls Ihr Blutdruck oder Ihr Cholesterin erhöht ist, Sie Übergewicht haben, an Schwangerschaftsdiabetes gelitten haben oder das Geburtsgewicht Ihres Neugeborenen über 4 Kilogramm betragen hat. Auch falls Sie tamilischer Abstammung sind, haben Sie ein erhöhtes Risiko.

- **Augendruck:** Lassen Sie ab 40 regelmässig alle 2 Jahre Ihren Augendruck bestimmen. Durch die Augendruckmessung können Sehbehinderungen vermieden oder zumindest hinausgezögert werden. Schon früher als mit 40 und häufiger als alle 2 Jahre sind die Tests nötig bei erhöhtem Blutdruck, schwerer Kurzsichtigkeit, schwarzer Hautfarbe oder Fällen von Glaukom-Erkrankungen (Grüner Star) in der Familie.
- **Schilddrüsenfunktion:** Lassen Sie alle 5 Jahre das Hormon TSH (Thyreoidea-stimulierendes Hormon) kontrollieren. Denn eine Unterfunktion der Schilddrüsen ist bei Frauen ab 50 recht häufig und kann so erkannt werden, bevor sich Beschwerden bemerkbar machen: Müdigkeit, Konzentrationsschwäche, gesteigerte Kälteempfindlichkeit, verminderter Appetit, Verstopfung, Haarausfall, Zyklusstörungen und andere Beschwerden, die zum Teil wechseljahrtypisch sind.
- **Brustkrebs:** Intensivieren Sie die Früherkennung: Untersuchen Sie Ihre Brüste selber und informieren Sie sich über Vor- und Nachteile der Mammografie. Diese Röntgenuntersuchung der Brust, eventuell zusammen mit Ultraschall, ist besonders wichtig für Frauen, deren Schwester, Tochter oder Mutter an Brust- oder Eierstockkrebs erkrankt ist, sowie vor einer Hormontherapie in den Wechseljahren.
- **Dickdarmkrebs:** Lassen Sie Untersuchungen zur Früherkennung von Darmkrebs durchführen. Entweder alle 1 bis 2 Jahre ein Test auf verstecktes Blut im Stuhl oder eine einmalige Dickdarmspiegelung. Bei chronischen Darmentzündungen, Darmpolypen oder Dickdarmkrebs in der Familie sind regelmässige Dickdarmspiegelungen angezeigt.
- **Hautkrebs:** Beobachten Sie Ihre Haut und lassen Sie sich alle 1 bis 2 Jahre oder häufiger beim Arzt auf Hautkrebs hin untersuchen. Ein erhöhtes Risiko liegt vor, wenn es in Ihrer Familie Hautkrebsfälle gegeben hat, wenn Sie helle Haut haben, wenn Sie sich besonders häufig in der Sonne aufhalten, wenn Sie mehr als 15 Schönheitsflecken am Körper haben oder wenn diese einen Durchmesser von mehr als 6 mm aufweisen.
- **Gebärmutterhalskrebs** (nicht der häufigere Gebärmutterkörperkrebs): Gebärmutterhalskrebs wird fast immer durch sogenannte humane Papillomaviren (HPV) ausgelöst, gegen die junge Frauen heutzutage geimpft werden können. Die HPV werden sexuell übertragen. Wenn Sie keiner besonderen Ansteckungsgefahr ausgesetzt sind (gegenseitig treue Beziehung), lassen Sie den Krebsabstrich alle 3 Jahre machen, ansonsten jährlich.

3. Komplementärmedizin für Frauen

Hier erfahren Sie Hintergründe und erhalten praktische Tipps zu Methoden, die die Schulmedizin sanft und wirkungsvoll ergänzen. Sechs Expertinnen für Komplementärmedizin verraten ihre Rezepte für die Wechseljahre: aus der Pflanzenheilkunde, der Homöopathie, der anthroposophischen Medizin, der Traditionellen Chinesischen Medizin und dem Ayurveda. Lassen Sie sich inspirieren und schöpfen Sie aus dem reichen Fundus.

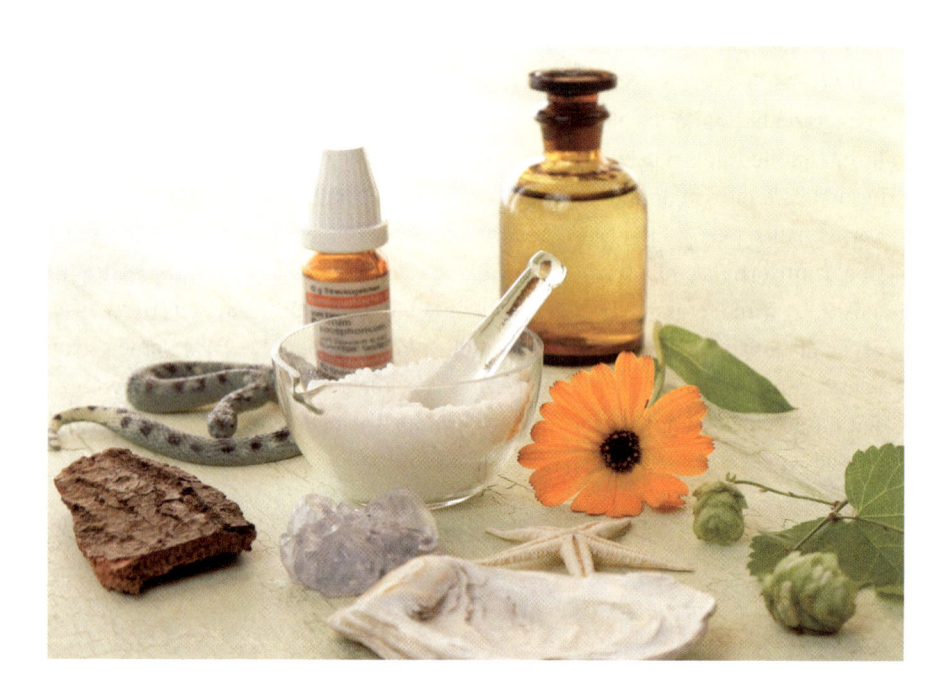

3.1	**Altes Pflanzenwissen neu entdeckt**	**88**
	Frauenmantel, Salbei & Co. *Regina Widmer*	88
	Tee, Tabletten oder Tropfen?	90
	Tipps aus dem Klostergarten *Schwester Theresita Blunschi*	94
3.2	**Homöopathie**	**98**
	Globuli für jede Situation *Elfi Seiler*	98
	So behandeln Sie sich selbst	100
3.3	**Anthroposophische Medizin**	**102**
	Der sanfte Weg *Angela Kuck*	102
	Anthroposophische Heilmittel	105
3.4	**Traditionelle Chinesische Medizin (TCM)**	**106**
	Von Asien lernen *Li Tian*	106
	Chinesische Heilkräutertherapie	109
3.5	**Ayurveda**	**110**
	Das indische Erbe *Bettina Kneip*	110
	Selbsthilfe mit Ayurveda	114

3. Komplementärmedizin für Frauen

3.1 Altes Pflanzenwissen neu entdeckt

Frauenmantel, Salbei & Co.

> **Regina Widmer** über Phytotherapie in den Wechseljahren

Was ist Phytotherapie?
Unter Phytotherapie versteht man die Behandlung mit Heilpflanzen. Auch die Vorbeugung von Erkrankungen und die Erhaltung der Gesundheit gehören dazu. Pflanzen werden überall auf der Welt zu Heilzwecken eingesetzt, sie gehören zu den ältesten Arzneimitteln. Die Pflanzenheilkunde sammelt Erfahrungswissen über Heilpflanzen und erforscht dieses.

In phytotherapeutischen Arzneien sind die Pflanzenwirkstoffe nachweislich substanziell vorhanden – im Gegensatz etwa zur homöopathischen Medizin, wo die pflanzlichen Ausgangsstoffe sehr stark verdünnt sind und teilweise gar nicht mehr nachgewiesen werden können.

Phytotherapie und Schulmedizin widersprechen sich nicht?
Die Grundprinzipien sind zum grossen Teil dieselben wie in der Schulmedizin. Die Phytotherapie geht von chemisch fassbaren Wirkstoffen aus, die heilende Wirkung haben. In einer Pflanze sind Hunderte bis Tau-

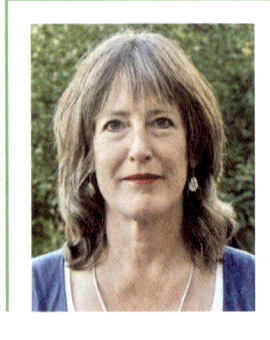

Regina Widmer (1956), die Koautorin dieses Ratgebers, ist ausgebildete Fachärztin für Gynäkologie und Geburtshilfe (Dr. med./FMH), Phytotherapeutin und Sexologin. Sie ist Mitbegründerin von Herbadonna, einem Netzwerk von phytogynäkologischen Fachpersonen, und führt mit Helene Huldi die Frauenpraxis Runa in Solothurn. Zusammen mit Verena Peiser gibt sie unter dem Titel «Lust auf Lust» Intensivkurse für Frauen und Ärztinnen. www.frauenpraxis-runa.ch

sende verschiedener Substanzen enthalten. Für die Heilwirkung ist das gesamte Stoffgemisch zuständig – was einen wesentlichen Unterschied zu den Medikamenten der Schulmedizin darstellt, die ja meist nur einen oder wenige Wirkstoffe enthalten. Wird nur ein einzelner Wirkstoff aus einer Pflanze herausgelöst – etwa das Silimarin aus der leberschützenden Mariendistel – und damit eine Arznei gegen Vergiftungen hergestellt, ist das weder klassische Phytotherapie noch Schulmedizin, sondern liegt irgendwo dazwischen.

Unsere moderne Schulmedizin hat sich aus der traditionellen westlichen Medizin entwickelt, in der Heilpflanzen immer eine wichtige Rolle gespielt haben. Somit ist die Phytotherapie Bestandteil unserer Schulmedizin, mindestens aber ein Bindeglied zwischen der Schulmedizin und der Komplementärmedizin. Wenn wir heute von Phytotherapie sprechen, meinen wir die Behandlung mit Heilpflanzen nach naturwissenschaftlichen Kriterien. Aber längst nicht alles ist erforscht. Darum hat, wie in der Schulmedizin auch, das Erfahrungswissen einen grossen Stellenwert.

Die Ära der modernen Chemie mit ihrer «Vereinnahmung» der Schulmedizin ist noch nicht einmal hundert Jahre alt. Es ist eine Art Generationenkonflikt. Derzeit gewinnt die ältere Phytotherapie wieder an Terrain – die althergebrachte Pflanzenmedizin wird wieder ernst genommen und teilweise in die Schulmedizin integriert: So empfehlen Hausärzte heute Kamillendampfbäder, und Gynäkologinnen raten zu Traubensilberkerzenpillen oder Frauenmanteltee.

Oft geht vergessen, dass viele Medikamente der Schulmedizin ursprünglich aus Pflanzen entwickelt wurden: Ein Beispiel ist das Diosgenin aus der Yamswurzel, das zu synthetischen (nicht natürlichen) Östrogenen und Gestagenen in Hormonpräparaten für die Wechseljahre weiterverarbeitet wird. Oder das Taxol aus der Eibe, das als Chemotherapeutikum unter anderem bei Eierstockkrebs eingesetzt wird.

Wie arbeiten spezialisierte Ärztinnen und Naturheilpraktiker?

Die Phytotherapie erweitert die ärztlichen Therapiemöglichkeiten. Es gibt Beschwerden, wo die Phytotherapie den schulmedizinischen Präparaten sogar überlegen ist. Paradebeispiel ist der Mönchspfeffer beim prämenstruellen Syndrom und bei beginnenden Wechseljahrbeschwerden: Kein schulmedizinisches Präparat wirkt so gut!

> **Info**
> Eine exklusive Liste pflanzlicher Wechseljahr-Präparate mit Mönchspfeffer, Traubensilberkerze und anderen Zutaten sowie eine Liste komplementärmedizinischer Apotheken finden Sie im Internet unter **www.beobachter.ch/wechseljahre**. Zusammengestellt von Beobachter-Autorin Regina Widmer, Dr. med., Frauenärztin.

Bei anderen Beschwerden wie etwa bei Scheidenpilzen oder unangenehm riechendem Ausfluss können Frauen wählen, ob sie lieber «natürlich» oder «chemisch» behandelt werden wollen.

Schulmedizin und Phytotherapie lassen sich hervorragend kombinieren: Wenn etwa bei einer akuten Blasenentzündung Antibiotika angezeigt sind, kann die Frau die Heilung beschleunigen, indem sie – neben dem Einnehmen der Antibiotika – Blasentee und Preiselbeersaft trinkt.

Naturheilpraktikerinnen, die ausschliesslich phytotherapeutisch arbeiten, gibt es übrigens kaum. Sie können dafür zusätzliche komplementärmedizinische Methoden anbieten (zum Beispiel Homöopathie oder TCM).

Welche Bedeutung misst die Phytotherapie den Wechseljahren bei?

Wechseljahrbeschwerden bieten sich für eine pflanzliche Therapie geradezu an, vor allem wenn sie früh erfasst werden. Es gibt für jedes Symptom – seien es Schlafstörungen, nervöse Herzbeschwerden, Gelenkschmerzen, Stimmungsveränderungen oder Wallungen – eine oder mehrere geeignete Heilpflanzen.

Was eignet sich für den Hausgebrauch?

Die Palette reicht vom Heilkräutertee über Wickel mit Kräuterzusätzen bis zu Salben mit pflanzlichen Bestandteilen. In der Vorphase der Wechseljahre mit kurzen Zyklen, stärkeren Blutungen und prämenstruellem Syndrom ist Mönchspfeffer angesagt, bei Wallungen die Traubensilberkerze. Auch für die Intimpflege gibt es verschiedene pflanzliche Produkte (siehe Kapitel 5, Seite 180).

Was weiss man über Wirksamkeit und Verträglichkeit?

Bei sehr starken Beschwerden taugt die Phytotherapie nicht als alleiniges Arzneimittel. Pflanzliche Heilmittel haben ein sehr gutes Verhältnis zwischen Wirkung und Nebenwirkung: Nur selten kommen Unverträglichkeiten oder unerwünschte Wirkungen vor. Die Heilpflanzen bilden aber ein ganzes Spektrum von sehr gut verträglich bis giftig. Zu den Pflanzen, die – selbst hochdosiert und über lange Zeit angewendet – gut vertragen werden, gehören etwa Weissdorn oder Mönchspfeffer. Ganz im Gegenteil zu Bilsenkraut oder Tollkirsche, zwei toxischen Heilpflanzen, deren Einsatz nur in einem winzigen therapeutischen Fenster stattfinden sollte und die stark verdünnt respektive genauestens dosiert werden müssen.

Tee, Tablette oder Tropfen?

Heilmittel mit Pflanzenkraft sind in verschiedensten Formen erhältlich. Als Tee, als Tropfen (wässrige Lösung, alkoholische

Ursina (54), Pressesprecherin

«Ich bin froh, dass ich mich vor drei Jahren zu einer Hormontherapie entschlossen habe. Ich hatte beruflich grossen Stress, war mitten in der Scheidung, und dann kamen da auch noch diese starken Wallungen, nachdem ich meine Eierstöcke hatte entfernen lassen müssen, zeitweise schätzungsweise zwanzig Hitzeschübe pro Tag. Auch die Nächte habe ich damals mehr grübelnd und schwitzend verbracht als schlafend. Nun habe ich wieder zu einem innern Gleichgewicht gefunden und damit begonnen, die Dosis meiner Hormontherapie zu reduzieren. Bis jetzt geht das sehr gut. Weil sich meine Scheide manchmal trocken anfühlt, pflege ich mich intim mit Rosenöl – ein Tipp meiner Frauenärztin –, und ich bin begeistert, weil sich die Intimregion jetzt viel besser anfühlt und der Rosenduft ausserdem etwas Sinnliches hat.»

Tinktur oder Glyzerinlösung), als ätherisches oder fettes Öl, als Pulver, als Saft, Zäpfchen, Salbe, Creme oder Gel – und natürlich auch in Pillenform (als Kapsel, Dragee oder Tablette).

Je nach Herstellungsverfahren und Pflanzenteil (Wurzel, Blüte, Blätter, Rinde), der verwendet wird, enthalten die Präparate andere Wirkstoffe. Sie können deshalb unterschiedlich stark und verschieden wirken. Johanniskrauttee ist also nicht gleich Johanniskrautpille. Auch wirkt nicht jede Johanniskrautpille gleich – weil die verschiedenen Hersteller sie ganz unterschiedlich produzieren und auch anders dosieren. Lassen Sie sich deshalb in der Apotheke zu Vor- und Nachteilen der verschiedenen Produkte beraten. Grundsätzlich gilt: Teezubereitungen wirken schwächer als Extrakte (Trockenextrakte, Tinkturen etc.).

Kräutertee richtig zubereiten

> Verwenden Sie nur Kräuter von hochstehender Qualität, möglichst aus biologischem Anbau. Am besten kaufen Sie Heiltee aus getrockneten Pflanzenteilen oder pflanzliche Fertigprodukte in entsprechend spezialisierten Drogerien, Reformhäusern oder Apotheken.

> Beim Anbau von Teekräutern im eigenen Garten sollten Sie nach der Ernte auf eine vollständige und rasche Trocknung der Kräuter achten.

> Bereiten Sie Tee immer frisch zu und bedecken Sie ihn während des Kochens und Ziehenlassens.

> Tee aus Blüten, Blättern, Stängeln oder Kraut (oberirdischer Teil der Pflanze): 1 bis 2 TL mit 1,5 dl kochendem Wasser übergiessen und 5 bis 10 Minuten (oder gemäss Teeverpackung) ziehen lassen.

> Tee aus Früchten, Samen, Rinden, Wurzeln, Hölzern: 1 bis 2 TL (evtl. kleingeschnitten oder zerstossen) mit 1,5 dl Wasser kalt ansetzen, 10 Minuten köcheln lassen, absieben.

3. Komplementärmedizin für Frauen

- > Derbe Pflanzenteile, die ätherische Öle enthalten, können vor dem Aufbrühen kurz im Mörser zerquetscht werden – zum Beispiel Rosmarinblätter, Anis-, Fenchel- oder Kümmelsamen.
- > Schmeckt ein Kräutertee bitter, können Sie mit Hagebuttenschalen, Orangenblüten, Pfefferminzblättern oder Anissamen den Geschmack aufwerten.
- > Bewahren Sie Kräutertees in Gläsern, Kartondosen oder Papiertüten auf, geschützt vor Feuchtigkeit, Hitze und Sonnenlicht. Name und Datum drauf und für Kinderhände unerreichbar lagern.

Tropfen richtig anwenden

- > Heilpflanzentropfen bestehen meist aus mehr als 50 Prozent Alkohol sowie etwa 40 Prozent Pflanzenteilen. Es sind sogenannte Tinkturen. Wegen des Alkoholgehalts sollten Schwangere und Menschen mit Leberkrankheiten sehr zurückhaltend mit Tinkturen sein. (Andere Tropfen bestehen aus einer wässrigen Lösung oder aus Glyzerin, wie etwa Ohrentropfen).
- > Halten Sie sich bei der Behandlung von Schleimhäuten streng an die angegebene Dosierung. Tinkturen nie in den Augen anwenden!

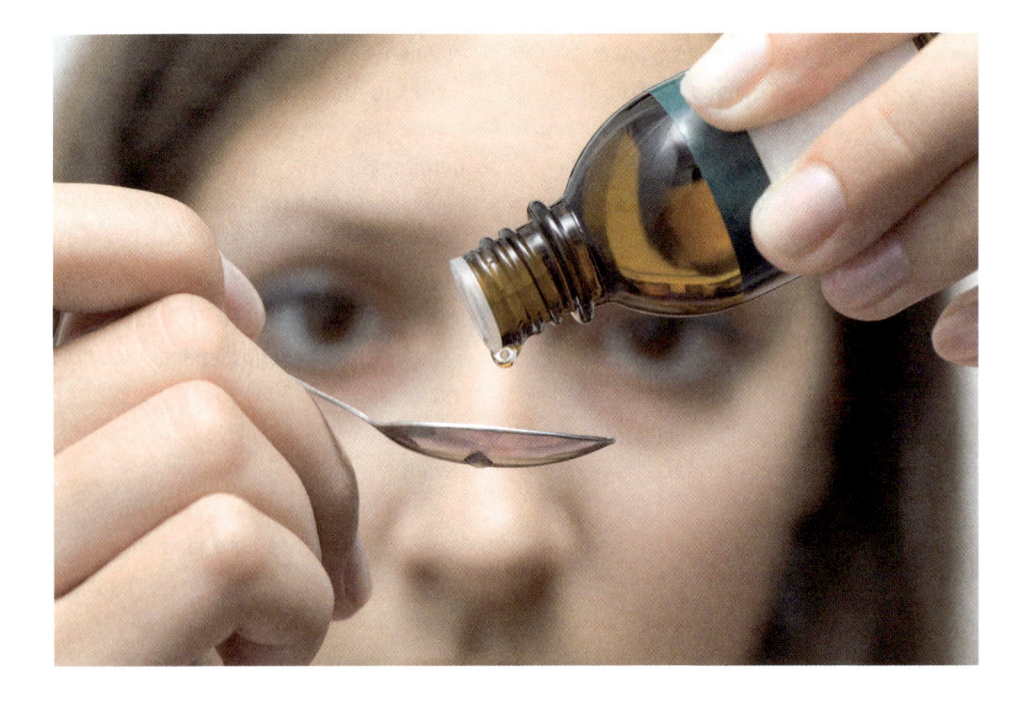

> Innerliche Anwendung: Zwei- bis dreimal täglich 10 bis 15 Tropfen Tinktur in einem halben Glas Wasser einnehmen.
> Äusserliche Anwendung (für Waschungen, Wickel): 1 EL Tinktur in 2,5 dl Wasser geben.

Ätherische Öle richtig anwenden

> Ätherische Öle sind ölige Pflanzenbestandteile und gehören zu den stärksten Pflanzenwirkstoffen. Sie werden aus den Pflanzen herausgepresst, mit Lösungsmitteln extrahiert oder herausdestilliert.
> Kaufen Sie nur natürliche ätherische Öle, die für medizinische Zwecke geeignet sind – keine synthetischen Produkte, die nur «Duftlämpchenqualität» haben.
> Die Konzentration von Produkten mit ätherischen Ölen reicht von 10 bis 100 Prozent. Unterscheiden Sie, ob mit «Lavendelöl» das reine ätherische Öl gemeint ist oder seine Verdünnung in einem fetten Öl wie etwa Mandelöl. Fragen Sie beim Kauf im Zweifelsfall nach.
> Als Hausmittel sollten ätherische Öle in der Regel nur äusserlich (oder vaginal) und verdünnt angewendet werden. Halten Sie sich streng an die in diesem Buch angegebenen Dosierungen. Ätherische Öle dürfen nicht in die Augen kommen.

> Lagern Sie ätherische Öle dunkel, gut beschriftet und für Kinderhände unerreichbar.

Phytotherapie von der Fachfrau

Phytotherapeutinnen in der Schweiz sind meist entweder Ärztinnen (Dr. med./FMH) und Apothekerinnen mit Weiterbildung resp. Zertifikat der Schweizerischen Medizinischen Gesellschaft für Phytotherapie (SMGP) oder Therapeuten mit einer naturheilkundlichen Grundausbildung.

Info
> www.heilpflanzen-info.ch
  Heilpflanzen-Info und -Kurse von Martin Koradi
> www.heilpflanzen-katalog.de
  über 200 Heilpflanzen näher erklärt
> www.naturheilkunde.usz.ch
  Informationen zu Naturheilkunde, Komplementärmedizin und Phytotherapie, kostenlose Onlineberatung
> www.smgp.ch Schweizerische Medizinische Gesellschaft für Phytotherapie (SMGP)

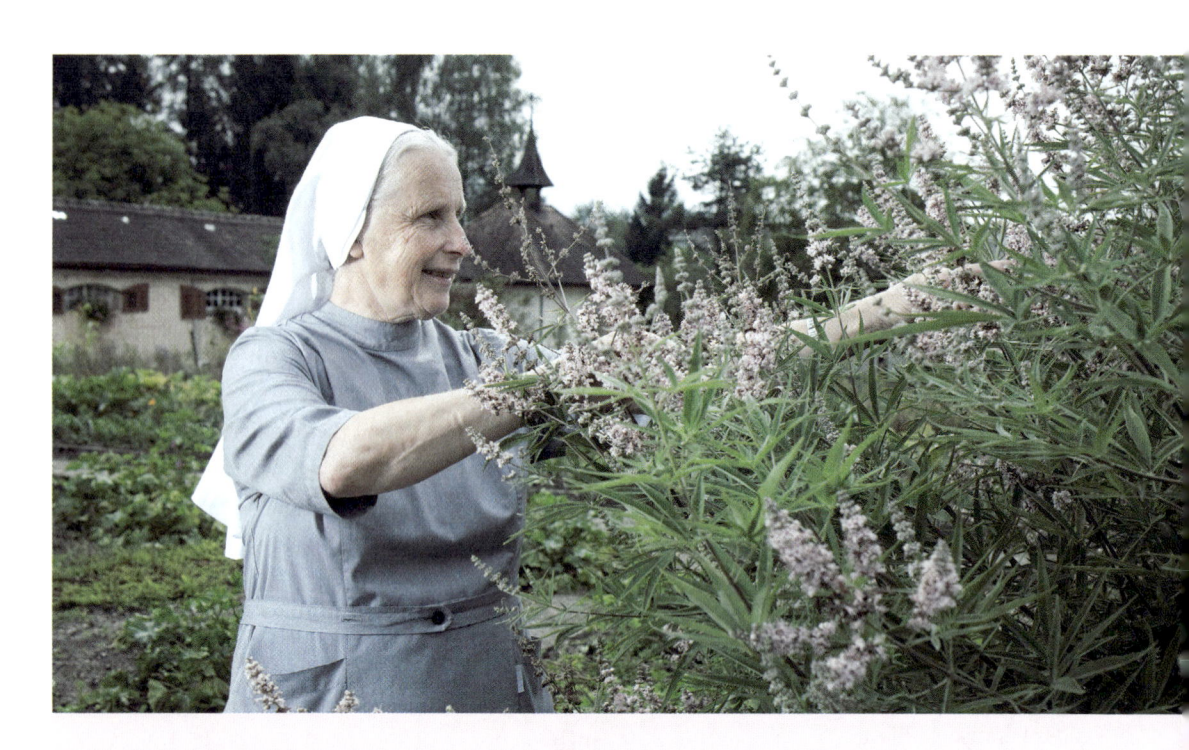

TIPPS AUS DEM KLOSTERGARTEN

Schwester Theresita Blunschi ist die gute Fee im Heilpflanzengarten des Frauenklosters Heiligkreuz in Cham. Eine Heilkräuterkundige mit grünem Daumen und einem Lachen, das sofort von innen wärmt. Seit einigen Jahrzehnten pflanzen die Ordensschwestern Heilpflanzen an und stellen daraus Heilmittel her. Viele davon für die Wechseljahre. Denn der Kräutergarten ist den 88 Benediktinerinnen, die im Kloster leben, «Apotheke Gottes», aus der sie in gesunden wie in kranken Tagen Heilendes schöpfen.

Heilpflanzen sind für Theresita Blunschi Geistesverwandte, die – genauso wie Frauen – ihr ganz eigenes Wesen haben. Sie ermuntert deshalb Frauen immer wieder dazu, eine oder mehrere Wald- und Wiesenfreundinnen unter den Heilpflanzen für sich zu entdecken: «Die Natur ist voller Wunder. Es lohnt sich, das Wesen der Pflanzen kennenzulernen, um sich von ihnen helfen zu lassen.»

Einer von Schwester Theresitas Lieblingen ist der Mönchspfeffer. Die hellen Blütenstände des mannshohen Strauchs leuchten in der spätsommerlichen Sonne. Neben diesem botanischen Blickfang finden sich in dem nach der mittelalterlichen Äbtissin Hildegard von Bingen gestalteten Klostergarten noch viele weitere, auch unscheinbarere Schätze der Frauenheilkunde. Traubensilberkerze, Passionsblume, Sommermajoran, Schafgarbe, Johanniskraut, Frauenmantel, Salbei und vieles mehr wächst hier zwischen heiligen, zum Teil historischen Mauern in den streng symmetrischen Beeten.

In der klösterlichen Kräuterstube duftet es nach Heu – riesige Kartonschachteln voll mit kleinsten, sorgsam gezupften und getrockneten Blütenköpfchen lagern hier: goldgelbe Königskerzen, farbige Stiefmütterchen, kugelige Hopfenzapfen, strahlend blaue Kornblumen. Die Klosterfrauen verarbeiten ihre Pflanzenernte zu Heilkräutertees, Salben, Sirup oder Badezusätzen.

Schwester Theresita führt im Sommer auch mehrmals pro Woche interessierte Besucherinnen durch den Garten und gibt ihr Wissen an angehende Naturheilpraktikerinnen weiter. Und ist nie um einen Heilpflanzen-Rat verlegen. Vor den Wechseljahren sollten Frauen keine Angst haben, findet sie: «Frauen und Männer leiden oft unter Beschwerden, die an ihr Geschlecht gebunden sind. Natürliche Hausmittel und eine positive Einstellung können uns helfen, den richtigen Weg zur Zufriedenheit in neuen Lebensphasen zu finden. Entscheidend ist, dass wir die Veränderung in unserem Körper akzeptieren.» Was ihr persönlich am besten durch die Wechseljahre geholfen hat? Für einmal keine Heilpflanzen. Sie selbst sei damals viel durch die Landschaft gewandert, «in zivil», wie sie betont. «Mich danach auf eine Bank zu setzen, den mitgebrachten Zvieri zu essen und über Gott und die Welt nachzudenken: himmlisch!»

HAUSMITTEL FÜR DIE WECHSELJAHRE AUS DEM KLOSTER HEILIGKREUZ:

Frauen-Tee
- 30 g Frauenmantel
- 20 g Schafgarbenblüten
- 20 g Rosmarinblätter
- 20 g Kamillenblüten
- 10 g Johanniskraut

Morgens und nachmittags 1 TL der Mischung mit kochend heissem Wasser übergiessen, 5 Minuten zugedeckt ziehen lassen und schluckweise nach den Mahlzeiten trinken. Die Kräuter können gut im eigenen Garten angepflanzt werden. Die echte Kamille erkennen Sie daran, dass beim Durchschneiden des Köpfchens ein Hohlraum sichtbar wird.

Der Tee kann unter anderem für einen gelassenen Wechsel sorgen: Frauenmantel stärkt, Schafgarbe fördert die Durchblutung der Unterleibsorgane, Rosmarin ist kreislauffördernd, Kamille hemmt Entzündungen und Johanniskraut entspannt.

Warme Kräutersuppe
- 1 Zweig Rosmarin
- 2 Zweige Thymian
- 10 g Liebstöckel (Maggikraut)
- 20 g Petersilie
- 10 g Spitzwegerich
- 1 l Wasser
- 2 TL Salz
- 2 TL Honig
- ½ TL Zitronensaft

Die Kräuter ins Wasser streuen und mit den andern Zutaten eine Stunde kochen, Kräuter absieben. Während 3 Tagen mehrmals täglich von der Suppe essen. Dieses alte Rezept mit heilenden Küchenkräutern legt Schwester Theresita Frauen mit Zyklusstörungen ans Herz. Besonders, wenn sich die Regel verspätet.

Fussbadesalz
- 1 TL ätherisches Salbeiöl
- 1 TL ätherisches Rosmarinöl
- 20 g 70 %iger Alkohol
- 500 g Meersalz

Ätherische Öle im Alkohol lösen, Salz dazugeben, alles gut durchmischen und in ein verschliessbares Gefäss füllen. Für das warme Fussbad 2 EL Badesalz in 2 bis 3 Liter Wasser auflösen und die Füsse 10 Minuten baden.
Das Fussbad mit dem Badesalz wirkt wahre Wunder – besonders wenn Sie den ganzen Tag auf den Beinen waren. Es fördert die Durchblutung, wirkt krampflösend und desinfizierend. Es hilft bei krampfhafter, schmerzender Regelblutung, Harnwegsinfekten und Schwächezuständen.

Holunderfussbad
> 5 Holunderblütendolden
> 1 Handvoll Pfefferminzblätter
> 1 l Wasser

Die Blüten und Blätter mit dem Wasser aufkochen und abkühlen lassen. In eine Fussbadewanne mit 2 Liter lauwarmem Wasser schütten und die Füsse 10 Minuten darin baden. Dieses lauwarme Fussbad duftet süsslich und ist eine Wohltat bei überanstrengten, geschwollenen Füssen und Wassereinlagerungen.

Heiligkreuzer Kräuterkissen
> 3 Handvoll Zitronenmelisse
> 3 Handvoll Pfefferminze
> Zusätzlich nach Belieben wenig Kamille, Lavendel,
    Thymian, Rose, Hopfen, Dinkel und Baldrian

Mit diesem Kissen aus getrockneten Heilpflanzen haben die Schwestern gute Erfahrungen bei Schlafstörungen gemacht. Es leistet auch bei schmerzenden Blutungen oder nervöser Stimmung gute Dienste. Zitronenmelisse hilft zu entspannen, Pfefferminze entkrampft, Kamille ebenso, Lavendel beruhigt, Thymian öffnet die Atemwege, Rose erfreut das Herz, Hopfen schläfert ein, Dinkel stärkt den Organismus und Baldrian löst Ängste. Am Tag wird das Kissen in einer Kartonschachtel aufbewahrt – so bleibt es ein gutes Jahr wirksam.

INFO

Der Klosterladen hat am Sonntag von 15.30 bis 16.30 Uhr und auf Anfrage geöffnet.
Theresita Blunschi führt Gruppen durch den Kräutergarten.
Anmeldung: Tel. 079 728 44 46 / E-Mail: th.blunschi@gmx.ch

Zu den Gottesdiensten sind Besucherinnen und Besucher willkommen.
Das Kloster führt auch mehrtägige Kurse oder Besinnungstage für interessierte Frauen durch: Kloster Heiligkreuz, Lindencham, 6330 Cham, Tel. 041 785 02 00, www.kloster-heiligkreuz.ch

3.2 Homöopathie

Globuli für jede Situation

> **Elfi Seiler** über Homöopathie in den Wechseljahren

Welche Bedeutung haben die Wechseljahre für Sie?

Die Wechseljahre sind eine wichtige Zeit im Leben einer Frau. Der Östrogenmangel ist nichts Krankhaftes, sondern eine von der Natur vorgesehene Hormonumstellung, in deren Folge die Frau von der reproduktiven Lebensphase in eine eher geistig-seelische Phase wechselt. An dieser Umstellung reift die Frau: Sie beginnt, ihr Leben zu überdenken und neue Perspektiven zu entwickeln, andere Prioritäten zu setzen und sich in der Gesellschaft eine neue Rolle zu suchen.

Können Sie die homöopathische Heilkunde kurz erklären?

Homöopathie ist eine ganzheitliche Medizin, die auf das Individuum, seine Eigenarten und Stimmungslagen eingeht. Körper, Geist und Seele und die bei einem Menschen auftretenden Symptome werden nicht isoliert voneinander betrachtet, sondern in ihrer Gesamtheit. Der Begründer der Homöopathie war der Arzt und Apotheker Samuel Hahnemann (1755 - 1843). Gesundheitsstörungen treten nach Hahnemann dann auf, wenn das Gleichgewicht der Lebensenergien gestört ist: «Ist die Lebenskraft aus dem Gleichgewicht, ist der Mensch krank.» Homöopathische Heilmittel unterdrücken aber nicht die Krankheitssymptome, sondern aktivieren gezielt die Selbstheilungs- und Regenerationskräfte.

Die Homöopathie basiert auf zwei eigenwilligen Prinzipien

Sie beruht erstens auf dem Prinzip, Ähnliches mit Ähnlichem zu heilen. Das bedeutet, dass homöopathische Mittel (unverdünnt) genau jene Beschwerden auslösen, die sie verdünnt heilen helfen. Das Pulver aus dem getrockneten Käfer Cantharis vesicatoria zum Beispiel, dessen Gift bei Hautkontakt brennende Blasen hervorruft, soll als homöopathisches Mittel bei ganz ähnlichen

Schmerzen helfen: bei Sonnenbrand, Fieberbläschen oder bei Blasenentzündungen – wegen der brennenden Schmerzen beim Wasserlassen.

Die sogenannte Potenzierung ist das zweite Prinzip der Homöopathie: Die Grundsubstanzen der homöopathischen Mittel, tierische, pflanzliche und mineralische, werden dabei in zahlreichen Schritten verdünnt, geschüttelt und dann nochmals verdünnt.

Warum wird verdünnt?

Gemäss Homöopathie-Lehre verstärkt die Verdünnung (zusammen mit der Verschüttelung von Hand) die Wirkung der Arznei. Je höher die Potenz, desto geringer die Konzentration des Wirkstoffs. Verbreitet sind sogenannte D- und C-Potenzen. D-Potenzen werden meist bei jedem Schritt im Verhältnis 1:10 mit Alkohol verdünnt, C-Potenzen im Verhältnis 1:100. Die Zahl hinter dem Grossbuchstaben besagt jeweils, wie viele Einzelschritte hintereinander vorgenommen wurden: Bei Arzneien mit der Potenz D6 etwa wurde sechsmal hintereinander zehnfach verdünnt. Das Ergebnis ist also eine Verdünnung von 1:1 Million, D9 entspricht 1:1 Milliarde.

Wie finden Frauen «ihr» homöopathisches Wechseljahrmittel?

Die homöopathische Wechseljahrapotheke (im Anhang) beschreibt fünf Einzelmittel für die Selbstmedikation bei leichten bis mittelschweren Beschwerden, die bei vielen Frauen gut wirken. Sie eignen sich jeweils für

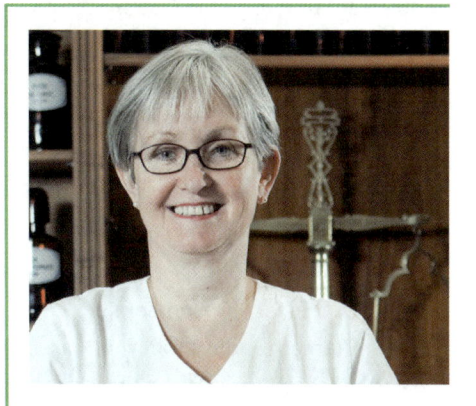

Elfi Seiler (1955) ist Drogistin und Mitinhaberin der St. Peter-Apotheke in Zürich. Sie ist spezialisiert auf klassische Homöopathie und anthroposophische Medizin. Sie lebt mit ihrem Mann in Luzern. www.stpeter-apotheke.com

einen bestimmten Frauentyp und decken verschiedene, bei diesem Typus vorkommende Beschwerden ab. Denn die Wechseljahre sind ein höchst individuelles Geschehen. Sie werden von jeder Frau anders erlebt. Das macht es zwar anspruchsvoller, ein passendes homöopathisches Mittel für sich zu finden, aber das Schöne dabei ist: Hat man ein individuell geeignetes Mittel gefunden, hilft es vermutlich nicht nur bei einer einzelnen Beschwerde (zum Beispiel bei Schlafstörungen), sondern beim ganzen «Vollbild» – sprich, das Mittel stärkt die Regenerationskräfte auch in andern Belangen. Es hilft der einzelnen Frau beispielsweise, besser mit ihrer eigenen Launenhaftigkeit umzugehen und lindert die Morgensteifigkeit in den Gelenken. Da Frauen in den

Wechseljahren oft wellenweise an verschiedenen Symptomen leiden und es auch beschwerdefreie Zeiten gibt, muss man ein homöopathisches Medikament nicht dauerhaft einnehmen. Das ist ein grosser Vorteil gegenüber einer Hormontherapie.

Eine Alternative, die zwar von klassischen Homöopathen nicht sehr geschätzt, von Frauen aber oft bevorzugt wird, sind sogenannte **Kombinationsmittel** für die Wechseljahre. Diese homöopathischen Mittel enthalten bereits eine Mischung aus mehreren Einzelwirkstoffen (zum Beispiel Sepia, Sanguinaria und Cimicifuga), um so die Beschwerde- und Konstitutionsbilder möglichst vieler Frauen abzudecken.

Wie gehen Homöopathinnen vor?

Klassische Homöopathinnen wählen aus den über 2000 Einzelmitteln dasjenige aus, das ihrer Überzeugung nach die Selbstheilungskräfte der Betroffenen in die richtige Richtung lenkt. Sie suchen dabei meist ein sogenanntes homöopathisches **Konstitutionsmittel.** Unter Konstitution wird die geistige, seelische und körperliche Verfassung eines Menschen und die damit verbundene Tendenz zu bestimmten Erkrankungen verstanden. Sie kann sich in bestimmten Lebensphasen ändern – insbesondere in den Wechseljahren. Deshalb raten Homöopathinnen Frauen in den Wechseljahren nicht selten zu einem ganz anderen homöopathischen Konstitutionsmittel als bisher.

Wirkt die Homöopathie wirklich?

Homöopathie ist eine der beliebtesten komplementärmedizinischen Methoden in der Schweiz, wenn nicht gar die beliebteste. Ein eindeutiger Wirkungsnachweis in Studien ist allerdings bisher nicht gelungen.

Gibt es Krankheiten, bei denen Globuli nicht das Richtige sind?

Homöopathische Mittel ab der Potenz D4 (Verdünnung 1: 10 000 oder mehr) sind normalerweise ungefährlich – selbst solche, die aus giftigen Stoffen hergestellt werden. Bei einer Laktose-Intoleranz sollten Sie statt homöopathischen Tabletten Tropfen oder Globuli einnehmen. Wichtig zu wissen ist ausserdem, dass in homöopathischen Tropfen Alkohol enthalten ist.

Auch sollten nur alltägliche Beschwerden selbst behandelt werden. Bei Herzerkrankungen, einem Schlaganfall, schweren Depressionen, anderen ernsten oder lebensbedrohlichen Krankheiten oder auch bei schweren Unfällen kommt die Homöopathie an ihre Grenzen. Hier ist die Schulmedizin gefragt. Gehen Sie, falls sich Ihre Symptome nicht bessern, zum Arzt.

So behandeln Sie sich selbst

Homöopathische Arzneien werden in Form von Kügelchen (Globuli), Tabletten oder

Tropfen eingenommen. Gobuli enthalten Zucker oder künstlichen Zucker (Xylit); Tabletten Milchzucker, flüssige Mittel durchschnittlich 40 Prozent Alkohol.

Gut zu wissen
> Wenn Sie sich in Eigenregie mit homöopathischen Einzelmitteln behandeln, verwenden Sie stets Mittel mit den Potenzen D6 oder D12. Bei Komplexmitteln (mit Kombinationen von Wirkstoffen) ist die Potenz bereits auf die Selbstmedikation abgestimmt.
> Übliche Dosierung: Meist nimmt man dreimal täglich eine bestimmte Dosis ein. Im Akutfall alle 1 bis 2 Stunden.
> Globuli lutschen und im Munde zergehen lassen, Tropfen mit wenig Wasser verdünnen und ebenfalls einige Sekunden im Mund behalten.
> Reduzieren Sie während einer homöopathischen Behandlung Ihren Alkohol-, Kaffee- und Schwarzteekonsum. Und rauchen Sie möglichst nicht.
> Benützen Sie keine Pfefferminzöle (kaufen Sie eine homöopathieverträgliche Zahnpasta). Die ätherischen Öle könnten homöopathische Arzneien stören.
> Bei akuten Beschwerden wirken homöopathische Mittel häufig sehr schnell, da sie den Heilungsverlauf impulsmässig in die richtige Richtung lenken. Wenn innerhalb von Stunden oder maximal zwei Tagen keine Besserung eintritt, ist das gewählte Mittel falsch oder – seltener – die gewählte Verdünnung zu tief. Lassen Sie sich in diesem Fall in der Apotheke oder von einer Homöopathin beraten.
> Setzen Sie das Mittel bei einer Besserung der Symptome oder bei einer sogenannten Erstverschlimmerung (einer vorübergehenden Verstärkung der Symptome) ab.
> Die homöopathische Behandlung einer akuten Beschwerde sollte spätestens nach einer Woche abgeschlossen sein. Achten Sie bei chronischen Beschwerden darauf, in Zeiten der Besserung die homöopathische Therapie zu unterbrechen.

Hilfe bei der Therapeutin?
Homöopathinnen in der Schweiz sind meist entweder Ärztinnen (Dr. med./FMH) mit Fähigkeitsausweis oder Therapeuten mit Homöopathieausbildung.

Info
> www.homoeopathie-welt.ch Schweizerischer Verein homöopathischer Ärztinnen und Ärzte (SVHA)
> www.sahp.ch Schweizerische Ärztegesellschaft für Homöopathie
> www.vkh.ch Homöopathieverband Schweiz

3.3 Anthroposophische Medizin

Der sanfte Weg

> **Angela Kuck** über anthroposophische Medizin in den Wechseljahren

Woher stammt die anthroposophische Medizin?

Die anthroposophische Medizin wurde vom Philosophen Rudolf Steiner (1861–1925) und der Ärztin Ita Wegman (1876–1943) anfangs des letzten Jahrhunderts begründet. Sie ist somit eine der jüngsten komplementärmedizinischen Heilmethoden.

Der Begriff Anthroposophie kommt aus dem Griechischen und bedeutet Menschenweisheit. Die anthroposophische Medizin möchte die Schulmedizin ergänzen – sie will nicht mit ihr konkurrieren, und sie wird auch ausschliesslich von ausgebildeten Ärzten praktiziert. Der Mensch wird als eine «weisheitsvolle Einheit» von Körper, Seele und Geist angesehen. Ist diese Einheit gestört, gerät der Mensch aus dem Gleichgewicht und wird krank. Die Anthroposophie sieht dabei einen engen Zusammenhang mit den Vorgängen in der Natur: In Mensch und Natur laufen parallele Prozesse ab. Wenn diese im Menschen aus dem Gleichgewicht gekommen sind, lassen sie sich mit Substanzen aus der Natur, also aus dem Pflanzen-, dem Tier- oder dem Mineralreich heilen.

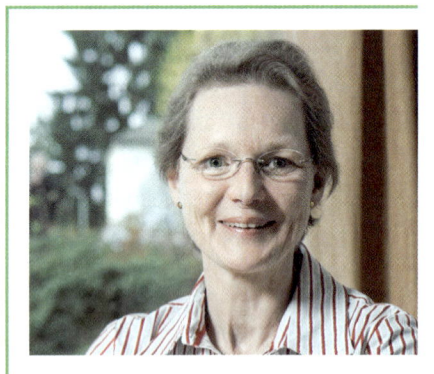

Angela Kuck (1957) ist Chefärztin für Gynäkologie und Geburtshilfe (Dr. med./FMH) am Paracelsus-Spital in Richterswil mit Zusatzausbildung in anthroposophischer Medizin, Stillberaterin und begeisterte Cellospielerin. www.paracelsus-spital.ch und www.wegmanklinik.ch

Welches sind die Grundprinzipien der anthroposophischen Medizin?

Die Anthroposophie unterscheidet vier Ebenen im Menschen: das Körperliche, das Lebendige, das für Wachstum und Regeneration steht, das Seelische und das Individuelle. Krankheiten entstehen aus einem Ungleichgewicht dieser vier Ebenen. Krankheit – wie auch der Prozess der Genesung – wird als «Eigenleistung» des Organismus gesehen und auch weniger als zufällig auftretende Widrigkeit betrachtet, sondern eher als «Förderer auf dem Lebensweg».

Arbeiten anthroposophische Ärztinnen anders?

In der anthroposophischen Medizin geht es um die individuelle Behandlung einer Frau in ihrer speziellen Lebenssituation. Das Verhältnis zwischen Ärztin und Patientin ist wichtig. Die Behandlung entsteht in der jeweiligen Situation. Diese «situative Medizin» lässt bei der Patientin Neues zu.

Zur Therapie gehören neben Mal-, Musik- und Sprachtherapie auch die Heileurythmie – eine Art Bewegungstherapie –, zudem rhythmische Einreibungen, Wickel, Bäder sowie anthroposophische Arzneien. Diese werden zum Teil sehr aufwendig zubereitet: Metalle wie Silber, Gold oder auch Blei werden sogenannt vegetabilisiert – um dem Menschen nähergebracht zu werden: Man gibt die Metalle Pflanzen als Dünger, die Pflanzen werden daraufhin kompostiert und der Kompost im nächsten Jahr wieder Pflanzen zur Verfügung gestellt. Nach drei Jahren wird dann das Medikament aus der gedüngten Pflanze zubereitet.

In der anthroposophischen Medizin werden Naturprozesse auf den Menschen übertragen: Die Kindlipflanze (Bryophyllum calycinum) ist eine Pflanze mit einer regelmässigen Blattbildung, an deren Blatträndern bereits wieder kleine Pflanzen (Kindli) wachsen. Sie wächst stetig, blüht selten, lässt sich sozusagen kaum aus der Ruhe bringen. Diese «Geste» wirkt auch im Heilmittel: Die Kindlipflanze wirkt unter anderem beruhigend und fördert den Schlaf. Auch Austernschale wird bei Schlafstörungen und Unruhezuständen eingesetzt: Die Auster mit ihrem weichen Innern kann sich mit ihrer harten Schale gut gegen die Aussenwelt abgrenzen, sich öffnen und abschliessen, wann sie möchte.

Welche Bedeutung haben die Wechseljahre im Leben einer Frau?

Das Frauenleben verläuft in unterschiedlichen Phasen. Das Mädchen wächst körperlich, während das Seelische offen für die Welt ist. Mit der Pubertät beginnt beim Mädchen der Zyklus. Jeden Monat beginnt der Aufbau der Schleimhaut in der Gebärmutter. Aber auch im gesamten Körper findet ein Aufbau statt. Nach dem Eisprung wird gestaltet, umgewandelt, geformt und damit für eine Schwangerschaft vorbereitet. Tritt diese nicht ein, «reinigt» sich die Schleimhaut mit der Menstruation – ein neuer Zyklus kann beginnen. In dieser Lebensphase verbindet sich das Seelische intensiv mit dem Körperlichen. Besonders in der zweiten Zyklushälfte können Frauen dies als körperliche oder psychische Schwere erleben.

Mit den Wechseljahren hört das zyklische Geschehen auf. Die Aufbau- und Gestaltungskräfte im Körperlichen sind weniger gefordert und stehen der Frau nun im Seelischen und Geistigen zur Verfügung. Diese Kräfte kann die Frau aktiv ergreifen und für sich nutzen: Sie kann neue Lebensbereiche entdecken, neue Erfahrungen machen und sich individuell weiterentwickeln.

Die Hauptfrage in und nach den Wechseljahren lautet: Findet die Frau zu ihrem eigenen Ich? Jedes neue Gleichgewicht muss sich erst einpendeln, wie bei einer Waage. Dies macht die Unruhe der Wechseljahre aus – bevor sich das neue, eigene Wohlbefinden einstellt. Viele Beschwerden sind als Ausdruck dieses Sicheinpendelns zu verstehen.

Welche anthroposophischen Anwendungen helfen weiter?

In den Jahren des Wechsels reduzieren sich die körperlichen Kräfte etwas. Ein neuer Rhythmus von Ruhe und Aktivität muss gefunden werden. Häufigere Pausen sind nötig. Gleichzeitig braucht die Frau weniger Schlaf – gewonnener Freiraum, der in Form von Mussestunden (lesen, malen, bildhauern, musizieren etc.) genutzt werden kann. Auch die Begleitung durch eine Therapeutin – zum Beispiel im Rahmen einer Kunsttherapie – kann ihr guttun und neue Tore öffnen.

Je mehr der Körper in Bewegung ist, desto leichter findet er ein neues Gleichgewicht. Neben körperlicher Bewegung – die Spass machen darf! – ist die Heileurythmie eine gute Hilfe bei Wechseljahrbeschwerden.

Frauen, die etwas Eigenes, Neues beginnen oder eine berufliche Herausforderung annehmen, haben weniger Wechseljahrbeschwerden. Das heisst: Aus dem alten Trott herausfinden, eigene Wünsche ernst nehmen, nicht nur Rücksicht auf andere nehmen. Andererseits: Steht eine Frau im Beruf oder im Alltagsleben ständig unter Stress, ist sie permanent überfordert und kann kaum Neues in ihrem Leben zulassen, können die Wechseljahre zu einem Problem werden.

Verschiedenste anthroposophische Arzneien, Bäder oder andere Anwendungen eignen sich zur Selbstmedikation von Beschwerden: Zum Beispiel helfen Fussbäder mit Lavendel gegen Schlaflosigkeit, Salben mit Majoran und Melisse oder Schlehenblütenöl bei trockener Scheide oder homöopathische Komplexmittel mit Holunder gegen Wallungen und Schwitzen. (Siehe Kapitel 5, ab Seite 132).

Wo sehen Sie die Grenzen der anthroposophischen Medizin?

Die anthroposophische Medizin lässt sich in der gesamten Frauenheilkunde, in der Geburtshilfe und bei Krebserkrankungen anwenden. Bei schweren Krankheiten oder starken Beschwerden benötigen die natürlichen Mittel eine schulmedizinische Ergänzung: So setzt man etwa bei schwerwiegenden Wechseljahrbeschwerden während einer begrenzten Zeit auch eine Hormontherapie ein, die individuell dosiert und angepasst ist.

Wie wirksam sind anthroposophische Methoden?

Medikamente, Kunsttherapien und andere Anwendungen helfen Frauen, den Reichtum der neuen, dritten Lebensphase für sich zu erschliessen. Nebenwirkungen sind sehr selten. Und die Wirksamkeit gewisser Arzneien konnte in Studien bestätigt werden, zum Beispiel die schlaffördernde Wirkung von Bryophyllum-Medikamenten. Bei der Misteltherapie bei Krebs konnte eine Verbesserung der Lebensqualität der Patienten und sogar eine Lebenszeitverlängerung nachgewiesen werden.

Anthroposophische Heilmittel

Salben, Sprays, Gels und Vaginalzäpfchen enthalten oft Pflanzenwirkstoffe, ätherische Öle, tierische Bestandteile und vegetabilisierte Metalle, zum Teil zusätzlich noch homöopathische Wirkstoffe. Die Produkte sind in Apotheken mit naturmedizinischem Sortiment erhältlich. Um unerwünschte Wirkungen zu vermeiden, beachten Sie die Angaben zu Dosierung und Anwendung auf der Verpackung. Siehe auch: Tee, Tablette oder Tropfen (Seite 90).

Die homöopathischen Arzneien sind meist Komplexmittel, die aus einer Mischung verschiedener homöopathischer Wirkstoffe bestehen. Der Vorteil von Komplexmitteln: Sie eignen sich meist gut für die Selbstmedikation und sind in spezialisierten Apotheken zu finden. Siehe auch: So behandeln Sie sich selbst (Seite 100).

Wie finde ich anthroposophische Therapeutinnen?

Anthroposophische Ärztinnen in der Schweiz sind in der Regel Mediziner (Dr. med./FMH) mit einem Fähigkeitsausweis für anthroposophisch erweiterte Medizin.

Info
> www.anthrosana.ch Verein für anthroposophisch erweitertes Heilwesen
> www.vaoas.ch Vereinigung anthroposophisch orientierter Ärzte in der Schweiz (VAOAS)

3.4 Traditionelle Chinesische Medizin (TCM)

Von Asien lernen

> **Li Tian** über die Traditionelle Chinesische Medizin in den Wechseljahren

Wie lange gibt es die Traditionelle Chinesische Medizin schon?

Die Traditionelle Chinesische Medizin (TCM) wurde im Laufe der letzten 2500 Jahre in China entwickelt. Neben einer speziellen Ernährungslehre – die Krankheiten und Konstitution eines Menschen sowie auch die Jahreszeiten mitbeachtet – kommen hauptsächlich drei Heilmethoden zur Anwendung: Arzneimitteltherapien (Kräuterrezepturen), Akupunkturbehandlungen und die chinesische Tuina-Massage. Das Ziel der TCM ist ein langes und gesundes Leben.

Anders als in der westlichen Phytotherapie werden chinesische Kräuter – und wenige tierische Bestandteile wie etwa Austernschalen – nicht einzeln eingesetzt, sondern zu Rezepturen mit bis zu 20 verschiedenen Kräutern zusammengemischt. Diese Kräuterrezepturen nimmt man entweder als frische Auskochung (Dekokt) zu sich, oder die gekochten Kräuter werden anschliessend getrocknet und zu Granulat oder Tabletten verarbeitet.

Basiert die TCM auf einer speziellen Philosophie?

Sie fusst unter anderem auf der Philosophie von Yin und Yang – zweier gegensätzlicher, sich ergänzender Pole, die immer gemeinsam auftreten. Yin und Yang stehen etwa für Frau und Mann, Mond und Sonne, oder auch für Bauch und Rücken, für Blut und Qi, die Lebensenergie. Bei körperlicher und geistiger Gesundheit herrscht ein Gleichgewicht zwischen den Kräften Yin und Yang. Dominiert entweder das eine oder das andere, wirkt sich das negativ auf das Wohlergehen aus. Die Traditionelle Chinesische Medizin zielt deshalb darauf ab, Yin und Yang auszubalancieren.

Gesundheitliche Störungen werden aber auch als Folge der Unterbrechung des harmonischen Flusses in den Meridianen angesehen. Denn die Traditionelle Chinesische

Medizin stellt sich den menschlichen Körper von einem Netzsystem von Meridianen durchzogen vor, in denen Qi (die Lebensenergie) und Blut (Xue) zirkulieren.

Auch die fünf Elemente spielen eine Rolle?

Ja. Ein weiteres Gedankengebäude ist das der fünf Elemente: Holz, Feuer, Erde, Metall und Wasser. Jedes Element steht für gewisse Körperteile und Vorgänge (Zangfu-Organ-Funktionskreis). Die Elemente werden oft auf den fünf Strahlen eines Sterns angeordnet. Unter anderem beeinflussen sich auf dem Stern vis-à-vis stehende Elemente. Ein Beispiel: Holz steht für Emotionales sowie für das Organ Leber. Bei Ärger oder grosser emotionaler Belastung wird die Leber angegriffen, und dadurch auch die in der Stern-Anordnung vis-à-vis befindliche Erde. Diese steht für Milz und Verdauung – somit können bei Ärger auch Verdauungsprobleme entstehen.

Unterscheiden sich Diagnose und Therapie von der westlichen Medizin?

Grundlegend, ja. Die TCM-Diagnose wird in zwei Phasen erstellt. Zuerst werden diagnostische Methoden angewendet: Befragung, Beobachtung (insbesondere Zungenbetrachtung), Hören, Riechen, Tasten (speziell des Pulses). In einer zweiten Phase werden die Befunde zusammengestellt und einem Syndrom zugeordnet: Yin- oder Yang-Syndrom, Mangel- oder Fülle-Syndrom, Innen- oder Aussen-Syndrom und Kälte- oder Hitze-Syndrom. Das stellt dann die Grundlage für eine gezielte Therapie dar. Die Ärztin stellt eine individuell passende, meist rezeptpflichtige Kräuterrezeptur zusammen und behandelt eventuell zusätzlich mit Akupunktur, bei der die TCM-Spezialistin mit feinen Nadeln an genau festgelegten Punkten auf den Energiebahnen in die Haut sticht, mit Tuina-Massage oder Schröpfen.

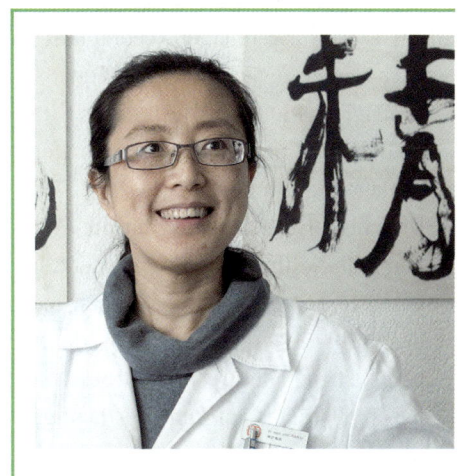

Li Tian (1969) ist Ärztin für Traditionelle Chinesische Medizin (TCM), Buchautorin und Dozentin. Sie studierte in Beijing, war Ärztin am WHO International Training Centre of Acupuncture und leitet die von ihr gegründeten TCM-Institute in Bern und Fribourg, in denen zeitweilig auch ihre Eltern mitarbeiten, die beide zudem als Professoren für TCM an der Universität in Beijing lehren. Li Tian lebt in Fribourg und ist mit einem Kinderarzt verheiratet.
www.tianinstitut.ch

Was bedeuten die Jahre des Wechsels in der TCM?

Mit dem Ausbleiben der Menstruation spart der Körper wertvolle Yin-Energie, die die Frau nun anderweitig – etwa für Geistiges – nutzen kann. Die Wechseljahre werden zudem mit einer im Alter generell abnehmenden Nierenenergie in Verbindung gebracht. So entsteht ein relativer Nieren-Yang-Überschuss, eine sogenannte Mangel-Hitze. Die Niere als Wasserelement beeinflusst dabei auch das vis-à-vis befindliche Feuer – und in der Folge kann es zu innerer Hitze, zu Wallungen, Stimmungsschwankungen und Schlafstörungen kommen.

Die chinesische Medizin hat die Wechseljahre als **Neijing** schon vor tausend Jahren beschrieben: Wenn Frauen sieben mal sieben, also 49 Jahre alt sind, geht die fruchtbare Zeit zu Ende. Wechseljahrbeschwerden haben allerdings aufgrund des heutigen Lebensstils stark zugenommen.

Welche Rezepte hat die TCM für die Wechseljahre?

Mit verschiedenen Tees und auch mit Nahrungsmitteln können sich Frauen bei leichten Beschwerden selber kurieren. Sehr gut zur Selbsthilfe eignen sich Akupressur-Massagen.

Chinesische Frauen nehmen schon vor der Menopause regelmässig vorbeugend wirkende Nahrungsmittel ein: Sie essen Sojabohnen und Sojaprodukte, Yamswurzel (Shan Yao) oder chinesische Wolfsbeeren (Gou Qi Zi). Soja (siehe Kapitel 2, Seite 78) ist nicht nur ein leicht verdauliches pflanzliches Eiweiss, sondern kann verschiedenen Beschwerden der Wechseljahre vorbeugen. Yamswurzel hilft unter anderem bei Harninkontinenz oder trockener Scheide. Yamswurzelhaltige Heilmittel erhalten Sie in spezialisierten Apotheken, die Wurzel in manchen asiatischen Lebensmittelgeschäften. Sie können Yamswurzel als Gemüse (wie Kartoffeln) kochen oder auch zusammen mit Honig zu einem Dessert verarbeiten.

Den chinesischen Wolfsbeeren (auch Bocksdornbeeren genannt) schreibt man eine regelrechte Anti-Aging-Wirkung zu. Sie werden in der TCM bei verschiedensten Beschwerden angewandt (u.a. bei Haarausfall oder Augenproblemen). In der Schweiz kann man die Beeren als Nahrungsergänzungsmittel in Drogerien oder Apotheken kaufen (getrocknete Beeren oder Saft).

Frauen in China trinken zudem täglich Kräutertee, Grüntee oder Rosentee. Und sie nehmen oft schon vor etwaigen Beschwerden Kräutermischungen zu sich, die das Yin stärken.

Die Wirkung der Akupunktur konnte unterdessen auch durch klinische Studien im Westen bestätigt werden: Insbesondere bei Migräne, Kopfschmerzen, Arthrose, Asthma, bei schmerzhafter Regel und bei Wallungen ist ihre Wirksamkeit wissenschaftlich erwiesen.

Wo sehen Sie die Grenzen der TCM?

Wenn eine Frau massive Wechseljahrbeschwerden hat, sollte sie zunächst schulmedizinisch behandelt werden, beispielsweise wenn sie stark blutet und dadurch einen Blutmangel erleidet, oder wenn sie alle halbe Stunde oder Stunde Wallungen hat. Dies gilt auch bei ausgeprägten Schlafstörungen oder Depressionen. Die Schulmedizin kann aber sehr gut mit einer TCM-Behandlung kombiniert werden.

Chinesische Heilkräutertherapie

Die vom TCM-Arzt verschriebene individuelle Kräuterrezeptur wird in der Apotheke zubereitet. Sie erhalten sie entweder als Dekokt oder in Form von Rohkräutern, Granulat, Tabletten oder Tinkturen. Die Einnahme erfolgt in der Regel zwei- bis dreimal täglich.

> Dekokt: Dieser Tee wird durch das Auskochen der Rohkräuter (durch die Apotheke) hergestellt. Falls Sie die Kräuter selber auskochen wollen, lassen Sie sich von der Apothekerin anleiten. Wärmen Sie den Tee vor dem Trinken kurz auf.
> Granulat (gekochte, pulverisierte Kräuter): Nehmen Sie das Granulat direkt in den Mund und schlucken Sie es mit etwas lauwarmem Wasser. Oder lösen Sie es in lauwarmem Wasser auf.
> Tinktur: Nehmen Sie die Tropfen in etwas lauwarmem Wasser ein. Tinkturen enthalten meist weniger als 5 Prozent Alkohol.
> Lagern Sie Kräuterrezepturen gut beschriftet und so, dass sie für Kleinkinderhände unerreichbar sind. Granulat, Tinktur und Rohkräuter sollten Sie an einem dunklen, kühlen und trockenen Ort aufbewahren. Dekoktpackungen müssen im Kühlschrank gelagert werden.

Beratung in TCM

TCM-Therapeuten in der Schweiz haben einen der drei folgenden Ausbildungswege durchlaufen:

> ein in der Schweiz anerkanntes Medizinstudium (Dr. med./FMH) plus Fähigkeitsausweis in Akupunktur-TCM
> ein Medizinstudium an einer Universität in China (Dauer rund 5 Jahre)
> eine Diplom-Therapeutenausbildung in der Schweiz (Dauer ca. 3 Jahre)

Info
> www.akupunktur-tcm.ch
  Schweizer Ärztegesellschaften für Akupunktur und Chinesische Medizin (Asa)
> www.sbo-tcm.ch Schweizer Berufsorganisation für TCM

3.5 Ayurveda

Das indische Erbe

> Bettina Kneip über ayurvedische Medizin in den Wechseljahren

Woher stammt die ayurvedische Medizin?

Ayurveda ist die traditionelle Heilkunst Indiens, rund 3500 Jahre alt und somit das wohl älteste Medizinsystem überhaupt. Die ayurvedische Medizin wird in Indien und Ländern wie Sri Lanka oder Nepal noch praktiziert. Der Begriff Ayurveda stammt aus dem altindischen Sanskrit und bedeutet Wissen oder Wissenschaft vom Leben. Ayus heisst wörtlich übersetzt Leben, worunter die Kombination von Geist, Körper und Seele verstanden wird. Veda bedeutet Naturgesetz oder Wissen, unabhängig von Weltanschauung und Religion.

Bereits in der Antike kannte die ayurvedische Medizin unterschiedliche Fachrichtungen wie Innere Medizin, Chirurgie, Hals-Nasen-Ohren-Heilkunde, Augenheilkunde, Frauenheilkunde, Kinderheilkunde, Psychiatrie, eine Lehre der Giftstoffe, eine Aphrodisiakumlehre sowie eine Anti-Aging-Medizin. Die alten Schriften (Samhitas) dienen heute noch als Grundlage an den indischen Universitäten. Sie enthalten das ayurvedi-

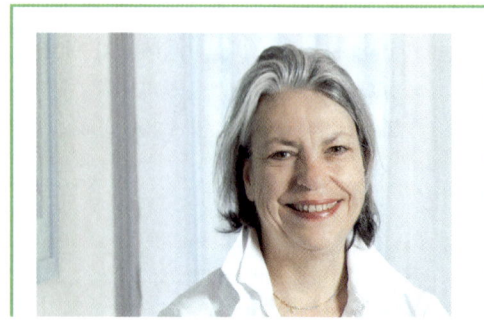

Bettina Kneip (1960) ist Ärztin (Dr. med./FMH). Sie hat sich in Indien in ayurvedischer Medizin ausbilden lassen und führt zusammen mit einem Kollegen eine allgemeinmedizinische Praxis in Niederrohrdorf (AG). Ausserdem praktiziert sie am Institut für Naturheilkunde des Universitätsspitals Zürich. www.praxis-kneip.ch

sche Wissen zur Krankheitsentwicklung, zur Pulsdiagnostik, zu den Kräuterbehandlungen und Entgiftungstherapien sowie das Wissen über den Biorhythmus und die Prävention von Krankheiten.

Neben der eigentlichen Medizinlehre hat auch die Ernährungslehre im Ayurveda einen grossen Stellenwert: Nahrungsmittel nehmen Einfluss auf die körperliche und seelische Befindlichkeit und können das Gleichgewicht im Körper stören oder ausbalancieren. Nahrungsmittel werden deshalb als therapeutische Massnahme eingesetzt, denn die fünf Elemente finden sich gemäss ayurvedischer Lehre auch zusammengesetzt in unseren Lebensmitteln und können Symptome verstärken oder lindern.

Wie arbeiten ayurvedische Ärztinnen?

Die ayurvedische Heilkunst zielt auf eine Vermeidung von Krankheiten ab. Wichtige Diagnoseinstrumente sind die Pulsdiagnose und eine umfassende Befragung der Patientin. So können Ungleichgewichte in den Doshas respektive in den Elementen noch vor der Entstehung einer Krankheit aufgespürt und entsprechend ausgeglichen werden. Zur Behandlung gehören spezielle ayurvedische Kräuterbehandlungen, die ayurvedische Ernährungstherapie, Fastenkuren, Bäder, Waschungen, Ölbehandlungen, Druckpunktbehandlungen, Yoga- und Atemtechniken, Musik-, Farb- und Aromatherapien.

Ayurveda ist eine ganzheitliche Medizin. Sie berücksichtigt immer auch Psyche und Geist. Menschen, die sich mit falschen Denkmustern und Vorstellungen identifizieren, so die Vorstellung des Ayurveda, entwickeln in ihrem Körper eine entsprechende Psychosomatik. Die ayurvedische Medizin zielt deshalb auch auf eine Harmonisierung der Gedankenebene ab und bietet entsprechende Therapieansätze wie Entspannungs- oder Bewusstseinstechniken und verschiedene Meditationsformen an.

Auf welchen Vorstellungen fusst die Ayurveda-Medizin?

Die ayurvedische Definition von Gesundheit lautet: Ein Mensch ist gesund, wenn seine Elemente und Doshas und seine Körpervorgänge im Gleichgewicht sind, wenn seine Verdauung und sein Stoffwechsel gut arbeiten, wenn die Gewebe- und Ausscheidungsfunktionen normal sind und seine Seele, sein Geist und seine Sinne sich im Zustand inneren Glücks befinden.

Um diese Ziele zu erreichen, richtet sich die ayurvedische Medizin unter anderem auf die Elemente Luft, Raum, Feuer, Erde und Wasser aus: Jegliche Daseinsform und Materie führt die ayurvedische Medizin nämlich auf diese fünf Grundelemente zurück. Die unterschiedlichen Qualitäten der Elemente zeigen sich im menschlichen Körper und Geist und in all seinen Organsystemen und Funktionen wie auch in den Jahreszeiten, Tageszeiten, in Lebensdekaden und all den Dingen, die wir (körperlich oder mit unseren Sinnen) aufnehmen – wie Nahrungsmittel, Eindrücke oder Stimmungen.

Ein mit den Elementen eng verknüpftes Prinzip des Ayurveda sind die drei Doshas (Temperamente). Der Körper ist durch die permanenten inneren und äusseren Einflüsse laufend bestrebt, ein individuelles Gleichgewicht herzustellen, das heisst, sein sogenanntes Vata, Pitta und Kapha zu balancieren. Dann ist der Mensch gesund.

Ungleichgewichte im Verhältnis der drei Doshas, denen jeweils ein oder zwei Elemente zugeordnet werden, äussern sich in Befindlichkeitsstörungen. Solche sind mit den herkömmlichen medizinischen Analysetechniken oft noch nicht messbar, bei Fortbestehen des Störungsbildes kommt es jedoch früher oder später zu manifesten Krankheitsbildern, die im späteren Verlauf chronisch werden könnten. Ein Ausbalancieren der Doshas oder Elemente (Konstitutionsbehandlung) kann das verhindern.

Welche Bedeutung misst Ayurveda den Wechseljahren bei?

Im Leben einer Frau bedeuten die Wechseljahre einen Wechsel von der Feuer- zur Luft-Lebensdekade. Es geht in dieser Zeit darum, loszulassen, die Kinder selbständig werden zu lassen, neue Inhalte im Leben zu finden und neue Aspekte oder Perspektiven zu begrüssen.

In den antiken Schriften ist der menschliche Zyklus in drei Lebensdekaden eingeteilt:
Von der Geburt bis zur Pubertät wird der Mensch von **Kapha** (Erde und Wasser) dominiert. In dieser Dekade sind Wachstum, Entwicklung, das Finden einer Stabilität in den Veränderungen des Lebens sowie ein grösseres Schlafbedürfnis wichtig. Typische Krankheiten dieser Phase sind Kinderkrankheiten, vergrösserte Mandeln oder Wachstumsstörungen.

Danach folgt die **Pitta**-Lebensdekade (Feuer). Nun geht es um Themen wie das Leben bestreiten, eine Familie ernähren, Geld verdienen. In dieser Zeit wird alle Lebensenergie, alles Feuer benötigt. Typische Krankheiten sind demzufolge Magengeschwüre und Entzündungen aller Art.

In der dritten Dekade überwiegt **Vata** (Luft und Raum). Jetzt kommt die Zeit des Loslassens, der Lebensweisheit, der Reduktion auf das Wesentliche. Typische Krankheiten sind Schlafstörungen, Depressionen, Unruhezustände, Trockenheitszustände (Haut, Schleimhäute).

Die Übergänge zwischen den drei Lebensabschnitten sind «störungsanfällig»: Besonders wenn sich der Körper in einem Ungleichgewicht befindet, ist der Anpassungsprozess schwierig. Durch eine entsprechende Ernährungs- und Lebensweise, mithilfe von Kräuter- und Aromatherapien kann der Körper beim Übertritt in die nächste Dekade unterstützt werden – damit die Übergänge fliessender verlaufen.

In den Wechseljahren kann ein Ungleichgewicht von Vata, Pitta und Kapha zu verschiedenen Symptomen führen. Hitzewallungen,

Gereiztheit, Ungeduld, Wut, Ärger, Entzündungen fasst die ayurvedische Medizin als Pitta-Störungen auf, also als Störungen des Elements Feuer. Vata-Störungen mit einem Ungleichgewicht punkto Luft und Raum äussern sich dagegen etwa in Schlafstörungen, Unruhezuständen, Angst, Depressionen, Nervenleiden oder in vaginaler Trockenheit, trockenen Augen oder trockenem Mund. Störungen des Kapha (Erde und Wasser) hingegen können sich in Form einer Gewichtszunahme, als Antriebsschwäche, Kopfschmerzen oder Migräne bemerkbar machen.

Eignet sich Ayurveda auch für den Hausgebrauch?

Ja. Die allgemeingültigen Empfehlungen der ayurvedischen Ernährungslehre kann jede Frau gut selber für sich umsetzen. Bei spezifischen Beschwerdebildern, etwa Wallungen oder Vata-Störungen wie Schlafproblemen oder depressiven Verstimmungen, gibt es spezielle Ernährungstipps. Auch einzelne pflanzliche Heilmittel aus der Ayurvedamedizin können Frauen selbständig anwenden, zum Beispiel Rosenwasser oder Aloe-Vera-Saft trinken, um Wallungen zu lindern (Kapitel 5, Seite 145). Bei Scheidentrockenheit können in Sesamöl getauchte Tampons hilfreich sein (Seite 160). Auch die ayurvedische Ölmassage (als Partner- oder Selbstmassage) ist eine wichtige unterstützende Therapie. Für eine Kräutertherapie wie auch für eine vertiefte Diagnose ist es ratsam, sich an eine erfahrene Ayurvedaärztin zu wenden.

Karin (54), Familienfrau

«Ich bin glücklich, dass ich bei der Behandlung meiner Wechseljahrbeschwerden bis jetzt mit pflanzlichen und natürlichen Mitteln sehr gut zurecht komme. Ich gehe zweimal in der Woche walken und einmal in einen Pilates-Kurs. Weil ich spüre, das mir das guttut. Und weil ich Osteoporose vorbeugen will. Ich nehme gegen die Wallungen ein Traubensilberkerzenpräparat ein; wenn ich nachts um drei aufwache und nicht mehr einschlafen kann, trinke ich Passionsblumentee. Ab und zu habe ich schmerzende Gelenke, die kühle ich mit Teufelskrallengel. Meine Ernährung werte ich seit einigen Monaten mit Phytoöstrogenen auf, um allfälligen weiteren ‹Überraschungen› zuvorzukommen und weils mir schmeckt – Tofu, Granatäpfel, Leinsamen und so weiter. Ich habe mit Freundinnen in meinem Alter einen Zirkel ins Leben gerufen, in dem wir oft über unsere Wechseljahre sprechen: Jede Frau kann den andern eine Frage oder ein Problem schildern, und wir gehen dann darauf ein. Diesen Zirkel möchte ich nicht mehr missen: Es ist schön zu erleben, wie viel wir uns selber geben können.»

Kann die ayurvedische Medizin ernste Krankheiten heilen?

Ayurveda ist bestens geeignet, um Befindlichkeitsstörungen und chronische Erkrankungen zu behandeln. Bei länger dauernden

Gesundheitsproblemen oder neu auftretenden Symptomen, die sich als therapieresistent erweisen, sollte immer eine schulmedizinische Abklärung erfolgen. Bei schweren Krankheiten wie etwa Krebs kann die ayurvedische Medizin die schulmedizinische Behandlung unterstützen.

Selbsthilfe mit Ayurveda

Ayurvedische **Kräuter** erhalten Sie in Apotheke oder Drogerie.

Die **Massageöle** bestehen meist aus einem fetten Öl und einem kleinen Anteil an ätherischem Öl und Kräuterauszügen (Drogerie, Apotheke).

Aromaöle für die ayurvedische Selbstbehandlung sind konzentrierter. Wie Massageöle nur äusserlich anwenden, Aromaöle nur tropfenweise. Kaufen Sie nur Aromaöle mit natürlichem ätherischem Öl (Drogerie, Apotheke). Verzichten Sie auf synthetische oder halbsynthetische Produkte. Wichtig: Produkte mit ätherischem Öl dürfen nicht in die Augen kommen. Lagern Sie die Öle dunkel, gut beschriftet und für Kinderhände unerreichbar.

Ayurvedaregeln der Ernährung

> Verzichten Sie möglichst auf Zwischenmahlzeiten und essen Sie nur, wenn Sie hungrig sind.
> Lassen Sie sich Zeit für Ihre Mahlzeiten, für die Zubereitung und für das Einnehmen der Mahlzeit.
> Nehmen Sie möglichst nur frische Nahrungsmittel zu sich. Und achten

---

Ayurveda-Ernährung bei Hitzewallungen

Das tut Ihnen gut:
> grünes Gemüse
> gelbe Linsen
> süsse Obstsorten
> Bitterstoffe (Gelbwurz, Chicoree, Artischocken)
> Getreidearten (alle ausser Roggen)
> Basmatireis
> Mineralien wie Kalzium, Magnesium und Zink
> Milch und Milchprodukte

Das sollten Sie meiden:
> Alkohol, Kaffee, Schwarztee
> rotes Gemüse (inklusive Tomaten)
> saures Obst
> Chili
> grosse Mengen Ingwer (kleine Mengen sind kein Problem)
> rotes Fleisch
> saures Joghurt
> stark gesalzene Kost
> Süssigkeiten

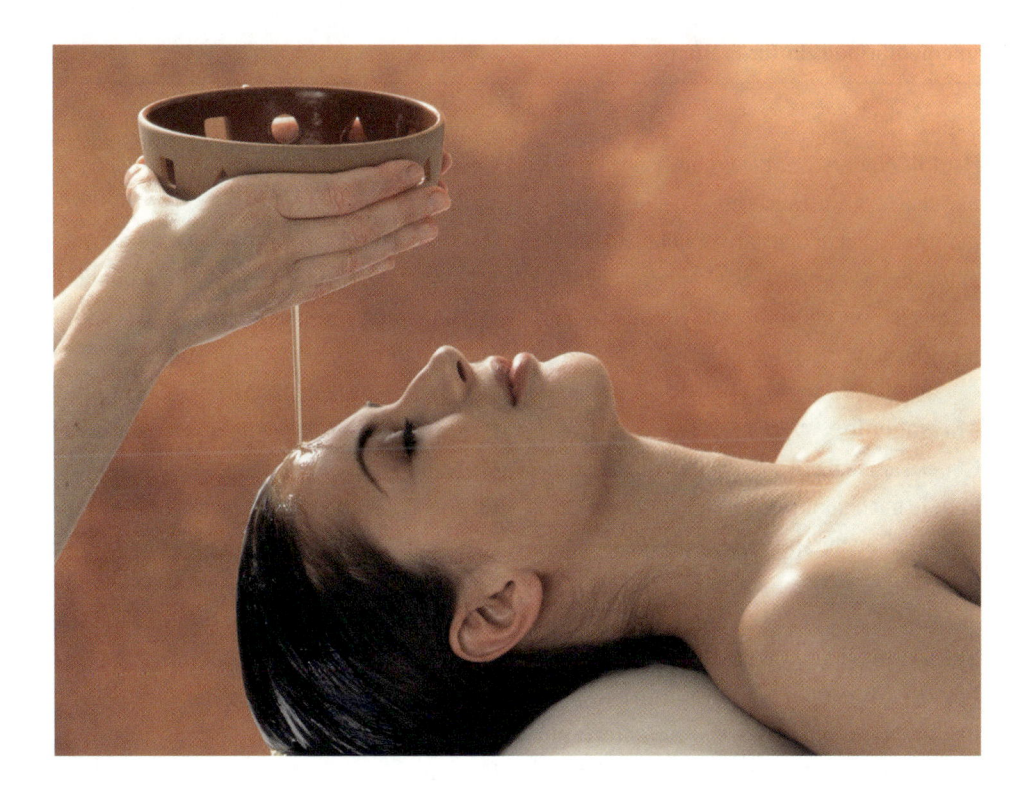

Sie auf eine ausgewogene Ernährung mit viel Obst und Gemüse. Denn diese liefern Inhaltsstoffe, die positive Auswirkungen auf die Körperzellen haben – insbesondere die Hemmung von Krebswachstum und Entzündungen.
> Versuchen Sie mit jeder Mahlzeit alle sechs sogenannten Rasa aufzunehmen. Das sind die ayurvedischen Geschmacksrichtungen süss, salzig, scharf, sauer, bitter und zusammenziehend.

Ayurvedische Ölmassage

Ölmassagen sind ein wichtiger Bestandteil des Angebots ayurvedischer Therapeuten (bei uns vor allem als Wellness-Behandlung bekannt). Bei den Massagen wird nicht mit Öl gespart – Ayurveda-Massageliegen haben eine Rinne, in der das Öl abfliessen kann. Die Behandlung eignet sich aber auch für zu Hause. Massieren Sie sich mit ayurvedischen Ölen selbst. So können Sie verschiedene Beschwerden und Unpässlichkeiten der Wechseljahre angehen (siehe Kapitel 5, ab Seite 132). Ayurvedamedizin nutzt die Massagen auch zur allgemeinen Abwehrstärkung sowie als naturheilkundliches Anti-Aging-Mittel. Ayurvedische Ölmassagen regen den Lymphfluss an und bewirken eine glatte, seidige Haut, was trockener, reifer

Haut besonders gut bekommt. Und: Die ayurvedische Selbstmassage ist eine wunderbare Art, sich selbst zu verwöhnen und zu entspannen. Variante: Sie können sich auch zu zweit, wechselseitig mit Ihrem Partner, massieren.

Massageöle

Gut eignet sich ein Olivenöl von hoher Qualität. Je nach konkreter Beschwerde können Sie aber auch spezielle Duft-Massageöle benutzen.

Selbstmassage – vom Scheitel bis zur Sohle

Beginnen Sie am Kopf, massieren Sie mit den Fingerkuppen die Kopfhaut mit leichten, kreisenden Bewegungen. Wenn Sie ein Fettigwerden der Haare vermeiden möchten: noch ohne Öl. Anschliessend ölen Sie Ihre Hände ein und kneten sanft beide Ohrmuscheln (hier sitzen viele Energiepunkte). Dann fahren Sie weiter mit Hals und Nacken. Die Brust umkreisen Sie mit einer Acht.

Nun wechseln Sie auf das linke Schultergelenk: Umkreisen Sie die linke Schulter, streichen dann vom Oberarm zum Ellbogen (zehnmal hin und zurück), umkreisen daraufhin das Ellbogengelenk zehnmal. Nun streichen Sie den linken Unterarm vom Ellbogen bis zur Hand (zehnmal hin und zurück). Und umkreisen dann Hand- und Fingergelenke. Rechte Schulter und Arm analog.

Dann massieren Sie den Bauch im Uhrzeigersinn, anschliessend umkreisen Sie das

---

Ayurveda-Ernährung bei Vata-Störungen

Zu den Vata-Störungen zählen Unruhe, Schlafstörungen, Angst, Depressionen, Nervenleiden und Trockenheit von Haut und Schleimhäuten.

Das tut Ihnen gut:
> warme, frisch gekochte Speisen
> Porridge (Haferbrei) zum Frühstück
> warme Suppen zum Nachtessen
> gut gewürzte Speisen mit Ingwer, Koriander, Gelbwurz, Kümmel, Kardamom, Zimt und Vanille
> Süssspeisen wie Milchreis oder Griessbrei
> Fisch
> Geflügel

Das sollten Sie meiden:
> Kaffee, Schwarztee, Weisswein
> kalte Getränke oder Speisen, auch Glacé
> Salat
> Rohkost
> Kohl

linke Hüftgelenk. Streichen Sie den linken Oberschenkel von der Hüfte bis zum Knie hin sanft aus (zehnmal hin und zurück), linkes Knie mit beiden Händen zehnmal umkreisen, dann den Unterschenkel zum Fuss hin ausstreichen (zehnmal hin und zurück), Knöchel und Füsse umkreisen. Rechtes Bein analog. Ruhen Sie sich aus und hüllen Sie sich in eine waschbare Decke (zum Beispiel ein Leintuch mit zweiter Decke, wenn es kälter ist) und lassen Sie das Öl 10 bis 15 Minuten einziehen. Danach duschen Sie sich warm ab.

In den Händen der Fachfrau

Ayurvedatherapeutinnen in der Schweiz sind meist entweder Ärztinnen (Dr. med./FMH) oder Heilpraktiker mit Ayurvedaausbildung.

Info
> **www.ayurveda.de** Deutsche Gesellschaft für Ayurveda
> **www.ayurveda.at** Österreichische Gesellschaft für Ayurvedische Medizin

4. Hormontherapie

Für die einen sind die Hormone ein Segen; wegen diverser Risiken sind andere froh, darauf verzichten zu können. Das Für und Wider von Hormontherapien muss jede Frau – zusammen mit ihrer Ärztin – für sich abwägen. Dieses Kapitel hilft Ihnen dabei.

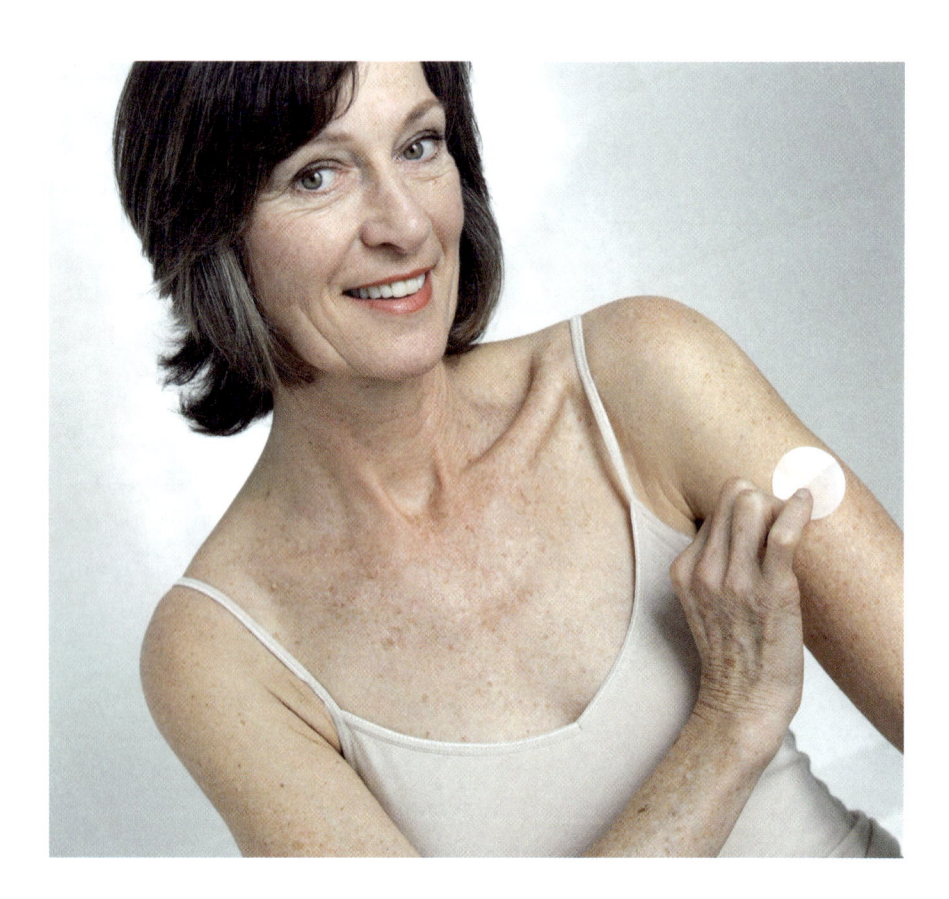

4.1 Hormone: ja oder nein?	**120**
Sinnvoll mit Vorbehalt	120
Vor- und Nachteile abwägen	121
Östrogen gut, alles gut?	122
Lebensphase oder medizinisches Problem?	126
4.2 Hormontherapie: möglichst schonend	**128**
Hormone schlucken, kleben oder cremen?	128
Gibt es natürliche Hormontherapien?	130

4. Hormontherapie

4.1 Hormone: ja oder nein?

Die Hormontherapie in den Wechseljahren ist ein schon lange heiss diskutiertes Thema. Von den Sechzigerjahren bis zur Jahrtausendwende schluckten viele Frauen ab der Menopause unbekümmert Hormone. In der Hochphase der Hormontherapie waren es in der Schweiz schätzungsweise ein Drittel. Keine Hormone zu verschreiben, galt in Ärztekreisen damals quasi als Kunstfehler. Heute ist das Image der Hormontherapie angekratzt: Etliche Studien haben den Nutzen relativiert und Nebenwirkungen aufgezeigt. Dennoch: Bei starken Wechseljahrbeschwerden kann eine Hormontherapie segensreich sein. Worauf Sie dabei achten sollten, lesen Sie auf Seite 128.

Sinnvoll mit Vorbehalt

Manche Frauen fühlen sich durch Beschwerden in den Wechseljahren in ihrer Lebensqualität stark eingeschränkt. Hormone sind dann schlicht das kleinere Übel. Denn die Hormontherapie – möglichst kurz und niedrig dosiert – kann helfen, die Lebensqualität massgeblich zu verbessern.

Vor allem Hitzewallungen und Schweissausbrüche sowie darauf zurückzuführende Schlafstörungen lassen sich mit einer Hormontherapie sehr gut lindern. Schlafstörungen mit anderem Hintergrund, Schmerzen, sexuelle Probleme und Stimmungsänderungen hingegen sprechen nicht immer auf die Behandlung an. Bei trockener Scheide können lokal angewendete Hormoncremen und -zäpfchen helfen.

Harninkontinenz wird durch das Einnehmen von Hormonen zum Teil verstärkt. Ob Hormoncremen oder Scheidenzäpfchen bei Inkontinenz helfen, ist unsicher. Übrigens: Als Mittel gegen Alterungsprozesse der Haut, Haarausfall oder vermehrten Haarwuchs im Gesicht werden Hormone heute nicht mehr empfohlen. Ebenfalls wichtig zu wissen: Sämtliche Symptome können nach dem Absetzen der Hormone wieder ungemindert auftreten.

Mediziner empfehlen heute, die Hormoneinnahme zeitlich zu begrenzen, auf etwa drei bis maximal fünf Jahre. Hormone länger einzunehmen – gar über Jahrzehnte, wie früher üblich –, ist wegen diverser Risiken nicht ratsam.

Wann besser nicht?

Frauen mit bestimmten Gesundheitsrisiken wird von einer Hormontherapie ganz abgeraten, auch wenn sie starke Wallungen oder andere Wechseljahrbeschwerden haben. Das betrifft Frauen, die bereits einmal Brustkrebs, Gebärmutterkörperkrebs, einen Herzinfarkt oder eine Thrombose (Gefässverstopfung durch ein Blutgerinnsel) hatten, sowie Frauen, in deren Familie sich eine besondere Gefährdung für diese Krankheiten zeigt. Auch Raucherinnen und stark übergewichtige Frauen sind thrombosegefährdeter; deshalb raten Gynäkologinnen ihnen meist von Hormontherapien ab. Nicht unbedingt das Richtige sind Hormone zudem für Frauen, die an Migräne, Leberstörungen, Gallensteinen oder Bluthochdruck leiden.

Vor- und Nachteile abwägen

Bevor Sie sich für oder gegen eine Hormontherapie entscheiden: Werden Sie sich zunächst klar, was Sie davon erwarten. Wollen Sie die Hormone zur Linderung von Beschwerden einsetzen? Oder erhoffen Sie sich eine präventive Wirkung? Kennen Sie die Alternativen zur Hormontherapie? Werden Sie sich auch über Ihre Ängste und Bedenken klar – und besprechen Sie diese mit Ihrer Ärztin.

Hormontherapien verschreiben Ärzte heute nur nach sorgfältiger, individueller Risiko-Nutzen-Analyse. Lassen Sie sich von Ihrer Gynäkologin beraten. Sie können auch Ihren Hausarzt beiziehen oder eine Zweitmeinung einholen. Vielleicht möchten Sie sich zuvor mit Freundinnen austauschen, Tipps und Erfahrungen von anderen Frauen zusammentragen. Wichtig dabei: Was einer Freundin geholfen hat, muss nicht unbedingt das Richtige für Sie sein. Jede Frau wird – gestützt auf die Informationen des Arztes, der Ärztin – zu einem ganz individuellen Entscheid kommen. Frauen, die rauchen, Frauen mit Bluthochdruck, Frauen mit Brustkrebs in der Familie, Frauen mit einer Vorliebe für komplementärmedizinische Methoden werden vermutlich anders entscheiden als Frauen mit besonders früher Menopause oder Frauen, die die Wechseljahre als sehr einschneidend erleben. Auch wer

> **Andrea (48), kaufmännische Angestellte**
>
> «Seit ein paar Wochen habe ich sporadisch Hitzeschübe. Das amüsiert mich eher, als dass ich darunter leiden würde. Ja, ich geniesse es regelrecht. Denn normalerweise bin ich ein Gfrörli und leide immer unter kalten Füssen. Wenn das so bleibt, finde ich die Abänderung überhaupt nicht schlimm.»

4. Hormontherapie

mitten im Berufsleben steht, hat womöglich eine ganz andere Ausgangslage als jemand, der nicht erwerbstätig ist.

Wichtig: Lassen Sie sich – ausser etwa bei vorzeitigen Wechseljahren – nicht von Ihrem Arzt einreden, dass Sie ohne Hormone schneller altern oder krank werden. Wichtig ist aber genauso, dass Sie, wenn Sie sich wegen quälender Wallungen oder Schlafprobleme für eine Hormontherapie entschieden haben, diese mit gutem Gefühl nutzen. Legen Sie Ihre allfälligen grundsätzlichen Bedenken, Ihr Missbehagen beiseite. Ihr Bedürfnis, endlich wieder mal schlafen zu können und sich besser zu fühlen, geht vor. Sie werden die Hormone ja voraussichtlich nicht über Jahre nehmen, sondern nur so lange, wie Sie sie brauchen. Dann sind mögliche unerwünschte Wirkungen in der Regel minim.

Stellen Sie Ihrer Ärztin diese Fragen

> Welche Wirkungen kann ich von der Hormontherapie erwarten? Welche nicht?
> Mit welchen unerwünschten Wirkungen muss ich rechnen?
> Wie gross sind allgemein die Risiken der Hormontherapie? Wie gross sind meine individuellen Risiken – mit meiner medizinischen Vorgeschichte, meinem Lebensstil, meinen speziellen familiären Vorbedingungen?
> Gibt es Alternativen zur Hormontherapie? Und welche Vor- und Nachteile haben diese?
> Welche Art von Hormontherapie eignet sich für mich? Und warum?
> Wie erfolgt die Anwendung genau?
> In welchen Situationen muss ich die Hormontherapie abbrechen (zum Beispiel wegen starker Nebenwirkungen, vor Operationen oder bei Venenschwäche auch vor längeren Flugreisen ab ca. 15 Stunden)?
> Wie lange soll, wie lange darf die Therapie dauern?
> Kann ich, wenn die Beschwerden bessern, auf eine niedrigere Dosierung umsteigen?
> Wie soll am Ende der Therapie das Absetzen der Hormone verlaufen?

Östrogen gut, alles gut?

2002 brachte der erste Teil der weltweit grössten Hormonstudie, der Women's Health Initiative (WHI), eine ungünstige Nutzen-Schaden-Bilanz der kombinierten Hormontherapie mit Östrogen und Gestagen ans Licht – unter anderem eine Erhöhung des Brustkrebsrisikos. Auf Jahrzehnte, in denen weltweit Millionen Frauen Hormone schluckten, folgte die Ernüchterung.
Lange hatte die Medizin Frauen trotz fehlender wissenschaftlicher Absicherung weisge-

> **Risikovergleich konkret**
> Eine Kombinations-Hormontherapie von drei bis fünf Jahren erhöht das Risiko, an Brustkrebs zu erkranken, um durchschnittlich 25 Prozent. Vergleichen Sie mit anderen Risikofaktoren:
> > Eine erste Monatsblutung vor dem zwölften Lebensjahr hebt das Brustkrebsrisiko um rund 35 Prozent an.
> > Nie schwanger zu werden, erhöht das Risiko um 30 Prozent.
> > Ein bis zwei Gläser Wein pro Tag heben das Risiko um 30 Prozent, Übergewicht um 150 Prozent an.
>
> Der negative Effekt einer Hormontherapie ist also deutlich geringer als der von Übergewicht, aber etwa vergleichbar mit demjenigen von täglichem (moderatem) Alkoholkonsum.
> Das Brustkrebsrisiko lässt sich auch in absoluten Zahlen ausdrücken: Von 10 000 Frauen, die eine Hormontherapie machen, erkranken jährlich acht Frauen mehr an Brustkrebs als in der Vergleichsgruppe ohne Hormontherapie.

macht, dass Hormontherapien nicht nur vor lästigen Hitzewallungen schützen und Knochenschwund vorbeugen würden – was die Hormone in der Tat können. Nein, Östrogene (in Kombination mit Gestagenen) seien auch eine präventive Wunderwaffe: Arterienverkalkung, Alterungsprozesse, Herz- wie Hirninfarkte glaubte man mit Hormonen hinauszögern zu können, ebenso den langsamen «Niedergang» von Haut und Figur. Auch das Gehirn sollte angeblich jung bleiben. Mediziner und Ärzteverbände legten sich noch Ende der Neunzigerjahre für die Hormontherapie ins Zeug, als gelte es, möglichst alle Frauen jenseits der fünfzig mit ewiger Gesundheit zu beglücken. Selber schuld, wer sich da als Frau mit versiegender Hormonproduktion keinen Ersatz verschreiben liess.

Über die Hälfte der Ärztinnen und Ärzte in der Schweiz, die Hormontherapien verschrieben, taten dies auch im Hinblick auf die Vorbeugung von Osteoporose, Demenzen und Herz-Kreislauf-Erkrankungen. Da schluckten wohl viele Frauen Pillen und klebten Pflaster, ohne an konkreten Beschwerden zu leiden. Kritikerinnen monierten zu Recht, die pharmazeutische Industrie habe Einfluss auf die ärztliche Meinungsbildung. Und sie nutze die Angst der Frauen vor dem Alt- und Krankwerden. Keine Frau komme von alleine auf die Idee, 10 oder 20, ja gar 30 Jahre lang Hormone einzunehmen, obwohl sie keinerlei Symptome habe.

4. Hormontherapie

Wie weit sind sich Fachleute heute einig?

Um die Jahrtausendwende nahm hierzulande vermutlich jede dritte Frau Hormone; das ergab zumindest eine Befragung in der Stadt Basel. Seither ist der Absatz von Hormonpräparaten stark zurückgegangen. Die Zahlen von interpharma, dem Verband der Pharmafirmen, sprechen für sich: Der Absatz von Östrogen-Gestagen-Hormontherapien in der Schweiz schrumpfte von 2000 bis 2009 um zwei Drittel – von 1,8 Millionen Packungen auf 600 000 Packungen.

Die hiesigen offiziellen Leitlinien empfehlen Ärzten heute, Hormone nur dann zu verschreiben, wenn Frauen stark unter den Begleiterscheinungen der Wechseljahre, insbesondere unter Wallungen, leiden. Von der Idee des präventiven Nutzens der Hormontherapie hat sich die Medizin fast gänzlich verabschiedet. Nur wenn Frauen deutlich vor 45 in die Wechseljahre kommen, werden heute vorbeugend Hormone empfohlen – vor allem um das erhöhte Osteoporoserisiko zu reduzieren. Ansonsten verordnen Ärztinnen und Ärzte Hormone zur Vorbeugung von Knochenbrüchen meist nur, wenn andere Medikamente nicht infrage kommen (siehe auch Kapitel 5, Seite 190).

Wenn Hormone krank machen

Die oben zitierte WHI-Untersuchung wurde vorzeitig abgebrochen, als sich herausstellte, dass der Nutzen der Hormontherapie bislang über- und die Risiken unterschätzt worden waren. Und dass die beteiligten Frauen, die Hormone eingenommen hatten, häufiger von Brustkrebs und Herz-Kreislauf-Erkrankungen betroffen waren. Unterdessen sind viele weitere Studien zu Nutzen und Risiken von Hormontherapien gemacht worden. Nicht immer stimmen die Ergebnisse miteinander überein. Denn die Daten werden mit unterschiedlichen Methoden erhoben und auch das Alter und die Gesundheit der teilnehmenden Frauen sind nicht immer vergleichbar. Die wissenschaftliche Beurteilung der Hormontherapie ist bis heute nicht abgeschlossen, die Bestandesaufnahme immer noch im Fluss.

Gemäss dem neuesten Faktenblatt zur Hormontherapie, das Expertinnen und Experten im Auftrag der Krebsliga Schweiz erarbeitet haben (siehe Info), lässt sich der Stand der Forschung so zusammenfassen:

Kombinations-Hormontherapie (Östrogen und Gestagen)

> Das Risiko für Brustkrebs ist erhöht.
> Das Risiko, eine Thrombose zu bekommen – also ein Blutgerinnsel, das eine lebensbedrohliche Lungenembolie nach sich ziehen kann –, ist erhöht (nicht bei Hormonpflastern).
> Das Risiko für Herz-Kreislauf-Erkrankungen und Hirnschläge ist wahrscheinlich erhöht; dasjenige, an Eierstockkrebs zu erkranken, ist eventuell erhöht.

> Dagegen wird das Risiko, an Dickdarmkrebs zu erkranken, wahrscheinlich reduziert. Allerdings: Selbst für Frauen aus Familien, in denen Darmkrebs gehäuft auftritt, sollte dies allein kein Grund sein, eine Hormontherapie anzufangen, so der Tenor der Fachleute.

Mono-Hormontherapie (Östrogen)

> Das Risiko, eine Thrombose zu bekommen, erhöht sich (nicht bei Pflastern und nicht bei lokaler Anwendung, zum Beispiel als Vaginalcreme).
> Das Risiko für Hirnschläge erhöht sich wahrscheinlich, dasjenige für Eierstockkrebs eventuell (nicht bei lokaler Anwendung).

Eine systemische – das heisst, den ganzen Körper betreffende – Mono-Hormontherapie mit Östrogen ohne Gestagenzusatz wird nur bei Frauen durchgeführt, die keine Gebärmutter mehr haben.

Info
> Hormontherapie in den Wechseljahren: Wann sie hilft, wann sie schadet – im Internet aufrufbar unter www.krebsliga.ch (→ Prävention → Prävention Krebsarten → Brustkrebs → Risikofaktoren → Hormontherapie)
> **www.meno-pause.ch** Schweizerische Menopausengesellschaft
> Weitere Informationen in Kapitel 2, Seite 80

LEBENSPHASE ODER MEDIZINISCHES PROBLEM?

Heute werden die Wechseljahre nicht mehr als Krankheit angesehen, sondern als natürliche Lebensphase einer Frau. Rein biologisch betrachtet, als die Zeit, in der die Eierstöcke immer weniger Hormone produzieren und sich die Fortpflanzungsfähigkeit langsam dem Ende zuneigt.

Das ist an sich ein sinnvoller, kräftesparender Adaptationsvorgang des Körpers. Gleichwohl vernehmen Frauen zu den Wechseljahren selten Positives. Die körperlichen Veränderungen werden oft mit Verfall gleichgesetzt. Im medizinischen Vokabular ist etwa von einer ungenügenden Funktion der Eierstöcke (Ovarinsuffizienz) oder vom Gewebeschwund (Atrophie) der Scheidenschleimhaut die Rede.

Die Wechseljahre galten zuweilen auch als etwas, was eigentlich in der Natur nicht vorgesehen ist. Früher seien Frauen jedenfalls nicht ins Klimakterium gekommen. Dieser Umstand wurde oft als Argument für die Hormontherapie ins Feld geführt; die Pillen sollten den «unnatürlichen» Mangelzustand im Alter beheben. Doch das Argument hinkt: Vor hundert Jahren hatten Frauen in der Schweiz zwar eine geringere mittlere Lebenserwartung (48 Jahre), dies jedoch vor allem deshalb, weil mehr Frauen jung starben. Auch um 1900 und noch früher durfte ein Teil der Frauen die Wechseljahre durchleben. Und sie konnten unter Umständen genauso alt werden wie Frauen heute.

VOM GESUNDHEITSRISIKO FRAU ...

Bis vor wenigen Jahren wurden die Wechseljahre von der Medizin noch als eigentliches Gesundheitsrisiko dargestellt: Nach dem definitiven Ausbleiben der Regel steige die Gefahr von Herz-Kreislauf-Erkrankungen, Depressionen, Knochenschwund etc., und die Qualität von Schlaf und Sex lasse zwingend nach. Einen Ausweg aus diesem scheinbar ungesunden Zustand versprach die Hormontherapie. Wer keine Hormone schluckte, trug – gemäss der vorherrschenden Meinung – ein unnötig erhöhtes Risiko für diverse Altersgebrechen.

Doch längst nicht alle gesundheitlichen Probleme, die bei Frauen in mittleren und späteren

Jahren auftauchen, haben mit den Hormonen zu tun. Ausserdem unterliegt der Mann (dessen Hormonabfall früher beginnt und weniger steil verläuft) ja meist ganz ähnlichen Alterungsvorgängen: Auch Männer bekommen Runzeln, Knochenschwund und Herzprobleme.

... ZUR REHABILITATION DER WECHSELJAHRE

Derzeit findet eine Art Rehabilitation der mittleren und späten Lebensjahre der Frau statt: Die Wechseljahre und die anschliessende Postmenopause erscheinen angesichts der teils gravierenden Nebenwirkungen von Hormontherapien in weniger schlechtem Licht. Doch die jahrzehntelange Vereinnahmung des weiblichen Klimakteriums durch die Medizin hat Spuren hinterlassen. Ein erster, zum Teil folgenschwerer Effekt: Ernste Krankheiten werden vom Arzt zuweilen übersehen, weil sie fälschlicherweise in der Schublade «Menopause» landen. Typische Beispiele dafür sind Arthrose, Herzprobleme oder Schilddrüsenerkrankungen.
In vielen Köpfen geistert zudem noch immer die Vorstellung umher, dass es nach dem Rückgang des Jungbrunnenhormons Östrogen nur noch bergab gehe. Das Schlechtreden der Wechseljahre hat dem Selbstverständnis und dem Ansehen älterer Frauen geschadet und erschwert es Frauen ab 50 immer noch, sich gesund und rundum gut zu fühlen.
Es wäre schon viel gewonnen, wenn sich Frauen wie Männer dieser Hypothek bewusst würden. Und wenn die Frauen sich nicht mehr krank und alt reden liessen. Denn die Jahre um 50 sind nicht bloss eine Zeit körperlicher Veränderungen, sondern ein wichtiger Teil des Lebenswegs und eine prägende Etappe in jeder Biografie. Sie haben mehr verdient, als bloss als Ansammlung von Gebrechen dargestellt zu werden!

4.2 Hormontherapie: möglichst schonend

Wenn Sie sich für eine Hormontherapie entschieden haben, sollte diese in jedem Fall so kurz und so niedrig dosiert wie möglich sein. Informieren Sie sich auch über die verschiedenen Formen (Pille, Pflaster, Mono- oder Kombinationstherapie etc.) und ihre Vor- und Nachteile. So minimieren Sie gesundheitsschädliche Effekte. Vor Beginn der Therapie sollten Sie eine Mammografie machen lassen, um Brustkrebs auszuschliessen.

Nehmen Sie die Hormone nicht «bis auf Weiteres», sondern zunächst für einige Monate und beobachten Sie, wie es Ihnen damit geht. Vereinbaren Sie dann einen Termin bei Ihrer Ärztin und entscheiden Sie, ob Sie weiter Hormone nehmen und ob Sie allenfalls versuchen wollen, die Dosis zu reduzieren.

Wichtig zu wissen: Fast die Hälfte der Frauen haben beim Absetzen der Hormone vorübergehend (wieder) Wechseljahrbeschwerden. Eine Hormontherapie sollte deshalb nicht abrupt beendet werden. Besser ist es, sie langsam «auszuschleichen». Lassen Sie sich von Ihrer Frauenärztin beraten und begleiten.

Tipp zum Absetzen: Manche Frauen beginnen schon während des schrittweisen Absetzens der Hormone vorsichtshalber mit der Einnahme eines Präparats mit Traubensilberkerze oder «wechseln» auf ein anderes komplementärmedizinisches Mittel.

Hormone schlucken, kleben oder cremen?

Zunächst fragt sich, ob die Hormone lokal auf Scheide und Harnröhre wirken sollen oder auf den ganzen Körper.

Lokal oder für den ganzen Körper?

Wenn Sie Scheidentrockenheit, Schmerzen beim Sex, immer wiederkehrende Infekte der Harnwege, eine empfindliche Blase oder eine Harninkontinenz mit Hormonen behandeln wollen, sollten Sie eine lokale Östrogentherapie durchführen. Es gibt dafür Scheidentabletten, Scheidenzäpfchen, Cremen oder einen Vaginalring, der während einiger Wochen Östrogen abgibt. Diese lokale Form

> **Helen (51), Kinderärztin**
> «Meine Periode setzte vor rund einem Jahr ganz plötzlich aus. Nun spüre ich langsam die ersten Wallungen, was aber weniger schlimm ist. Dass ich vor ein paar Tagen meine Spirale herausnehmen konnte und nun nicht mehr verhüten muss, ist ein tolles Gefühl. Zu schaffen macht mir, dass ich mich schlechter konzentrieren kann und mich manchmal so kraftlos und bekümmert, ja fast depressiv fühle. Ich merke, dass ich entspannende Momente und ruhige Phasen in mein Leben einbauen sollte. Deshalb erlerne ich autogenes Training, gehe viel schwimmen und spiele mit dem Gedanken, ein Sabbatical zu nehmen. Ob ich eine Hormontherapie machen werde, weiss ich noch nicht. Ich halte mir die Option offen.»

der Hormonanwendung behebt die örtlichen Beschwerden meist gut und belastet den Körper vermutlich kaum. Der Wirkstoff Estriol ist übrigens schwächer als Estradiol. Benutzen Sie also Estriol, falls es genügend wirksam ist.

Andere Wechseljahrbeschwerden, insbesondere Wallungen, werden mit einer Hormontherapie, die auf den ganzen Körper wirkt, behandelt (systemische Therapie).

Wenn Sie an Brustkrebs oder anderen östrogenabhängigen Tumoren leiden, wird Ihnen die Ärztin wahrscheinlich nicht nur von einer systemischen, sondern auch von einer lokalen Hormonanwendung abraten.

Östrogen allein oder Östrogen plus Gestagen?

In der Regel wird die Ärztin bei Hormontherapien mit systemischer Wirkung nicht nur Östrogen, sondern eine Kombination von Östrogen und einem Gestagen verschreiben. Frauen, denen die Gebärmutter entfernt worden ist, können bei einer systemischen Hormontherapie ein Präparat nur mit Östrogen nehmen. Alle anderen benötigen zum Schutz ihrer Gebärmutter zusätzlich ein Gestagen. Andernfalls könnte sich Gebärmutterkörperkrebs entwickeln.

Östrogensalben und andere Hormontherapien mit lokaler Wirkung, die in der Vagina angewendet werden, brauchen in der Regel keine Gestagenergänzung.

Pflaster, Gel oder Pillen?

Für die systemische Therapie gibt es Tabletten, Pflaster, Cremen oder Gels. Nehmen Sie **Tabletten** ein, werden diese via Magen und Darm ins Blut aufgenommen und gelangen in die Leber. Das kann den Magen-Darm-Trakt, die Leber und die Galle belasten. Denn in der Leber werden die Hormone um- und abgebaut.

Für Ihre Gesundheit am wenigsten belastend sind Pflaster oder Hautgels (besonders wichtig bei Thrombosegefährdung, Krampf-

4. Hormontherapie

> **Ein paar Fakten zur Hormontherapie**
>
> Das sollten Sie über die Hormone wissen, die heute in Hormontherapien eingesetzt werden:
>
> > Für die verschiedenen Arten von Östrogen in Pillen, Pflastern oder Gels lässt sich keine generelle Empfehlung abgeben, sie unterscheiden sich punkto Risiken nicht stark. Entscheidend sind aber die Dosis und die Art der Applikation (siehe oben).
> > Manche Gestagene belasten eher die Leber, andere erhöhen den Blutdruck. Progesteron ist das am besten verträgliche Gestagen.
> > Eine weitere Option ist Tibolon. Es entfaltet im Körper gleichzeitig östrogene und gestagene Wirkungen.
>
> Wie jedes Medikament zeitigen auch die in Hormontherapien eingesetzten Mittel Nebenwirkungen – die wichtigsten: Bauchschmerzen, Brustspannen, depressive Verstimmung, Gewichtszunahme, Kopfschmerzen, Reizbarkeit, Übelkeit, Wassereinlagerungen, Zwischenblutungen.

adern und Übergewicht). Die Wirkstoffe gelangen über die Haut ins Blut und in den Körper. Der Vorteil dabei: Die Hormone «umgehen» Magen, Darm und Leber.

Pflaster kleben Sie auf Gesäss, Bauch, Rücken oder Oberschenkel. Dort geben sie konstant Hormone ab und werden nach einigen Tagen ausgewechselt; Duschen oder Baden überstehen sie meist gut.

Die Pflaster lösen bei manchen Frauen Hautreizungen aus. Eine Alternative sind deshalb **Gels und Cremen**. Diese tragen Sie in einer genau vorgeschriebenen Menge auf Bauch oder Oberschenkel auf. Auch Gels bleiben nach dem Baden haften, sie lassen sich nicht abwaschen. Enthält ein Gel nur Östrogen, muss zusätzlich Gestagen zugeführt werden (siehe oben), in Kapselform oder als Gestagenspirale.

Gibt es natürliche Hormontherapien?

Antibabypillen enthalten künstliche, also synthetisch hergestellte Hormone. Die Präparate für die Wechseljahre dagegen werden als «natürliche» Hormone bezeichnet. Doch natürlich ist in diesem Zusammenhang nicht gleichbedeutend mit unbedenklich oder gesund. Was nehmen Frauen ein, wenn sie sich auf eine natürliche Hormontherapie einlassen?

> Die Wirkstoffe **Östradiol, Östriol** und das **«natürliche Progesteron»** entsprechen in ihrer ganzen Molekülstruktur einem Hormon, wie es im Körper der Frau vorkommt. Sie werden aber synthetisch oder halbsynthetisch (auf pflanzlicher Grundlage) hergestellt.
> Die sogenannten **konjugierten Östrogene** werden aus dem Urin trächtiger Stuten gewonnen. Der Wirkstoff stammt also aus einer natürlichen Quelle, entspricht aber nicht genau den weiblichen Hormonen. Konjugierte Östrogene wurden früher in der Schweiz angewendet.

5. Die besten Rezepte für den Wechsel

Bedienen Sie sich! Hier sehen Sie, welch wirkungsvolle und sanfte Methoden die Naturmedizin bietet, um mit Beschwerden und Unpässlichkeiten fertigzuwerden. Und Sie können nachschlagen, bei welchen Symptomen Sie besser Ihre Frauenärztin aufsuchen.

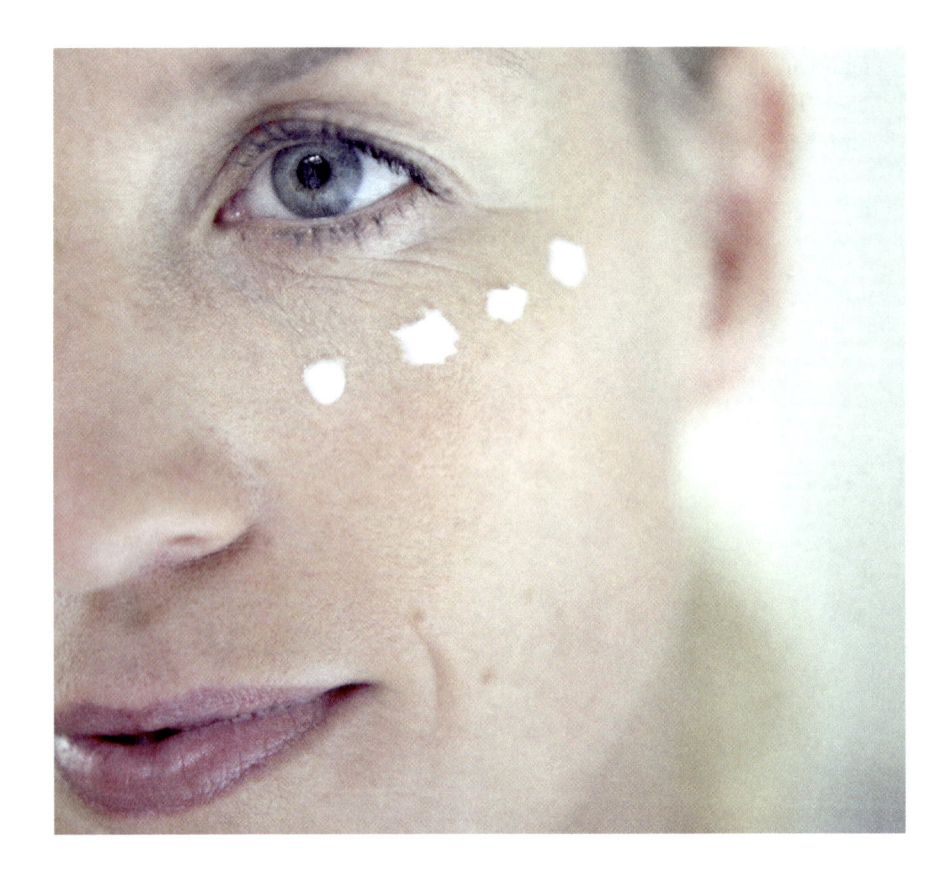

5.1	**Der Zyklus gerät ins Stottern**	134		Gelenkbeschwerden	187
	Unregelmässige Blutungen	134		Osteoporose – poröse Knochen	190
	Starke, häufige oder schmerzhafte Blutungen	136		Stärken Sie Ihre Knochen!	196
	Myome und Polypen	140	5.6	**Haut und Haare**	198
				Trockene Haut	198
5.2	**In der Hitze des Gefechts**	142		Haarausfall	200
	Wallungen und Schwitzen	142		Verwöhnprogramm für schöne Haut	202
	Herzklopfen	147			
	Bluthochdruck	150	5.7	**Augen, Nase und Mund**	204
	Haben Männer Wechseljahre?	152		Trockene Augen	204
5.3	**Sexualität**	154		Trockene Nase	206
	Immer öfter lustlos?	154		Mund- und Rachentrockenheit	208
	Trockene, empfindliche Scheide	158		So stärken Sie Ihr Immunsystem	210
	Scheidenentzündung und Ausfluss	162	5.8	**Wenn die Psyche leidet**	212
	Sexualität ist kein Privileg der Jugend	168		Stimmungsschwankungen, Nervosität	212
5.4	**Harnwege**	170		Konzentrationsstörungen, Vergesslichkeit	216
	Reizungen und Entzündungen	170		Kopfschmerzen und Migräne	218
	Harndrang und Inkontinenz	175		Schlafstörungen	224
	Intimpflege – sich überall Gutes tun	180		Depressive Verstimmung	228
5.5	**Körper und Knochen**	182		Erschöpfung	232
	Die leidigen Kilos	182		Hat die Menopause einen Sinn?	236
	Schmerzende Brüste, Wassereinlagerungen	185			

5. Die besten Rezepte für den Wechsel

5.1 Der Zyklus gerät ins Stottern

Unregelmässige Blutungen

Veränderte Blutungsmuster sind ganz normale Begleiterscheinungen der Wechseljahre. Sie sind sogar die Regel. Nur selten setzt nach regelmässigen Zyklen die Periode einfach aus. Meist gehen der letzten Blutung, der sogenannten Menopause, Jahre mit unsteten Periodenzyklen voraus.

Symptome
Die Blutungen können häufiger oder seltener, länger oder kürzer, schwächer oder stärker sein als vorher. Auch Schmier- oder Zwischenblutungen sind möglich, dazu prämenstruelle Beschwerden wie Reizbarkeit, Kopfschmerzen, Akne, Blähungen, Verstopfung, Spannungsgefühl in den Brüsten, Wasseransammlung in den Beinen – einige Tage vor, oder auch während der Periode.

Hintergrund
Ursache der unregelmässigen Blutungen ist die nachlassende Eierstockfunktion, also eine hormonelle Veränderung. So gibt es zum Beispiel Menstruationszyklen ohne Eisprung (siehe Kapitel 1, Seite 24). Wichtig zu wissen: Manchmal können Zyklusschwankungen und veränderte Blutungen auch von der Spirale, von Medikamenten oder von – meist gutartigen – Wucherungen in der Gebärmutter, von Erkrankungen des Eierstocks oder anderen Krankheiten (Blutgerinnungsstörungen, Erkrankungen der Schilddrüse, Diabetes) ausgehen oder auch psychisch mitbedingt sein (mehr dazu auf Seite 140).

INNERLICH

Mönchspfeffer
Die Früchte der Pflanze werden bei prämenstruellen Beschwerden inklusive Brustspannen und Kopfschmerzen, bei Zyklusstörungen und Periodenschmerzen eingesetzt. Nehmen Sie Mönchspfeffer täglich ein oder, falls Sie noch mehr oder weniger regelmässig bluten, in der zweiten Zyklushälfte. Die übliche Dosierung:

> Pillen: einmal täglich
  40 mg Trockenextrakt
> Tropfen: zwei- bis dreimal täglich
  10 bis 20 Tropfen

Mönchspfefferpräparate dürfen Sie auch individuell dosieren. Meist zeigt sich schon im ersten Zyklus, ob Sie auf das Präparat ansprechen.
Wenn Sie keine ausgeprägten Symptome haben, können Sie auch Tee aus den Samenkörnern zubereiten (siehe Seite 91) oder, wie die Frauen in der Türkei, die getrockneten Samenkörner in die Pfeffermühle zum schwarzen oder weissen Pfeffer geben. Mönchspfeffer schmeckt scharf und leicht bitter.

Tees zur Zyklusregulierung
Folgende Heilpflanzen «normalisieren» einen arg aus dem Takt geratenen Zyklus, speziell auch bei frühzeitig ausbleibender Regel: Beifuss, Eisenkraut, Frauenmantel, Liebstöckel, Majoran, Mönchspfeffer, Muskateller Salbei, Rosmarin, Rotklee, Salbei und Zistrose (Rosmarin bei Bluthochdruck mit Zurückhaltung). Trinken Sie zum Beispiel zwei Wochen lang täglich eine Tasse und machen Sie dann zwei Wochen Teepause.

Fruchtbarkeitshelfer
Falls Sie noch schwanger werden möchten, empfiehlt die Volksmedizin diese Heilkräuter, einzeln oder in Teemischungen: Frauenmantel, Majoran, Mönchspfeffer, Rotkleeblüten und Storchenschnabelkraut.

Yamswurzel
Den Zyklus regulieren kann manchmal auch Yamswurzeltee (zur Zubereitung siehe Seite 91). Zwei Wochen lang täglich eine Tasse trinken, dann zwei Wochen Teepause einschalten. Erhältlich sind auch Yamswurzel-Tropfen sowie Nahrungsergänzungsmittel mit Yamswurzel-Extrakten.

Wertvolle Pflanzenöle
Pflanzenöle, die reich sind an Gamma-Linolensäure oder anderen wertvollen Fettsäuren, helfen Periodenschmerzen und prämenstruelle Beschwerden zu lindern. Auch bei Zyklusunregelmässigkeiten sind sie einen Versuch wert. Borretsch-, Granatapfel-, Lein- und Nachtkerzenöl erhalten Sie in Kapseln oder offen.

Kräuterwissen aus dem Kloster
Wenn die Blutungen allzu lange auf sich warten lassen, empfiehlt Schwester Theresita aus dem Benediktinerinnenkloster Heiligkreuz in Cham eine Kräutersuppe (siehe Seite 96).

ÄUSSERLICH

Yamswurzel-Creme
Creme oder Gel mit Yamswurzel finden Sie in spezialisierten Drogerien und Apotheken.

5. Die besten Rezepte für den Wechsel

Sie reiben sich die Produkte unter die Achseln, auf die Oberschenkel oder auf den Bauch. Die Produkte enthalten eine Art Phytoprogesteron, das ähnlich wirkt wie das körpereigene Geschlechtshormon Progesteron (ein Gestagen) und das bei Zyklusunregelmässigkeiten und Krämpfen während der Menstruation helfen soll.

TRADITIONELLE CHINESISCHE MEDIZIN

Soja
Bei Zyklusstörungen empfiehlt die TCM Sojabohnen, Sojamehl, Sojamilch, Tofu etc. (zu Soja siehe Kapitel 2, Seite 78).

SO HELFEN SIE SICH SELBST

Der rote Punkt im Kalender
Führen Sie Buch: Tragen Sie Stärke, Dauer und allfällige Beschwerden während oder vor der Blutung in Ihre Agenda ein. So behalten Sie den Überblick und können im Rückblick Ihre Menopause bestimmen.

ZUR ÄRZTIN, WENN ...

> Dauer, Häufigkeit oder Stärke der Blutungen stark verändert sind (wenn sie länger als zehn Tage dauern oder häufiger als alle 20 Tage auftreten).
> Sie unsicher sind, ob Ihre Symptome mit den Wechseljahren zu tun haben.

Starke, häufige oder schmerzhafte Blutungen

In der Phase vor dem definitiven Stopp werden die Menstruationsblutungen oft stärker oder kommen besonders häufig. Zum Teil sind sie auch schmerzhafter (Dysmenorrhoe). Mögliche Ursache für starke Blutungen oder Schmerzen sind auch Myome (gutartige Muskelknoten in der Gebärmutter) oder seltener Tumore (siehe Seite 140).

Symptome
Starke, lang anhaltende oder sehr häufige Blutungen lösen ziehende oder krampfartige Bauch- und Rückenschmerzen aus; der Blutverlust kann eine Blutarmut mit allgemeiner Schwäche nach sich ziehen. Typische Anämiesymptome: grosse Müdigkeit, Konzentrationsprobleme, mangelnde Leistungsfähigkeit, verringerte Abwehrkräfte, Haarausfall, Kopfschmerzen, Herzklopfen, trockene Haut, Blässe. Allerdings können diese Symptome auch andere Ursachen haben. Ob bei Ihnen eine Blutarmut besteht, lässt sich mit einem Bluttest herausfinden.

INNERLICH

Tees zur Entkrampfung
Gänsefingerkraut, Frauenmantel, Kamille, Muskateller Salbei, Schafgarbe, Weidenröschen – diese Heilpflanzen eignen sich als Tee zur Entkrampfung der Uterus-

muskulatur. Gleich zu Beginn der Blutung beginnen und 2 bis 3 Tassen pro Tag trinken.

Blutstillende Tees

Bei starken oder lang anhaltenden Blutungen können diese Heilpflanzen helfen: Eichenrinde, Erdbeerblätter, Frauenmantel, Hamamelis, Hirtentäschel, Ringelblume, Schafgarbe.

Ingwer

Kauen Sie auf einer Ingwerwurzel oder trinken Sie Ingwertee. Dieser wärmt von innen und wirkt gegen Krämpfe. Sie können Tee aus getrockneter Ingwerwurzel kaufen. Oder Sie kochen einen Tee mit getrocknetem Ingwerpulver aus Ihrem Gewürzregal oder mit etwas frisch geriebener (geschälter) Wurzel (Grundrezept für Tee, siehe Kapitel 3, Seite 91).

Pestwurz gegen Krämpfe

Bei starker, schmerzender Blutung gut wirksam ist der krampflösende Pestwurz (Anwendung siehe Seite 220).

Bei Blutverlust brauchts Eisen!

Vegetarierinnen sollten besonders darauf achten, genügend Eisen zu sich zu nehmen. Denn Eisen kommt vor allem in rotem Fleisch vor. Aber auch eine Reihe pflanzlicher Nahrungsmittel helfen, die Eisenvorräte wieder aufzufüllen (mehr dazu in Kapitel 2, Seite 72).

Brennnessel

Auch die Brennnessel ist ein Eisenlieferant. Aus den Blättern des Unkrauts lässt sich ein Tee zubereiten. Trinken Sie während der Menstruation und ein paar Tage davor zu jeder Mahlzeit eine Tasse. Ein Schuss Zitronensaft hilft dank Vitamin C, das Eisen besser aufzunehmen. Übrigens: Es lohnt sich auch, auf grünes Blattgemüse Zitronensaft zu träufeln.

Magnesium

Bei krampfartigen Beschwerden können Sie in der zweiten Zyklushälfte (etwa zwei Wochen nach der Menstruation) Magnesiumtabletten einnehmen. Oder Sie achten auf eine magnesiumreiche Ernährung (mehr dazu auf Seite 193).

ÄUSSERLICH

Wohltat für den Bauch

Bei Bauchkrämpfen: Legen Sie eine Wärmflasche auf den Unterbauch. Oder nehmen Sie gleich zwei: eine für den Bauch und eine für den Rücken. Als Bauchauflage eignet sich eine Kompresse mit Kamillenblütenköpfchen oder Schafgarbentee (siehe Seite 225). Bei der Arbeit oder unterwegs können Sie ein Wärme erzeugendes Kräuterkissen-Pflaster aus der Drogerie oder der Apotheke auf den Bauch legen. Einmal geöffnet, gibt es fast 24 Stunden Wärme ab.

5. Die besten Rezepte für den Wechsel

Warmes Bad
Ein warmes Bad entspannt bei Schmerzen Unterleib und Geist. Eine Handvoll getrocknete Kamillenblüten, Melissenblätter oder Schafgarbenkraut mit kochendem Wasser übergiessen, ziehen lassen und zum Badewasser geben.

Ansteigendes Fussbad
Auch ein immer wärmer werdendes Fussbad mit reinem ätherischem Rosmarinöl lindert Menstruationsbeschwerden (siehe Seite 171). Sie können auch ätherisches Muskateller-Salbei-Öl verwenden, wenn Ihnen der harzigschweissige Duft zusagt. Ein Rezept für ein Badesalz bei schmerzender Regel finden Sie in Kapitel 3 (Seite 96).

Krampflösende Öle
Lassen Sie sich in Apotheke, Drogerie oder Kräuterhaus ein Öl für Ihre Tage mischen, etwa einige Tropfen ätherisches Fenchel- oder Muskateller-Salbei-Öl in einem fetten Öl (zum Beispiel Mandel). Dieses Öl auf dem Unterbauch einreiben, bei Kreuzschmerzen auch im Kreuz.

HOMÖOPATHIE

Schlangengift, Tintenfischtinte und Wanzenkraut
Gute Globuli bei besonders starken Menstruationsblutungen sind Sepia officinalis, also die Tinte des Tintenfischs, und Cimicifuga – auch Traubensilberkerze oder Wanzenkraut genannt. Bei krampfartigen Schmerzen während der Periode ist Lachesis muta, das Gift der Buschmeisterschlange, einen Versuch wert (siehe auch homöopathische Wechseljahrapotheke im Anhang).

ANTHROPOSOPHISCHE MEDIZIN

Kupfersalbe für den Bauch
Wenn die Blutung stark schmerzt, kann das Auftragen von Kupfersalbe auf den Unterbauch eine entspannende Wärmehülle verleihen.

Lavendel für die Füsse
Entkrampfend und entspannend wirken warme Fussbäder mit Lavendel. Verquirlen Sie 1 bis 2 Tropfen ätherisches Lavendelöl (100%ig) mit 2 EL Milch oder 1 TL Rahm oder Honig zu einem Badezusatz. Nach dem Fussbad ruhen.

Komplexmittel
Gegen Schmerzen und Krämpfe empfehlen anthroposophische Gynäkologinnen auch homöopathische Komplexmittel mit Kamille und Tabak.

SO HELFEN SIE SICH SELBST

Ruhige Kugel

Gönnen Sie sich in den Tagen, an denen Sie bluten, genügend Schlaf und Erholung. Und verausgaben Sie sich nicht in dieser Zeit. Vorbeugend sind Hormon-Yoga, Entspannungstechniken oder Beckenbodentraining zu empfehlen (mehr dazu in Kapitel 2, ab Seite 52).

ZUR ÄRZTIN, WENN …

> Sie sich erschöpft und antriebslos fühlen.
> Dauer, Häufigkeit oder Stärke der Blutungen sehr stark verändert sind (zum Beispiel wenn Blutungen länger als zehn Tage andauern oder häufiger als alle 20 Tage auftreten).

Info

Eine exklusive Liste pflanzlicher Wechseljahr-Präparate mit Mönchspfeffer, Traubensilberkerze und anderen Zutaten sowie eine Liste komplementärmedizinischer Apotheken finden Sie im Internet unter **www.beobachter.ch/wechseljahre**. Zusammengestellt von Beobachter-Autorin Regina Widmer, Dr. med., Frauenärztin.

MYOME UND POLYPEN

Starke oder schmerzende Blutungen sind in der Prä- und Perimenopause meist ganz normal – und kein Grund zur Panik. Einen Termin mit Ihrer Frauenärztin sollten Sie dann vereinbaren, wenn Sie sehr stark bluten und sich müde fühlen.

Sehr starke Blutungen und Schmerzen können auf **Myome** hinweisen. Das sind gutartige, sehr häufig vorkommende Muskelknoten in der Gebärmutter. In den Wechseljahren legen sie manchmal an Umfang zu, sind aber meist harmlos. Behandelt werden müssen Myome nur, wenn sie Beschwerden verursachen.

Eine andere Form von kleinen gutartigen «Gewächsen» in der Gebärmutter tritt fast ausschliesslich um die Menopause herum auf: **Polypen**. Symptome dieser Wucherungen können Blutungen, seltener Schmerzen sein. Treten Polypen auf der Schleimhaut im Innern des Gebärmutterkörpers auf, ist es ratsam, sie entfernen zu lassen, da sie (selten) bösartig werden können. Dazu ist ein kleiner Eingriff nötig, der meist ambulant in einem Spital durchgeführt wird.

Auch wenn Sie **Endometriose** haben, kann sich diese in den Wechseljahren vermehrt bemerkbar machen. Bei dieser Erkrankung siedelt sich Gebärmutterschleimhaut in der Bauchhöhle und anderswo an und baut sich dort auf und ab, was zu Blutungen und Schmerzen führen kann. Die Beschwerden vergehen nach den Wechseljahren, wenn praktisch kein Östrogen mehr produziert wird.

OPERATION? WÄGEN SIE SORGFÄLTIG AB!

Oft wird Frauen wegen schwerer Blutungen oder Unterleibsschmerzen eine Operation vorgeschlagen: zum Beispiel eine operative Entfernung von Myomen oder gar eine Gebärmutterentfernung. Holen Sie ungeniert eine ärztliche Zweitmeinung ein! Besonders die Entfernung der Gebärmutter ist eine einschneidende Operation. Manchmal ist sie der einzige Ausweg; sie kann aber auch zu neuen Problemen führen. Mögliche Folgen sind etwa Harninkontinenz oder ein reduziertes sexuelles Empfinden.

Es gibt eine Reihe von guten Alternativen zur Gebärmutterentfernung:

> Etwas stärkere Blutung, leichte Unterleibsschmerzen und unregelmässige Zyklen können Sie mit **pflanzlichen Heilmitteln** oder andern naturheilkundlichen Methoden lindern.

> Starke Blutungen über längere Zeit können zu einer Blutarmut führen. Dagegen helfen **Eisenpräparate**. Auch eine **Gestagen-Spirale** kann sinnvoll sein. Sie bewirkt, dass sich die Gebärmutterschleimhaut kaum mehr aufbaut. Die Blutungen werden gestoppt oder stark gedrosselt. Sie brauchen dann auch nicht mehr zu verhüten. Bei überstarken Blutungen werden die Kosten von der Grundversicherung übernommen.
> Kommt die Hormonspirale für Sie nicht infrage, gibt es eine weitere Option: die definitive **Abtragung der Gebärmutterschleimhaut** (Endometriumablation). Bei dieser meist ambulant durchgeführten Operation wird die Gebärmutterschleimhaut bis auf die Zellschicht am Grund entfernt. Die Menstruation bleibt dann meist ganz aus.
> Auch bei **Myomen**, die Blutungen oder Schmerzen verursachen, gibt es eine Reihe von Alternativbehandlungen, etwa die Myomembolisation, bei der die Blutgefässe, die das Myom «ernähren», blockiert werden.

Erst wenn diese Möglichkeiten nicht den erhofften Erfolg bringen und die Beschwerden bestehen bleiben, ist die Gebärmutterentfernung das Mittel der Wahl.

KONTAKTBLUTUNGEN BEIM SEX

Der Gebärmutterhalskanal und oft auch Teile des Muttermunds sind von einer speziellen Schleimhaut ausgekleidet. Diese ist sehr dünn und empfindlich, sodass es leicht zu Blutungen kommt. Hat Ihre Ärztin solche Kontaktblutungen als harmlos eingestuft, können Sie sie mit einfachen Mitteln selbst behandeln:

> Eichenrinden-Scheidenzäpfchen (aus der Apotheke) festigen die Schleimhaut. Oft reichen ein paar wenige Zäpfchen, um sie wieder robuster werden zu lassen.
> Auch Scheidenspülungen mit körperwarmem Eichenrindentee (Anleitung siehe Seite 165) oder mit Schwarztee helfen. Anschliessend äusserlich nachfetten.

DIESE BLUTUNGEN SIND ALARMZEICHEN

> Sie bluten, nachdem Ihre Periode ein Jahr ausgesetzt hat, erneut. Lassen Sie sich gynäkologisch untersuchen. Die Blutungen können durch harmlose Polypen, aber auch durch eine Vorstufe von **Gebärmutterkörperkrebs** verursacht sein.
> Sie haben nach Sex sogenannte Kontaktblutungen. In den meisten Fällen handelt es sich zwar um harmlose Blutungen; sie können aber auch ein Hinweis auf **Gebärmutterhalskrebs** sein. Konsultieren Sie Ihre Ärztin.

5.2 In der Hitze des Gefechts

Wallungen und Schwitzen

Jede zweite Frau erlebt in den Wechseljahren sogenannte vasomotorische Beschwerden: Hitzewallungen, Schwitzen und Hautrötungen. Bei den meisten Frauen sind die Wallungen etwa zwölf Monate nach dem definitiven Aussetzen der Regel am ausgeprägtesten. Andere haben bereits in der Prämenopause erste Anzeichen. Viele Frauen durchleben während ein, zwei oder drei Jahren immer wieder eine Phase mit Hitzeschüben, mit der Zeit werden diese immer rarer und bleiben schliesslich ganz aus. In seltenen Fällen können die Wallungen aber auch länger anhalten.

Symptome

Hitzewallungen treten tagsüber sowie auch nachts im Schlaf auf, oft begleitet von starkem Schwitzen: Der Schweiss tropft von der Stirn, Kleider oder Bettwäsche sind durchnässt. Manche Frauen haben trockene Wallungen. Andere keine eigentlichen Wallungen, dafür Schweissausbrüche – am ganzen Körper oder an bestimmten Stellen wie Stirn, Nacken, Oberkörper.

Wallungen werden meist als unvermittelte Hitzewelle erlebt, die von der Brust, manchmal auch von den Beinen oder vom Bauch aus über den Hals in den Kopf und eventuell in die Arme schiesst. Die Hitze hält meist einige Momente an. Manche Frauen spüren ihr Herz klopfen, oft ist der Puls erhöht. Nach der Wallung friert frau unter Umständen, manchmal geht dies bis zum Schüttelfrost. Oft fällt es schwer, nach einer Wallung in der Nacht wieder einzuschlafen.

Die Häufigkeit von Wallungen und Schweissausbrüchen ist von Frau zu Frau verschieden. Phasen mit bis zu dreissig Hitzeschüben pro Tag sind genauso möglich wie Zeiten ohne oder nur mit seltenen Wallungen.

Hintergrund

Die Ursachen der Hitzeschübe sind nicht genau geklärt. Vermutlich bringen hormonelle Umstellungen (Östrogen- und Progesteronabfall) und andere, zum Teil noch nicht bekannte Faktoren das Temperaturzentrum im Gehirn aus dem Takt.

Während einer Wallung stellen sich die Blutgefässe in der Haut weit. Normalerweise versucht der Körper, durch eine solche Gefässerweiterung in der Peripherie Wärme abzugeben – etwa an einem heissen Sommertag. Die Frau nimmt diese Vorgänge als Überhitzung des Körpers wahr. Gleichzeitig wird Adrenalin ausgeschüttet, vermutlich weil das ausser Rand und Band geratene Temperaturzentrum versucht, den Körper schneller abzukühlen. Das Stresshormon verursacht Herzklopfen.

INNERLICH

Salbei gegen Schweiss

Die Heilpflanze mit den graugrünen, filzigen Blättern, die sich in vielen Gärten findet, wirkt schweisshemmend. Salbeitee oder Fertigpräparate mit Salbei (Tropfen und Pillen) lindern bei vielen Frauen Schweissausbrüche und nächtliches Schwitzen. Zudem soll Salbei einen ausgleichenden Effekt auf Hormonschwankungen in den Wechseljahren haben.

Fertigpräparate: Nach Anweisung dosieren, denn Salbei kann in zu hohen Dosen Schwindel, Herzklopfen und andere Symptome verursachen. Salbeitee trinken Sie vor dem Zubettgehen oder 2 bis 3 Tassen über den Tag verteilt. Sie können auf Muskateller Salbei ausweichen, der ähnlich wirkt, aber sanfter ist und zudem als nervenstärkend und stimmungsaufhellend gilt.

Traubensilberkerze

Bei leichten bis mittelschweren Beschwerden ist die Traubensilberkerze, auch Wanzenkraut oder Schlangenwurzel (Cimicifuga racemosa) genannt, ein bewährtes pflanzliches Mittel. Auszüge aus dem Wurzelstock wirken ausgleichend auf den Hormonhaushalt und können besonders Schweissausbrüche und Hitzewallungen, aber auch Verstimmungen lindern. Mögliche Nebenwirkungen der Traubensilberkerze: Kopfschmerzen und Verdauungsbeschwerden. Das Mittel gibt es als Tabletten oder Tropfen; Tabletten werden meist einmal pro Tag eingenommen, Tropfen zwei- bis dreimal täglich.

Phytoöstrogene

Der regelmässige Verzehr von Soja, Leinsamen, Rotkleepräparaten und anderen Pflanzen, die Phytoöstrogene enthalten, kann Wallungen lindern. Nehmen Sie diese pflanzlichen östrogenähnlichen Stoffe mit der Nahrung zu sich, etwa mit Soja oder Leinsamen (mehr dazu in Kapitel 2, Seite 73). Oder schlucken Sie Fertigpräparate in Form von Tropfen oder Pillen. Leinsamen enthalten übrigens neben den phytoöstrogenähnlichen Lignanen auch gesunde Omega-Fettsäuren. Nehmen Sie Leinsamen geschrotet ein, damit diese Wirkstoffe zugänglich

5. Die besten Rezepte für den Wechsel

sind. Ganz belassen bilden sie Schleim und fördern die Verdauung.

ÄUSSERLICH

Kalte Waschungen
Als Notfallmittel oder auch mehrmals täglich zur Vorbeugung gegen plötzliche innere Hitze wirken Waschungen mit kaltem Salbeitee. Oder Sie verwenden Tee aus dem nahe verwandten Muskateller Salbei.

Yamswurzel
Creme oder Gel mit Auszügen aus der Yamswurzel können bei Wallungen und Zyklusunregelmässigkeiten helfen. Das Mittel enthält Wirkstoffe, die ähnlich wie das körpereigene Gestagen, das Progesteron, wirken. Sie tragen die Produkte auf die Haut auf, zum Beispiel auf Bauch oder Oberschenkel.

Bürstenmassagen
Der Kneipp-Vorbeuge-Tipp: tägliche trockene Bürstenmassagen. Diese beleben, regen den Kreislauf an und sollen gegen Wallungen und starkes Schwitzen helfen (Anleitung siehe Seite 233).

Wechselwarmes Fussbad
Der Wechsel von kalt und warm trainiert die Blutgefässe, wirkt kreislauf- und stoffwechselanregend und stärkt bei regelmässiger Anwendung die Abwehrkräfte. Sie benötigen ein Badethermometer und zwei Eimer oder zwei spezielle Fussbadewannen (Drogerie oder Sanitätsfachgeschäft). Das Wasser soll möglichst bis unters Knie reichen. Der erste Zuber enthält kaltes Wasser (in der Regel 12 bis 18 Grad), das Wasser im zweiten Behälter ist 38 Grad warm – bei Bedarf heisses Wasser nachfüllen. Tauchen Sie beide Beine zuerst 5 Minuten ins warme Wasser, dann 20 Sekunden ins kalte. Einmal wiederholen. Halten Sie den Körper während des Fussbads warm. Trocknen Sie danach die Beine gut ab und legen Sie sich für eine halbe Stunde ins warme Bett. Einmal täglich; **nicht** anwenden bei akuten Infektionskrankheiten, Krampfadern und Sensibilitätsstörungen. Bei Herz-Kreislauf-Erkrankungen nur nach Absprache mit der Ärztin!

HOMÖOPATHIE

Acidum sulfuricum, Cimicifuga, Lachesis, Sanguinaria, Sepia
Alle fünf Mittel aus der homöopathischen Wechseljahrapotheke eignen sich zur Linderung von Wallungen. Bei kaltem Schweiss ist Sepia das Mittel der Wahl, bei Wallungen mit starkem Schwitzen greifen Sie eher zu Acidum sulfuricum oder Lachesis. Wählen Sie aus den im Anhang vorgestellten Globuli für Frauen

dasjenige, bei dem die Beschreibung des dazugehörigen Frauentyps am besten zu Ihnen passt.

ANTHROPOSOPHISCHE MEDIZIN

Pflanzliche Komplexmittel

Die Empfehlung der Anthroposophie: ein homöopathisches Komplexmittel auf der Basis von Herzgespann, Schlüsselblume und Traubensilberkerze (Cimicifuga). Bei einer Tendenz zum Schwitzen kommt auch ein aus Holunder (Sambucus) hergestelltes homöopathisches Komplexmittel infrage (mehr zur anthroposophischen Medizin siehe Seite 102).

TRADITIONELLE CHINESISCHE MEDIZIN

Shan Yao

Shan Yao, bei uns Yamswurzel genannt, stärkt gemäss der TCM die Lebensenergie Qi sowie das Yin, tut Lunge, Milz und Nieren gut und beugt Wallungen vor. Tinkturen, Kapseln oder Tee mit Yamswurzel finden Sie in Drogerien und Apotheken. Asiatische Lebensmittelgeschäfte führen die Wurzeln. Diese kocht man wie Kartoffeln und isst sie süss oder gesalzen.

Gou Qi Zi

Ein weiterer Tipp der TCM bei Wallungen: die Samen der Bocksdornfrüchte (auch Gou Qi Zi, Fructus Lycii, chinesische Wolfsbeere). Diese sollen das Leber-Yin nähren. Hierzulande erhalten Sie die getrockneten Früchte oder Saft in spezialisierten Apotheken.

Soja und Lotus

Alles, wo Soja drin ist, tut Ihnen jetzt gut: Tofu, Sojabohnen, Sojamehl, Sojamilch etc. Eine weitere Option der chinesischen Medizin sind Lotussamen (Lian Zi). Sie sind in spezialisierten Apotheken und in asiatischen Lebensmittelgeschäften erhältlich. Sie sollen eine Herz-Hitze klären und den Geist beruhigen. Zubereitung: Samen wie Getreidekörner kochen.

Mit der Zunge kreisen

Diese Turnübung für die Zunge mag etwas ungewohnt anmuten. Doch in der TCM wird der Zunge eine besondere Bedeutung beigemessen; ihre Inspektion ist wichtiger Bestandteil der Diagnose. Das Zungenkreisen soll Wallungen (besonders durch Yin-Mangel) sowie weitere Wechseljahrbeschwerden lindern: Lassen Sie die Zunge in Ihrem Mund grosse Kreise vollführen, zunächst 18-mal links herum, dann 18-mal rechts herum. Anschliessend schlucken Sie den entstandenen Speichel bewusst hinunter. Einmal täglich durchführen.

AYURVEDA

Rosenwasser trinken

Die ayurvedische Medizin empfiehlt bei Hitzewallungen, bis zu fünfmal täglich

Rosenwasser zu trinken. Je nach Geschmack geben Sie 1 bis 2 TL Rosenwasser in ein Glas Wasser.

Ayurveda-Tee gegen Wallungen

Mischen Sie je ½ TL Korianderpulver, Kreuzkümmelpulver und zerstossene oder ganze Fenchelsamen, übergiessen Sie mit ½ Liter kochend heissem Wasser, lassen Sie den Tee 5 bis 10 Minuten ziehen und trinken Sie tagsüber immer wieder eine Tasse davon. Auch Salbeitee hat im Ayurveda Tradition.

Aloe Vera verschafft Kühlung

Kühlend auf den Organismus wirkt sich Aloe-Vera-Frischpflanzensaft aus. Sie können ihn in Drogerien beziehen und täglich 1 bis 3 Schnapsgläser über den Tag verteilt trinken.

Grün statt rot

Ein ayurvedischer Ernährungstipp bei Wallungen: Grünes Gemüse tut Ihnen jetzt gut, rotes weniger (siehe auch Kapitel 3, Seite 115).

Kühlende Düfte

Um Wallungen und Hitzestörungen auszugleichen, nutzt die ayurvedische Medizin ausserdem Aromaöle – insbesondere kühlende wie Rosenöl, Sandelholzöl oder spezielle Pitta-Aromaöle. Sie können Ihrem Körper auch regelmässige Massagen gönnen – mit Olivenöl, Pitta-Massageöl oder mit Massageölen, die die oben genannten ätherischen Öle enthalten (Massageanleitung siehe Seite 116).

SO HELFEN SIE SICH SELBST

Ruhig Blut bewahren

Wenn eine Wallung anrollt, ist Coolbleiben gefragt: Zücken Sie locker einen Fächer, ein kühlendes feuchtes Tuch, einen Mini-Ventilator oder öffnen Sie das Fenster. Das Wichtigste überhaupt: Schämen Sie sich nicht für Ihr Erröten und Schwitzen. Manchen Frauen hilft Humor, anderen die Flucht nach vorn: Warum sich nicht – mit Frauen, mit Männern – über Wallungen und andere Launen der Natur austauschen?

Verstärker meiden

Vielleicht hilft es Ihnen, einen grossen Bogen um mögliche Auslöser zu machen, etwa um heisse Getränke, Kaffee, Schwarztee, scharfe Gewürze oder Alkohol. Auch heisse Speisen können Hitzewallungen verstärken; verzichten Sie im Sommer ab und zu darauf. Übergewichtige Frauen und Raucherinnen sind häufiger von Wallungen betroffen, auch Passivrauchen hat laut einer Studie einen negativen Effekt. Womöglich sind zudem psychische Belastungen und Stress mit im Spiel. Einige Frauen haben im Sommer eher Wallungen als im Winter. Bei andern gehen die Hitzeschübe in der allgemein verstärkten Schwitzerei im Sommer angenehm unter und fallen eher im Winter unangenehm auf.

Garderobenwechsel

Kleiden Sie sich wie eine Zwiebel, dann können Sie sich Schicht für Schicht «schälen». Naturfasern oder atmungsaktive Sport-Kunstfasern sind ideal. Manche Frauen haben immer eine Garnitur Ersatzkleider oder zumindest Ersatzunterwäsche für den Notfall mit dabei. Wenn Sie unter Wallungen und Schweissausbrüchen in der Nacht leiden, schlafen Sie am besten in einem kühlen Raum und decken sich nur leicht zu – damit Sie nicht mehr glühen als nötig. Legen Sie einen Ersatzpyjama und ein Leintuch bereit, sonst bringt Sie umständliches Bettzeug-Suchen und Bett-Machen noch mehr in Wallung und um den Schlaf.

Ausdauertraining

Frauen, die sich regelmässig bewegen, sind möglicherweise eher vor Hitzewallungen gefeit als Sportmuffel: Es gibt Hinweise darauf, dass Sport vorbeugend wirkt. Probieren geht über studieren! Anregungen finden sie auf Seite 46.

In der Ruhe liegt die Kraft

Lassen Sie ab und zu mal Ungerades gerade sein. Und konzentrieren Sie sich im Alltag nicht nur auf Ihre Pflichten, sondern gönnen Sie sich Auszeiten, Ruhe, Gelassenheit und Genuss. Sie können sich auch mit verschiedenen Bewegungs- oder Entspannungstechniken helfen. Zum Beispiel mit dynamischem Hormon-Yoga, das eigens entwickelt wurde, um Wallungen und andere Wechseljahrbeschwerden zu lindern (siehe Kapitel 2, Seite 58). Oder Sie besuchen einen Kurs, in dem Sie eine der Entspannungstechniken erlernen (siehe Kapitel 2, Seite 66).

> **ZUR ÄRZTIN, WENN...**
>
> > Sie unter Ihren Wallungen oder Schweissausbrüchen leiden und sich diese mit Selbsthilfemassnahmen nicht lindern lassen.

Herzklopfen

Funktionelle Herzbeschwerden – etwa vorübergehendes nervöses Herzklopfen oder -jagen – kommen in den Wechseljahren häufig vor. Meist sind sie harmlos. Trotzdem sollten Sie Herzbeschwerden immer ärztlich kontrollieren lassen. Die hier empfohlenen Hausmittel und pflanzlichen Arzneien können die Symptome lindern, ersetzen aber nicht die schulmedizinische Abklärung.

Symptome

Manche Frauen spüren während des Wechsels ein «nervöses» Herz, oft gleichzeitig mit Schweissausbrüchen oder Wallungen.

5. Die besten Rezepte für den Wechsel

INNERLICH

Herzgespann und Weissdorn
Weissdorn (Crataegus laevigata) wird schon seit jeher zur Stärkung des Herzens verwendet. Er fördert die Herzdurchblutung, verbessert die Herzleistung und lindert Herzrhythmusbeschwerden. Präparate mit Blüten, Blättern oder Beeren des Weissdorns gibt es als Tee, Tropfen oder Tabletten. Auch das Kraut des violett blühenden Herzgespanns (Leonurus cardiaca) beruhigt nervöse Herzbeschwerden; erhältlich sind Tee, Pillen oder Tropfen.

Baldrian und Melisse
Diese Heilpflanzen beruhigen und können auch nervöses Herzklopfen oder Herzrhythmusstörungen lindern. Baldrianwurzeln und Melissenblätter werden zu Tee, Tropfen und Pillen verarbeitet.

ÄUSSERLICH

Ansteigendes Armbad
Dieses Teilbad entspannt Körper und Psyche. Sie nehmen es im Waschbecken (Anleitung siehe Seite 213).

Kalte Herzkompresse
Tauchen Sie ein Baumwolltuch in kaltes (nicht eiskaltes) Wasser, wringen Sie es aus und legen Sie es auf die Herzgegend. Darüber kommt eine weitere Schicht aus Baumwolle oder Wolle. Legen Sie sich hin und lassen Sie die Kompresse 10 Minuten einwirken. Das ist beruhigend, dämpfend, herzfrequenzsenkend. **Nicht** anwenden bei Angina Pectoris und anderen schweren Herz-Kreislauf-Erkrankungen, ebenfalls **nicht** auf kalte Haut oder wenn Sie frieren.

Arnika-Pulswickel
1 EL Arnikatinktur auf 2,5 dl heisses Wasser geben, 2 Baumwolltücher eintauchen, auswringen und – gut abgekühlt – um beide Handgelenke wickeln. Darüber kommt eine trockene zweite Schicht Stoff (Baumwolle oder Wolle). Das beruhigt und harmonisiert den Kreislauf.

HOMÖOPATHIE

Lachesis muta, Sanguinaria canadensis
Das nervöse Herz beruhigen zwei Mittel aus der homöopathischen Wechseljahrapotheke (siehe Anhang): Lachesis enthält (stark verdünnt) das Gift der Buschmeisterschlange. Sanguinaria wird aus Blutwurzextrakt hergestellt.

ANTHROPOSOPHISCHE MEDIZIN

Öl mit Eisenhut, Kampfer und Lavendel
Bei «Herzenge» empfiehlt die Anthroposophie äusserliche Einreibungen mit

homöopathischen Schmerzölen
auf Pflanzenbasis.

Herzsalbe mit Lavendel und Rose
Auch Salben, die ätherische Öle von
Lavendel und Rose enthalten,
sollen stressbedingte Herz-Kreislauf-
Störungen lindern und einen gelassener
machen. Salbe sanft in der Herzgegend einreiben.

Pflanzliches Komplexmittel
Bei nervösen Herzbeschwerden und zur
Kreislaufunterstützung eignen sich auch
anthroposophische Komplexmittel
mit Bilsenkraut, Eselsdistel und Schlüsselblume (Tropfen zum Einnehmen).

AYURVEDA

Aromatische Helfer
Die Ayurveda- Medizin empfiehlt beru-
higende Aromen: Vata-Aromaöle, echtes
ätherisches Lavendelöl oder Orangenblütenöl. Die Fläschchen eignen sich
auch für unterwegs: Bei Bedarf Deckel
aufschrauben und daran riechen.

Ganzkörpermassage
Noch ein Ayurveda-Kniff: Massieren Sie
sich regelmässig von Kopf bis Fuss.
Dazu eignet sich ein Öl mit einem kleinen
Anteil an echtem ätherischem Lavendel-,
Muskateller-Salbei- oder Ysopöl oder ein
spezielles ayurvedisches Vata-Öl (aus
Drogerie oder Apotheke). Wie Sie beim
Massieren vorgehen, lesen Sie in
Kapitel 3 auf Seite 116.

SO HELFEN SIE SICH SELBST

Besser und gesünder leben
Auf Ihren täglichen Menüplan gehören:
Obst, Gemüse, Vollkorngetreide
sowie Fisch – besonders Hering, Lachs,
Makrele oder Sardine, der gesunden
Omega-3-Fettsäuren wegen. Alkohol nur
in moderaten Dosen: ein Glas Rotwein
pro Tag. Auch mit Kaffee sollten Sie es
nicht übertreiben. Und: Setzen Sie gute
Vorsätze in die Tat um. Treiben Sie
Ausdauersport, werden Sie überflüssige
Kilos los und gehen Sie eine allfällige
Nikotinsucht an (zur Prävention
von Herz-Kreislauf-Erkrankungen siehe
Kapitel 2, Seite 80).

Sich Ruhe gönnen
Sorgen Sie bei beruflichem oder
privatem Stress für Ausgleich (mehr
dazu auf Seite 66).

ZUR ÄRZTIN, WENN ...

> weitere Beschwerden auftreten, die Sie in Zusammenhang mit Herz oder Kreislauf bringen.
> Sie bei alltäglichen Tätigkeiten kurzatmig sind.
> Sie anhaltende Herzrhythmus- störungen oder immer wieder Herz- klopfen haben.

Bluthochdruck

Ein zu hoher Blutdruck kann langfristig zu Arteriosklerose, Herzinfarkt oder Schlaganfall führen. Die Wahrscheinlichkeit, einen zu hohen Blutdruck zu entwickeln, nimmt im Alter und auch mit dem Körpergewicht zu. Das gilt nicht nur für Männer, sondern auch für Frauen – insbesondere nach der Menopause, mit dem Abfallen der Östrogenkonzentration im Blut. Zudem spielen mangelnde körperliche Aktivität, Rauchen, Alkoholmissbrauch, Vererbung und Stress mit.

Einen nur leicht erhöhten Blutdruck dürfen Sie, wenn keine weiteren gesundheitlichen Probleme oder Risken vorliegen, mit einer Änderung des Lebensstils und mit Hausmitteln angehen. Informieren Sie Ihre Ärztin. Was Sie wissen sollten: Pflanzliche Mittel sind als alleinige Massnahme nur bedingt wirksam. Sie eignen sich aber als Unterstützung, wenn Sie gleichzeitig auf eine gesündere Lebensweise umstellen und Stress reduzieren. Auch als Begleittherapie zu Arzneien der Schulmedizin sind pflanzliche Mittel gut geeignet. Dosieren Sie nach Empfehlung einer Fachperson.

Symptome

Von Bluthochdruck spricht man, wenn das Blutdruckmessgerät mehrmals mehr als 140/90 Millimeter Quecksilbersäule (mmHg) anzeigt. Ein hoher Blutdruck ist oft symptomlos, deshalb wird er meist spät entdeckt. Erste Beschwerden sind Kopfschmerzen, Müdigkeit und Schwindel. Wird der Blutdruck nicht gesenkt, können zum Teil irreparable Schäden in den Augen, im Herz, im Gehirn oder in den Nieren entstehen.

INNERLICH

Phytoöstrogene
Soja und andere Pflanzen, die Phytoöstrogene enthalten, haben wahrscheinlich einen positiven Effekt auf die Blutfette und auf das ganze Herz-Kreislauf-System (siehe Kapitel 2, Seite 73).

Grüntee, Knoblauch
Gut für die Gefässgesundheit ist Grüntee: Seine Inhaltsstoffe verringern den Spannungszustand in den Gefässwänden, sodass diese besser auf hohen Druck reagieren können. Sparen Sie beim Kochen auch nicht mit Knoblauch – er soll sich positiv auf die Blutfette auswirken.

Heilkraft aus hiesigen Wäldern
Weissdorn ist erwiesenermassen herzstärkend und deshalb auch für Frauen mit Bluthochdruck sinnvoll. Die Wirkstoffe stecken in den Blüten, Blättern und Früchten des Waldstrauchs. Sie können die Heilpflanze als Tee, Tropfen oder Tabletten zu sich nehmen.

Mediterraner Blutdrucksenker
In den Blättern des Olivenbaums wurden blutdrucksenkende Wirkstoffe entdeckt. Sie können aus den Blättern selber einen Tee zubereiten oder die Wirkstoffe in Form von Tropfen zu sich nehmen.

Weitere Heilpflanzen
Unterstützend können Sie folgende Kräutertees über den Tag verteilt trinken: Ackerschachtelhalm, Johanniskraut, Melisse, Mistel oder Schafgarbe.

Kneipp-Kniffe
Der Wasserpfarrer Sebastian Kneipp empfahl: wechselwarme Duschen, (trockene) Bürstenmassagen oder kalte Armbäder. Diese Anwendungen eignen sich bei milderen Formen von Bluthochdruck. Beraten Sie sich am besten vorher mit Ihrer Ärztin. Wechselwarme Duschen, regelmässig angewendet, «schulen» die Gefässe und machen sie elastischer: Duschen Sie sich einfach nach dem warmen Wasser kalt oder lauwarm ab. Mehr zur trockenen Bürstenmassage und eine Anleitung für kalte Armbäder finden Sie auf Seite 233.

HOMÖOPATHIE

Lachesis muta – Schlangengift
Das Mittel der Wahl bei Bluthochdruck in den Wechseljahren ist Lachesis, eines von fünf Mitteln aus der homöopathischen Wechseljahrapotheke (siehe Anhang). Es wird aus dem Gift der Buschmeisterschlange hergestellt.

SO HELFEN SIE SICH SELBST

Herzgesunde Ernährung
Auf den Speiseplan von Frauen, die zu Bluthochdruck neigen, gehören reichlich Obst, Gemüse und Fisch. Gehen Sie sparsam mit dem Salzstreuer um und ersetzen Sie Salz so weit wie möglich durch Gewürze und Kräuter. Aufgepasst auf verstecktes Salz in Brot, Käse, Wurst und Co. Reduzieren Sie allenfalls auch Ihren Kaffee- oder Schwarzteekonsum.

Druck wegnehmen
Sorgen Sie für mehr körperliche Bewegung und achten Sie auf Ihr Gewicht. Gestalten Sie Ihr Leben freudvoller und gelassener, lassen Sie negative Gefühle und Stress nicht die Überhand gewinnen. Gönnen Sie sich genug Schlaf. Oder machen Sie beispielsweise Hormon-Yoga; diese Technik hat meditative Elemente und kann Frauen helfen, körperbewusster und gelassener zu werden (siehe Kapitel 2, Seite 58).

ZUR ÄRZTIN, WENN …

> bei Ihnen bei mehreren Blutdruck-Kontrollmessungen in Ruhe ein Bluthochdruck festgestellt wurde.

HABEN MÄNNER WECHSEL-JAHRE?

Auch Männer habens mit dem Älterwerden nicht einfach: Der Bauch wird runder, die Beine dünner. Und auch beim starken Geschlecht verebben mit den Jahren die Sexualhormone: Etwa ab 40 nimmt die Konzentration des männlichen Sexualhormons Testosteron im Körper des Mannes jedes Jahr um ein oder zwei Prozent ab.

Worüber Männer selten sprechen: Auch sie erleben zum Teil ab 50, 60 wechseljahrähnliche Symptome, viele davon im psychosomatischen Bereich. Betroffene Männer werden dünnhäutiger, sind weniger souverän, reizbarer, fühlen sich antriebslos, erleben Wallungen und Schweissausbrüche, die Libido sinkt, es hapert mit der Potenz, handfeste Depressionen, Schlafstörungen und auch Osteoporose können auftreten.

HORMONMANGEL ODER MIDLIFE-KRISE?

Doch sind das Wechseljahre? Genannt wird diese Phase beim Mann Andropause, «männliches Klimakterium» oder «Partielles Androgen-Defizit des alternden Mannes» (PADAM). Dass es sie überhaupt gibt, ist umstritten. Es fehlt ja ein eindeutiger Schnitt – analog zum Ausbleiben der Menstruation bei der Frau. Deuten die Zeichen also nicht vielmehr auf eine Midlife-Krise? Ist der Hormonabfall überhaupt der Grund für die Beschwerden alternder Männer?

Bis vor Kurzem ging man davon aus, dass jeder fünfte Mann über 50 reduzierte Testosteronwerte im Blut hat. Und Männerärzte (Andrologen) empfehlen bei einem Testosteronabfall meist nach wie vor eine Hormontherapie, vor allem wenn der Betroffene unter Beschwerden leidet. Langzeiterfahrungen mit der Testosterontherapie für den Mann fehlen jedoch. Befürchtete Nebenwirkungen sind: Prostatakrebs, schlechtere Blutfettwerte und Herz-Kreislauf-Erkrankungen.

ZU RASCH GEURTEILT

Eine kürzlich veröffentliche, gross angelegte Studie, an der über 3000 Männer zwischen 40 und 80 teilgenommen haben, setzt nun zumindest ein grosses Fragezeichen: Es macht den Anschein, als seien nur gerade zwei von hundert Männern in diesem Alter von einem echten Hormonmangel betroffen. Ausserdem konnte die Untersuchung, die 2010 im renommierten «New England Journal of Medicine» veröffentlicht wurde, auch keinen Zusammenhang zwischen dem Testosteronlevel und einem Schwinden der männlichen Leistungskraft, Stimmungstiefs oder anderen wechseljahrtypischen Beschwerden ausmachen. Einzig ein nachlassender Sexualtrieb und Potenzstörungen sind bei niedrigerem Testosteronspiegel häufiger. Fazit: Die Wechseljahre beim Mann sind wahrscheinlich ein Mythos!

Offenbar wurden vorschnell Beschwerden der Männer mit den Hormonen in Zusammenhang gebracht. Und vorschnell war es wohl auch, alternden Männern, die sich entkräftet fühlten, eine Testosterontherapie zu verordnen. Der Nutzen der Behandlung ist nicht belegt, die Risiken sind nicht absehbar. Die Parallele zur unkritischen Verschreibung von Hormonen für Frauen im Wechsel ist unverkennbar (siehe Seite Kapitel 4, Seite 118).

EIN GANZ NORMALER ALTERUNGSPROZESS

Worin sich Mediziner heute einig sind: Der Rückgang der Hormone beim Mann – wie auch bei der Frau – ist keine Krankheit, sondern Teil des normalen Alterungsprozesses. Und deshalb auch nicht unbedingt behandlungsbedürftig. Das beste Rezept gegen die Befindlichkeitsstörungen der Männer ist notabene ähnlich wie bei den Frauen: den Körper mit Bewegung, genügend Musse und gesunder Ernährung fit halten. Und wohl genauso wichtig: den neuen Lebensabschnitt positiv und gelassen angehen.

5.3 Sexualität

Immer öfter lustlos?

Hat sich Ihre Freude an der schönsten Nebensache der Welt scheinbar sang- und klanglos verabschiedet? Mit der Menopause geht zwar die Fruchtbarkeit der Frau verloren, nicht aber ihre Sexualität. Gleichwohl machen sich die Wechseljahre bei mancher Frau mit einer sinkenden Libido bemerkbar. Auch die trockener werdenden Schleimhäute (siehe Seite 158) können die Freude an der eigenen Lust und an der Intimität mit dem Partner empfindlich schmälern.

Symptome

Häufig klagen Frauen über ein vermindertes Verlangen nach sexueller Aktivität und auch über Schmerzen beim Geschlechtsverkehr. Viele beobachten, dass ihre Klitoris mit dem Älterwerden weniger empfindlich ist, dass sie mehr Zeit benötigen, bis sie erregt sind und bis sie zu einem Orgasmus kommen. Auch die Intensität des Höhepunkts kann mit den Jahren abnehmen. Mit dem Älterwerden wandelt sich - bei Frau und Mann - nicht nur der Körper, sondern auch die Erotik. Für manche Frauen verliert die Sexualität an Stellenwert und andere Dinge werden wichtiger. Einige entdecken in den Wechseljahren neue Vorlieben oder neue Arten der Sinnlichkeit.

Hintergrund

Die Libido ist etwas Individuelles. Entfacht werden kann sie durch innere Reize - etwa erotische Phantasien - oder durch äussere, zum Beispiel durch das innige Zusammensein mit einem geliebten Partner. Daneben braucht es aber auch körperliche und hormonelle Abläufe, damit es zu sexuellem Begehren und Genuss kommt. Für Libidoprobleme können zwischenmenschliche und psychische Faktoren wie Depressionen, Stress, Schwierigkeiten in der Partnerschaft sowie biologische Faktoren verantwortlich sein. Medikamente wie Antidepressiva und Blutdrucksenker, aber auch Operationen, Bestrahlungen oder Chemotherapien können die Lust genauso beeinträchtigen wie Krankheiten und Erschöpfungszustände.

Auch die Pille und Hormontherapien in den Wechseljahren dämpfen bei einigen Frauen das sexuelle Interesse.

Vielleicht setzen Ihnen Hitzewallungen oder Schlafstörungen derart zu, dass Sie sich lieber in den Duvets verkriechen, als auf Ihren Partner zuzugehen oder sich selber zu befriedigen. Organische Ursachen für mangelnde Libido können sein: eine ungenügende Befeuchtung der Scheide, Entzündungen der Scheide oder des Harntrakts, Senkungen der Beckenorgane, Endometriose oder Tumore (siehe Seiten 158, 162, 170, 176, 140).

Ein Libidoverlust darf nicht losgelöst von belastenden Alltagssituationen, beruflichem Stress und Partnerschaftsproblemen betrachtet werden. Bei Männern stecken dahinter oft Kränkungen im Beruf oder eine unerquickliche Partnerschaft. Auch für Frauen hängen Lust und Genuss beim Geschlechtsverkehr häufig mit dem emotionalen Wohlergehen in der Beziehung zusammen. Fühlen sie sich in der Paarbeziehung nicht aufgehoben und ernst genommen oder hegen sie aus irgendeinem Grund einen Groll gegen den Partner, bleibt nicht selten die Freude am Liebesspiel aus. Frauen werden lustlos, wenn sie mit ihrer Lebenssituation unzufrieden sind, wenn sie sich erschöpft fühlen oder wenn sie sich in der Sexualität einseitig an den Wünschen des Partners orientieren.

Der grösste Libidokiller: Wenn Frauen in Geschlechtsverkehr einwilligen, obwohl sie keine Lust haben – nur um ihn nicht zu enttäuschen oder zu verärgern.

INNERLICH

Grüner Hafer
Tee aus grünem Haferkraut wird nachgesagt, dass er die Libido ankurble. Sie erhalten neben Tee auch Tropfen und andere Präparate mit grünem Hafer. Oder: Essen Sie Birchermüesli zum Frühstück und kochen Sie sich öfters ein Hafersüppchen.

Rosenwurz hats in sich
Das gelbe Dickblattgewächs Rosenwurz gilt als allgemeiner Kraftspender und als sexuell stimulierend (siehe Seite 232). Auch Damianakraut ist ein pflanzliches Aphrodisiakum. Brühen Sie sich daraus einen Liebestee auf. Ingwertee hat erwärmende Kräfte, soll muskuläre Verspannungen im Unterleib lösen und die Sexualkraft stärken.

Brennnessel
Das Unkraut wirkt nicht nur harntreibend und liefert Eisen, die Samen der Brennnessel gelten auch als lustfördernd. Sie können die Samen (erhältlich in Drogerie und Apotheke) direkt in den Salat oder ins Müesli streuen.

Ginkgo biloba – für eine feuchtere Scheide
Die Naturheilkunde empfiehlt Extrakte aus den Blättern des Ginkgobaums, um die Blut- und Sauerstoffversorgung der Geschlechtsorgane und des

Gehirns zu steigern. Gemäss einer Studie verhilft Ginkgo hochdosiert auch zu einer feuchteren Scheide und eventuell mehr Lust. Ginkgopräparate erhalten Sie unter anderem in Form von Tropfen oder Pillen. Erkundigen Sie sich bei Ihrer Apothekerin oder Ärztin nach der Dosierung und möglichen schädlichen Wechselwirkungen mit anderen Medikamenten.

Ginseng und Taigawurzel

Als sexuelles Stimulans und gutes Mittel gegen Erschöpfung gilt die «Kraftwurzel» Ginseng. Erhältlich sind unterschiedliche Fertigpräparate: Tee, Tropfen oder Pillen. Als preisgünstigere und womöglich sogar potentere Alternative wird seit einigen Jahren die Taigawurzel gehandelt. Nach Anleitung der Apothekerin oder des Drogisten einnehmen, bei Bluthochdruck auf Ginseng und Taigawurzel verzichten.

Zink

Für den Aufbau des Sexualhormons Testosteron – das nicht nur für Männer, sondern auch für die Libido der Frau wichtig ist – braucht es genügend Zink. In Ihrer Ernährung sollte Zink deshalb nicht zu kurz kommen. Gute Lieferanten sind Fleisch, Käse, Getreide, Schalentiere, Kakao, Nüsse, Hülsenfrüchte, Eier und Fisch. Weil Zink aus Pflanzen für den menschlichen Körper schlechter verfügbar ist, sind Vegetarierinnen besonders anfällig für Zinkmangel.

Sellerie und Trüffel

Zwei Liebesmittel für die Frau! Sparen Sie also nicht mit Sellerie auf Ihrem Speisezettel. Die Trüffelknolle enthält Duftstoffe, die identisch sind mit männlichen Duftstoffen (Pheromonen) in frischem Achselschweiss. Also: Trüffel essen und die Duftstoffe wirken lassen!

ÄUSSERLICH

Aphrodisisches Massageöl

Wunder dürfen Sie keine erwarten, aber eine sinnliche Freude: Verwöhnen Sie sich mit Massageölen, die wärmende, anregende und triebsteigernde Pflanzenkraft enthalten – allein oder zu zweit. Mischen Sie sich ein Liebesöl ganz nach Ihrem Geschmack. Sie brauchen dazu einzelne Tropfen eines 100%igen natürlichen ätherischen Öls sowie ein geruchsneutrales Basisöl. In dieser Verdünnung sind ätherische Öle auch für die Schleimhaut gut verträglich (Herstellung Seite 92).
> **Basis:** ein Öl mit wenig Eigengeruch, zum Beispiel Mandel-, Oliven- oder Sonnenblumenöl
> **Ätherisches Öl als Zusatz:** Basilikum, Ingwer, Kardamom, Majoran, Melisse, Muskateller Salbei, Rose, Rosmarin, Sandelholz, Zimt oder Zistrose.

Übrigens: Auch wärmendes Malven- oder Schlehenblütenöl sowie hautfreundliche Öle (Johanniskraut oder Calendula) eignen sich sehr gut für eine Massage. Wie Sie Johanniskrautöl selbst herstellen, lesen Sie auf Seite 188).

HOMÖOPATHIE

Sepia officinalis
Bei Nachlassen der Libido hat die Homöopathie dieses Mittel aus verdünnter Tintenfischtinte parat (siehe homöopathische Wechseljahrapotheke im Anhang).

AYURVEDA

Selbstmassage
Die Ayurveda-Medizin rät bei sexueller Lustlosigkeit zu regelmässigen Ganzkörpermassagen – selbst oder vom Partner durchgeführt. Verwenden Sie dazu Öle mit einem Anteil an ätherischem Rosen-, Thymian- oder Pfefferöl (Piper nigrum). Massagetipps finden Sie in Kapitel 3 (Seite 116).

SO HELFEN SIE SICH SELBST

Zur eigenen Mitte finden
Ein guter erster Schritt, um zu einer eigenen Intimität und Sexualität (zurück) zu finden, ist Beckenbodengymnastik (siehe Seite 52). Vielleicht entdecken Sie auch in einem Hormon-Yoga-Kurs eine neue Körperlichkeit. Verschiedene Sport-, Entspannungs- oder Meditationsarten können Ihnen helfen, Ihre Sinnlichkeit aus dem Dornröschenschlaf zu wecken: zum Beispiel Bauchtanz, progressive Muskelentspannung, Qigong oder Tai Chi. Auch ein Ausdauersport kann Ihren sexuellen Appetit ankurbeln.

Die Lust kommt beim Machen
Sinnlichkeit lässt sich wecken. Wieso nicht in der Partnerschaft einen Wunschabend pro Woche einführen? Einmal dürfen Sie sich wünschen, wie Ihr Partner Sie streichelt, verwöhnt und – falls Sie das mögen – zum Sex verführt. Dann ist er dran.
Viele Frauen sehnen sich nach Berührung und Zärtlichkeit – ohne Erwartungsdruck vonseiten des Partners. Finden Sie heraus, wie diese neue Sinnlichkeit aussehen könnte. Vergessen Sie jeden Leistungsdruck, auch den, etwas Spezielles empfinden zu müssen. Für sich entdecken, wie ein befriedigendes und beglückendes Intimleben aussehen könnte – das ist in jedem Lebensalter möglich! Häufig wird mit dem Älterwerden der sexuelle Höhepunkt unwichtiger, der Weg dahin dafür bedeutender.
Geniessen Sie die Ambiance, die Stimmung und das Liebesspiel, ohne Orgasmen zu zählen. Freuen Sie sich an der Wahrnehmung Ihres Körpers, Ihrer Gefühle und am Kontakt mit Ihrem Partner. Wenn Sie einander sagen, was

5. Die besten Rezepte für den Wechsel

Sie erregend finden, wo Sie Hemmungen haben und was Sie nicht mögen, kann der andere darauf eingehen und Rücksicht nehmen. Finden Sie zusammen heraus, was Sie beide schön finden.

Wenn Sie keinen Partner, keine Partnerin haben: Sie sind gleichwohl ein sexuelles Wesen. Sie können sich zum Beispiel regelmässige Abende reservieren, an denen Sie Ihre Sinnlichkeit nach Lust und Laune pflegen. Frauen, die ihre sexuelle Genussfähigkeit kultivieren, haben mehr Möglichkeiten, ihr Intimleben bei Wunsch wieder zu intensivieren.

ZUR ÄRZTIN, WENN …

> Sie Schmerzen beim Geschlechtsverkehr oder andere sexuelle Beschwerden haben.
> Sie Ihr fehlendes sexuelles Interesse psychisch belastet.
> Sie Fragen zum Thema Sexualität haben oder unsicher sind, was normal ist und was für Sie möglich ist. Oder wenn Sie sich mit einer Vertrauensperson besprechen möchten.

INFO

Bücher

> Clement, Ulrich: Guter Sex trotz Liebe. Wege aus der verkehrsberuhigten Zone. Ullstein Verlag, Berlin 2008
> Moeller, Michael Lukas: Worte der Liebe. Erotische Zwiegespräche. Ein Elixier für Paare. Rowohlt, Reinbek 1998
> Northrup, Christiane: Lustvoll durch die Wechseljahre. Sexualität, Lebensfreude und Neuorientierung in der zweiten Lebenshälfte. Goldmann Verlag, München 2009
> Richardson, Diana: Zeit für Weiblichkeit. Der tantrische Orgasmus der Frau. Innenwelt Verlag, Köln 2010

Kurse

> Lust auf Lust. Eine sinnliche Reise in die weibliche Sexualität. Intensivkurs in 10 Schritten für 10 Frauen. www.frauenpraxis-runa.ch
> MannFrau-Seminare und Trainings. www.mann-frau.com
> Mit Genuss zum Orgasmus. Ein Lernprogramm für Frauen. www.zismed.ch
> Persönlichkeitstraining. www.scpt.ch

Trockene, empfindliche Scheide

Eine trockene Vagina beobachten viele Frauen in den Jahren des Wechsels bei sich – auch nach der Menopause bleibt dieser Zustand bestehen. Er ist Teil des natürlichen Alterungsprozesses. Die gute Nachricht: Die Fähigkeit der Scheidenbefeuchtung (Lubrikation) bleibt bis ins hohe Alter erhalten. Und: Es gibt eine Vielzahl probater Mittel, um die Trockenheit zu lindern und allfällige Schwierigkeiten beim Geschlechtsverkehr in den Griff zu bekommen.

Symptome

Trockenheits- oder Spannungsgefühl am Scheidenausgang oder in der Scheide, eventuell Juckreiz oder Brennen, Schmerzen beim Geschlechtsverkehr – all das kann die Lust am Sex trüben.

Hintergrund

Verantwortlich für eine trockene Scheide ist die hormonelle Umstellung während der Wechseljahre, insbesondere das Absinken des Östrogenspiegels. Denn die Schleimhäute werden mit der Abänderung dünner, weniger elastisch und auch weniger feucht. Die Durchblutung im kleinen Becken verringert sich, es wird weniger Sekret produziert, die Scheidenflora wandelt sich. Auch der Intimgeruch kann sich verändern. Und die Scheide reagiert empfindlicher auf sexuelle «Beanspruchung». Auch Stress, Scheideninfektionen, Diabetes, Bluthochdruck, eine Chemotherapie, eine Bestrahlung oder die Einnahme entwässernder Medikamente können schuld sein, wenn die Scheide sich trockener anfühlt.

INNERLICH

Omega-3- und Omega-6-Fettsäuren
Öle, die reich an diesen Fettsäuren sind, helfen per gesunde Ernährung, die Schleimhäute zu befeuchten. Leinöl, der Rekordhalter an Omega-3-Säuren, und Hanföl mit einem optimalen Verhältnis von Omega-3- zu Omega-6-Säuren wirken sich zudem positiv auf die Blutfette aus. Benutzen Sie für Salate Baumnuss- und Rapsöl, die viele dieser gesunden Fettsäuren enthalten. In der Drogerie finden Sie Borretsch-, Nachtkerzen- oder Granatapfelkernöl (in Kapseln oder offen), die bei trockener Schleimhaut ebenfalls helfen.

ÄUSSERLICH (AUCH IN DER SCHEIDE)

Intimpflege hilft
Das A und O der Intimpflege: tägliches Fetten des Scheideneingangs, der Venuslippen und der Klitoris. Damit vermeiden Sie das Trockenheitsgefühl beim Scheideneingang.

So gehts reibungslos
Besonders für das Liebesspiel, aber auch sonst bei Bedarf zu empfehlen, sind vaginale Befeuchtungs- und Gleitmittel. Sie verringern die Reibung beim Sex – aber nicht die Lust. Welches Produkt passt auf Ihren Nachttisch?
> **Gels** sind Gleitmittel auf Wasserbasis. Sie befeuchten ausgezeichnet, sind aber oft nach relativ kurzer Zeit «verbraucht», und die Trockenheit kehrt zurück. Gels eignen sich daher nur für kürzer dauernde Liebesspiele. Zum Teil

erhältlich mit pflegenden pflanzlichen Zusätzen (Aloe Vera, Granatapfel, Grapefruitkernextrakt, Kiwi, Rose).
> **Vaseline** und **Melkfett** schützen nur, pflegen aber nicht.
> **Pflanzenöle** halten länger vor, schützen und pflegen gleichzeitig Haut und Schleimhaut. Sie eignen sich auch für länger dauernde Kontakte. Verwenden können Sie Olivenöl oder andere Speiseöle, edler sind fein duftende Öle (siehe Seite 180).
> Am besten und längsten «flutschen» **Gleitmittel** auf Silikonbasis. Silikon legt sich als dünner Film auf die Haut. Es bietet einen ausgezeichneten Schutz, aber keine Pflege.

Wichtig: Verwenden Sie Fette, pflanzliche Öle oder Vaseline nicht zusammen mit Kondomen, denn sie können die Barrierefunktion des Gummis gefährden.

Phytoöstrogene für die Scheide

Die pflanzliche Alternative zur lokalen Östrogentherapie, um die Scheidenschleimhaut aufzubauen: Zäpfchen und Cremen, die Phytoöstrogene enthalten. Diese Pflanzenwirkstoffe finden sich etwa in Granatapfel, Leinsamen, Rotklee oder Soja. Beliebt sind auch vaginale Kräutercremen, die einige Apotheken als Hausspezialität selber herstellen.

ANTHROPOSOPHISCHE MEDIZIN

Rosmarin und Schlehe oder Rhabarber

Zwei Heilmittel zur Anwendung bei trockener Scheide: Rosmarin-Schlehen-Gel zum Befeuchten, wenn die Schleimhaut dünn ist und schmerzt. Zum Fetten: phytotherapeutische Salbe mit sibirischem Rhabarber (Rheum rhaponticum). Diese Heilpflanze enthält über 40 hormonähnliche Substanzen, unter anderem auch Phytoöstrogene.

AYURVEDA

Aromatische Helfer

Die ayurvedische Aromatherapie nutzt bei Vata-Störungen, zu denen auch trockene Haut und Schleimhäute zählen, spezielle Vata-Aromaöle (siehe auch Kapitel 3, Seite 114). Aromaöle erhalten Sie in Apotheken oder Drogerien. Wenden Sie sie **nicht** in der Scheide an, sondern riechen Sie bei Bedarf am Fläschchen.

Sesamöl-Tampon

Bei vaginaler Trockenheit tauchen Sie einen Tampon in Sesamöl, führen ihn in die Scheide ein und lassen ihn über Nacht einwirken.

→ Ayurveda auf dem Teller: Ernährungstipps bei trockener Schleimhaut finden Sie auf Seite 116.

SO HELFEN SIE SICH SELBST

Flüssiges ist gefragt!
Der naheliegendste, aber nicht banale Tipp zuerst: Trinken Sie. Versuchen Sie, täglich einen halben Liter mehr Flüssigkeit als sonst zu sich zu nehmen.

Der Lust Zeit lassen
Zu einem belastenden Problem kann der Mangel an Feuchtigkeit in der Scheide werden, wenn Ihnen deswegen der Sex keinen Spass mehr macht. Manche Frauen haben dann Schuldgefühle. Doch die sollten Sie vergessen! Gelassenheit ist angesagt: Viele gleichaltrige Frauen haben ebenfalls eine verminderte Lubrikation – wie das Feucht- oder Schlüpfrigwerden der Scheide medizinisch heisst. Und nur weil die Gleitessenz reduziert ist, muss das Liebesspiel nicht weniger lustvoll sein! Benützen Sie Gleitmittel und stellen Sie um: Gestehen Sie sich mehr Zeit zu, um sexuell erregt – und feucht – zu werden. Während früher vielleicht der blosse Gedanke an Sex oder eine kleine Berührung genügte, braucht es jetzt ein bisschen mehr dazu. Das ist bei Männern nicht anders.

Sprechen Sie mit Ihrem Partner, wenn Sie das Vorspiel ausdehnen, wenn Sie Gleitmittel einsetzen möchten oder wenn Ihnen das Eindringen des Penis unangenehm ist und Sie lieber neue Sexualpraktiken ausprobieren möchten.
Übrigens: Auch die schlüpfrige Flüssigkeit des Mannes, der sogenannte Lusttropfen oder das Präejakulat, kann – gut genutzt – als Gleitbalsam dienen.

Sinnliche Bewegungen
Beckenbodengymnastik, regelmässig praktizierter Sex oder Selbstbefriedigung, Hormon-Yoga, Pilates, Bauchtanz und Co. haben eines gemeinsam: Sie fördern die Durchblutung und Kräftigung des Unterleibs – und die Lust (mehr dazu in Kapitel 2).

LOKALE HORMONTHERAPIE

Östrogencreme und -zäpfchen
Hormoncreme oder -zäpfchen mit Östrogen zum Einführen in die Vagina verschreibt Ihnen Ihre Ärztin. Wenn sich die Trockenheit bessert, wird die Östrogenanwendung stufenweise reduziert (siehe Kapitel 4, Seite 128).

ZUR ÄRZTIN, WENN ...

> sich die Beschwerden mit den Mitteln der Selbsthilfe nicht beheben lassen.
> Sie sich gegen die Scheidentrockenheit eine rezeptpflichtige Hormoncreme oder eine der pflanzlichen Alternativen verschreiben lassen möchten.

INFO

> www.frauenpraxis-runa.ch
  Merkblatt: Intimpflege

Scheidenentzündung und Ausfluss

Hinter einer Scheidenentzündung steckt meist eine Infektion mit Pilzen, Bakterien, Trichomonaden (einzelligen Geisseltierchen) oder Viren. Die Krankheitserreger werden manchmal beim Sex, gelegentlich auch in warmen Bädern übertragen oder stammen aus dem Darm. Verschiedene dieser Keime kommen auch sonst in der Scheide vor, nehmen aber bei einer Entzündung überhand.
Ein Bakterienungleichgewicht kann, falls es überhaupt Beschwerden macht, mit Hausmitteln behandelt werden. Typischer «Leitkeim» dieser sogenannten bakteriellen Vaginose ist das Bakterium Gardnerella vaginalis. Auch eine leichte Pilzinfektion bekommen Sie mit Selbsthilfemassnahmen meist gut in den Griff. Schulmedizinisch – und unter Einbezug des Partners – behandelt werden sollten: Chlamydien-Infektionen und andere sexuell übertragbare Krankheiten.

Symptome
Typisch sind: Scheidenausfluss in veränderter Konsistenz, Farbe oder Menge, Brennen beim Wasserlassen, geschwollene und gerötete Schamlippen, Juckreiz, Schmerzen beim Sex.

> Wenn es «beisst» und der Schleim weiss, eventuell krümelig ist, aber nicht unangenehm riecht, sondern nach frischem Brot, ist das typisch für eine **Pilzinfektion**.
> Ein fischiger Geruch, der bei Spermakontakt noch verstärkt wird, spricht am ehesten für überhandnehmende **Bakterien** (bakterielle Vaginose). Dabei handelt es sich meist um ein Bakterienungleichgewicht, nicht um eine Infektion.
> **Chlamydien-Infektionen** führen oft zu vermehrtem Ausfluss, manchmal auch zu Bauchschmerzen.
> **Herpes** macht Fieberbläschen an der Vulva, brennt und schmerzt.
> **Trichomonaden** verursachen einen leicht schaumigen Ausfluss, der etwas fischig riecht.

Hintergrund
Viele Frauen kennen das Problem schon aus jungen Jahren. Bei manchen flammen Scheidenentzündungen jetzt vermehrt auf. Das hat zwei Gründe: In den Wechseljahren wachsen die Scheidenzellen langsamer, deshalb ist die Schleimhaut dünner und verletzlicher. Auch wird sie mit weniger Sekreten benetzt, und das lokale Abwehrsystem funktioniert oft nicht mehr so effizient wie früher. Deshalb können sich Infektionserreger eher ausbreiten.
Zudem setzt sich die Scheidenflora der Frau je nach Lebensphase aus verschiedenen Organismen zusammen: In den geschlechtsreifen Jahren dominieren die Döderleinbakterien. Diese nützlichen Lactobakterien ernähren

sich von Stärke (Glykogen), die sich in der Scheidenwand befindet, und wandeln diese zu Milchsäure um. So schaffen sie ein saures Klima in der Scheide, in dem es vielen schädlichen Keimen ungemütlich ist. Döderleinbakterien sind indirekt östrogenabhängig: Denn das Hormon fördert das Wachstum der Vaginalschleimhaut und somit auch die Döderleinflora. Mit den Wechseljahren wohnen deutlich weniger Döderleinbakterien in der Scheide – bedingt durch die verminderte Östrogenkonzentration im Blut und die verringerte Dicke der Scheidenschleimhaut. Es muss sich ein neues Gleichgewicht der verschiedenen «Scheidenbewohner» einstellen. Übrigens: Auch in zwei anderen Phasen im Leben einer Frau finden sich nur wenige Lactobakterien in der Scheide – vor der Pubertät und während des Wochenbetts.

Weitere Faktoren, die Scheidenentzündungen und Ausfluss nach sich ziehen können, sind: Stress, ein geschwächtes Immunsystem oder Medikamente, zum Beispiel Antibiotika. Auch längere Mensblutungen in der Prämenopause können das saure Scheidenklima kippen lassen und Entzündungen begünstigen.

Veränderter Ausfluss kann auch auf Entzündungen der Gebärmutter, der Eileiter oder der Eierstöcke sowie auf Tumore hinweisen.

> **Vulva, Vagina**
> Im medizinischen Sprachgebrauch heissen die äusseren weiblichen Geschlechtsteile Vulva. Dazu gehören: die grossen und kleinen Venuslippen (Schamlippen), der Kitzler (Klitoris), der Scheideneingang, der Scheidenvorhof (ein etwa 1 bis 2 cm breiter Gewebering um den Scheideneingang) und der Harnröhrenausgang. Mit Vagina ist die Scheide gemeint. Diese beginnt am Scheideneingang mit dem Jungfernhäutchen und reicht bis zur Gebärmutter.

ÄUSSERLICH (AUCH IN DER SCHEIDE)

Joghurt oder Essig hilft
Milchsäurebakterien im Joghurt können die Scheidenflora ansäuern und normalisieren. Ausserdem kühlt Joghurt und ist deshalb auch bei pilzbedingten Infektionen sinnvoll. Tauchen Sie einen Mini-Tampon 1 bis 2 Minuten in (biologisches) Nature-Joghurt und führen Sie ihn für 2 Stunden oder über Nacht in die Scheide ein. Oder Sie spritzen eine 1:1-Mischung aus Joghurt und Olivenöl in die Scheide. Eine weitere Möglichkeit, um die Scheide anzusäuern, ist eine Scheidenspülung. Die Spülflüssigkeit besteht aus 2–3 EL Obstessig (biologische Qualität) oder Zitronensaft und ½ Liter körperwarmem Wasser (Tipps zum Einspritzen oder Spülen im Kasten Seite 164).

Rosenöl & Co
Nutzen Sie auch die bakterien- und pilzreduzierende Wirkung von ätherischen Ölen. Reichern Sie das Joghurt mit 1 oder 2 Tropfen 100%igem natürlichem

5. Die besten Rezepte für den Wechsel

Scheidenspülungen

Früher war das Spülen der Scheide absolut tabu, man fürchtete, das Scheidenmilieu durcheinanderzubringen. Heute weiss man um den Nutzen – wenn frau es richtig macht. Sie tun Ihrer Scheide etwas Gutes, wenn Sie den pH-Wert absenken, also das Milieu ansäuern: Schädliche Keime haben weniger Chancen, sich auszubreiten, die Wiederansiedelung von milchsauren Döderleinbakterien wird begünstigt und der Juckreiz gestillt (das Ansäuern kann auch nach Kontakt mit basischen Flüssigkeiten wie Menstruationsblut oder Sperma helfen, dass sich das Scheidenmilieu rasch regeneriert).

So gehts
- Besorgen Sie sich in der Apotheke eine 40 ml fassende Birnenspritze aus Vinyl mit weicher Spitze (auch Ohrenspritze genannt) oder eine 60-ml-Plastikspritze mit Aufsatz (Blasenkatheterspülspritze).
- Saugen Sie die körperwarme Lösung in die Spritze auf: Joghurt, Joghurt und Öl, Aloe-Vera-Gel, reine Molke, Essigwasser. Lagern Sie Ihr Becken in der Badewanne hoch, stehen Sie in der Dusche oder setzen Sie sich auf die Toilette. Führen Sie die Spitze in die Scheide und spritzen Sie die Lösung vollständig und mit etwas Druck hinein. Falls Sie eine Birnenspritze verwenden: beim Herausziehen Birne möglichst zusammengedrückt lassen (60-ml-Spritze ungeeignet auf der Toilette).
- Bei Spülungen einige Male wiederholen und die Flüssigkeit herauslaufen lassen.
- Fetten Sie anschliessend Ihre Schamregion äusserlich, damit die Haut nicht austrocknet (siehe Seite 180).
- Soll die Einspritzlösung zum Beispiel über Nacht in der Scheide bleiben, benutzen Sie eine Slip-Einlage, am besten eine atmungsaktive.
- Nach Gebrauch die Spritze warm auswaschen, eventuell Seifenwasser verwenden, gründlich nachspülen, vollständig ausdrücken und trocknen lassen. Ersetzen Sie Birnenspritzen ab und zu.

Spülungen und Einspritzungen in die Scheide können Sie bei Bedarf, das heisst bei Beschwerden wie Ausfluss oder Jucken durchführen, aber nicht länger als zwei, drei Tage hintereinander. Sonst wird das Scheidenmilieu gestört und die Schleimhaut trocknet aus.

ätherischem Öl an, zum Beispiel Lavendel-, Majoran-, Rosen- oder Thymianöl. Tränken Sie einen Tampon mit der Mischung und führen Sie diesen ein. Oder spritzen Sie die Mischung in die Scheide. Eine weitere Alternative: eine Scheidenspülung aus 1 Kaffeerähmli, 5 Tropfen reinem ätherischem Öl und ½ Liter körperwarmem Wasser.

Aloe-Vera-Gel
Gel aus dem Dicksaft der stacheligen Pflanze können Sie um den Scheideneingang und auf die Venuslippen auftragen oder in die Scheide einbringen. Das lindert den Juckreiz und fördert die Heilung.

Pflanzliche Scheidenzäpfchen
Es gibt verschiedenste Zäpfchen oder Cremen zum Einführen, die pflanzliche Wirkstoffe enthalten und bei Irritationen helfen können: zum Beispiel mit entzündungshemmender Eichenrinde, mit hautpflegender Hamamelis-Rinde (die Pflanze heisst auch Zaubernuss) oder mit Kamillenblüten. Auch Zäpfchen, die für den Darm gedacht sind, dürfen Sie ohne Bedenken «umfunktionieren» und in der Scheide benutzen. Manche naturheilkundlich ausgerichtete Apotheke stellt zudem selber Zäpfchen oder Cremen her, zum Beispiel mit ätherischem Lavendel-, Majoran-, Rosen-, Teebaum-, Thymianöl. Fragen Sie nach den Hausspezialitäten!

Bakterien-Nachschub
Auch mit in die Scheide applizierbaren Medikamenten, die Milchsäurebakterien enthalten, lässt sich das Klima aufwerten und Entzündungen entgegenwirken. Andere Fertigprodukte (Cremen oder Zäpfchen) enthalten das Stoffwechselprodukt dieser nützlichen Scheidenbakterien, die Milchsäure, mit der sich das Scheidenmilieu ebenfalls verbessern lässt.

Kräuterbad gegen das Jucken
Als Zusatz für ein Sitzbad eignen sich Eichenrinden-, Frauenmantel-, Kamillen-, Majoran-, Schwarz- oder Thymiantee. Dosis: 3 EL Pflanzenteile mit reichlich kochendem Wasser übergiessen, ziehen lassen und dem Badewasser zugeben. Ebenfalls sinnvoll: eine lauwarme Scheidenspülung mit diesen Heilpflanzentees.
Eichenrindentee: Rinde während 10 Minuten köcheln lassen, absieben und den Sud ins Badewasser geben. Das körperwarme Eichenrindebad lindert den Juckreiz, wirkt entzündungshemmend. Die Haut wird zusammengezogen und leicht gegerbt, was ihre Widerstandsfähigkeit verbessert. Achtung: Eichenrinde macht Flecken auf Textilien. Reinigen Sie Badewanne und Kochtopf gleich nach Gebrauch.

Essigwasser und Molke
Molkesitzbäder lindern den Juckreiz und machen die Haut geschmeidig. Wie Sie

5. Die besten Rezepte für den Wechsel

das Bad herrichten, lesen Sie auf Seite 199. Sie können auch ein Sitzbad mit Essigwasser zubereiten, um die äussere Intimregion und den Scheideneingang anzusäuern: Füllen Sie eine kleine Haushaltwanne oder einen Zuber eine Handbreit mit Wasser und geben Sie 1 Tasse (biologischen) Obstessig oder den Saft 1 Zitrone dazu. Sie dürfen während des Badens mit einem oder zwei Fingern die Scheide öffnen, damit das Wasser etwas hineinfliesst.

→ Nach Sitzbädern den Scheideneingang und die Venuslippen gut pflegen (siehe Seite 180).

ANTHROPOSOPHISCHE MEDIZIN

Zäpfchen oder Salbe
Die anthroposophische Empfehlung: Vaginalzäpfchen und Salben mit Majoran oder Melisse (entzündungshemmend) oder Scheidenzäpfchen mit Eichenrinde und Silber (befeuchtend und entzündungshemmend) verwenden.

SO HELFEN SIE SICH SELBST

Hygiene und Vorbeugung
Betreiben Sie keine übertriebene Hygiene. Das Wichtigste sind eine gepflegte Intimhaut und ein saures Scheidenmilieu. Tipps zur Stärkung der Abwehr finden Sie auf Seite 210. Wie Sie Scheidenentzündungen vorbeugen, lesen Sie auf Seite 181.

ZUR ÄRZTIN, WENN ...

> die Beschwerden nach drei bis fünf Tagen nicht abgeklungen sind oder wenn es immer wieder zu verändertem Ausfluss oder Juckreiz kommt.
> zusätzlich Fieber oder Bauchschmerzen auftreten.
> Sie Zwischenblutungen haben.

INFO

> www.frauenpraxis-runa.ch
  Merkblatt: Brennen, Beissen, Ausfluss

SEXUALITÄT IST KEIN PRIVILEG DER JUGEND

Frauen mutieren mit dem Klimakterium nicht zu geschlechtslosen Wesen. Gleichwohl verändert sich die Sexualität mit den Jahren wohl bei allen Frauen – wie im Übrigen auch bei den Männern.

Was wandelt sich? Kann ich weiterhin eine befriedigende Sexualität geniessen? Umfragen zeigen: Frauen können bis ins hohe Alter sexuell genuss- und orgasmusfähig bleiben. Mit zunehmendem Alter lassen aber Libido und sexuelle Aktivität oft nach.

Nicht nur Alter und Hormonstatus sind für diesen Abwärtstrend massgebend. Viel wichtiger scheint die Dauer der Beziehung zu sein: Sexuelles Begehren nimmt vor allem in langjährigen Beziehungen ab. Nur wenigen Paaren gelingt es, nach zwanzig, dreissig Jahren die Lust aufeinander taufrisch zu erhalten. Ob eine Frau in den Wechseljahren und danach Lust auf erotische Aktivitäten verspürt und ob sie ihr Sexualleben als befriedigend erlebt, hängt ausserdem stark von der Qualität der Partnerschaft ab. Und von ihrer eigenen Lebensgeschichte: Frauen, die in jüngeren Jahren ihre Sexualität als befriedigend erlebten, haben auch nach der Menopause eher Lust auf Lust. Andere fühlen sich mit dem Älterwerden unter Umständen freier, sich sexuell zu «verweigern» und ganz vom Thema Sex zu verabschieden.

Möglicherweise leiden Frauen auch an der Tabuisierung der Sexualität der älteren Frau, vermutet die deutsche Sozialmedizinerin Beate Schultz-Zehden: Reife Frauen erleben das gesellschaftliche Schönheits- und Sexideal der jugendlichen, knackigen und faltenlosen Frau als Kränkung. Und reagieren mit Rückzug. Auch die Impotenz des Partners nehmen sie nicht selten als ihr eigenes Problem wahr. Zudem nimmt wegen der demografischen Entwicklung die «Verfügbarkeit» von männlichen Partnern mit den Jahren ab.

ZEIT DER ZWEITEN BLÜTE

Welche Sexualität wünschen sich Frauen in der Lebensmitte? Eine andere, so viel ist sicher. Den Frauen geht es weniger um Häufigkeit als um Qualität, um Zärtlichkeit und emotionale Nähe etwa. Der Wegfall von Monatshygiene und Verhütung erleichtert viele Frauen und kann, ebenso wie der Auszug der Kinder, der Sexualität neuen Drive geben.

Auch haben Frauen der Baby-Boomer-Generation bessere Karten: Sie, die mit Pille, Frauenbewegung, guter Ausbildung und eigener Berufskarriere grossgeworden sind, können besser über sexuelle Wünsche und Vorstellungen sprechen und übernehmen oft auch eine aktivere Rolle im Bett. Sie sind meist selbstbewusst und gestalten ihre Partnerschaft und ihr Liebesleben aktiv mit. Die beste Voraussetzung, um eine langjährige Beziehung immer wieder neu zu beleben – oder um nach einer Trennung oder einer Zeit des Alleinseins das Zusammensein mit einem neuen Lebenspartner zu geniessen. Und um in den Wechseljahren die eigene Lust wieder neu zu entdecken.

BEGEHRENSWERT, AUCH MIT FALTEN UND FLECKEN

Moderne Wechseljährige trotzen auch erfolgreich dem «double standard of aging», diesem höchst unfairen, aber allgegenwärtigen gesellschaftlichen Wertmass, das Frauen im Alter unattraktiv, Männer jedoch begehrenswerter macht. Frauen, die es schaffen, sich von solchen sozialen Normen nicht entmutigen zu lassen, finden sich ganz selbstverständlich auch mit Altersflecken liebens- und begehrenswert. Sie stehen zu ihrer körperlichen Reife, schöpfen aus einem reichen sexuellen Erfahrungsfundus und geniessen ihre eigene Lust. In den Wechseljahren muss also nicht unbedingt sexuelle Flaute herrschen, es kann vielmehr ein erfrischender Wind wehen.

BUCHTIPP

Bodenmann, Guy und Brändli, Caroline: Was Paare stark macht. Das Geheimnis glücklicher Beziehungen. 2. Auflage, Beobachter-Buchverlag, Zürich 2010

5.4 Harnwege

Reizungen und Entzündungen

Die Harnröhre ist bei Frauen kürzer als bei Männern, und Bakterien können schneller in die Blase aufsteigen. Manche Frau kennt Blasenentzündungen schon aus der Jugendzeit; in den Wechseljahren tauchen die Probleme vielleicht erneut auf. Auch Reizzustände von Harnröhre und Blase sind häufig.

Symptome
Typisch sind: ein unangenehmes Gefühl, Brennen oder krampfartige Schmerzen beim Wasserlassen, häufiger Harndrang mit spärlichem Urin, trüber oder blutiger Urin. Harnröhrenentzündungen brennen eher während des Wasserlösens. Schmerzen am Ende des Wasserlösens – besonders über dem Schambein – deuten auf eine Blasenentzündung. Oft kommen auch Mischformen vor.

Hintergrund
In den Wechseljahren werden die Schleimhäute dünner, trockener und schneller reizbar – das gilt ebenso für die Auskleidungen von Harnröhre und Blase. Auch bei Entzündungen mit Infektionserregern spielt diese Trockenheit teilweise eine Rolle. Nicht speziell wechseljahrbedingt sind Reizungen der Harnröhre durch Chlorwasser, Seife oder Syndets, durch zu häufiges Waschen des Intimbereichs oder zu ausgiebige Vollbäder. Schliesslich kann auch eine Harninkontinenz, bei der nach dem Wasserlassen etwas Restharn in der Blase verbleibt, Entzündungen Vorschub leisten.

Hauptverursacher von Infektionen sind Bakterien, die aus dem Darm stammen. Auch Scheidenentzündungen können auf die Harnröhre oder die Blase übergreifen.

INNERLICH

Cranberry- und Preiselbeersaft
Beim ersten Anzeichen eines Infekts: Trinken Sie dreimal täglich ein Glas (1 dl) Saft. Oder essen Sie getrocknete oder frische Beeren. Achten Sie bei den Getränken auf einen hohen Beerensaft-

anteil. Sie können den Saft auch mit Wasser verdünnen, wenn er Ihnen zu sauer ist.

Nieren-Blasen-Tees
Tee aus Bärentraubenblättern (uva ursi) hat eine antibakterielle Wirkung. Er darf nicht zu stark ziehen – Achtung bei empfindlichem Magen! Und trinken Sie den Tee während höchstens acht Tagen (Dosierung nach Anweisung des Drogisten, der Apothekerin). Dasselbe gilt für fertige Nieren-Blasen-Teemischungen mit Bärentraubenblättern.

Kesse Kresse
Blätter und Blüten der Kapuzinerkresse wirken antibiotisch und regen das Immunsystem an. Nehmen Sie Kapuzinerkresse-Tropfen oder Fertigpräparate in Tablettenform ein – diese enthalten zum Teil auch keimreduzierenden Meerrettich. Die Alternative im Sommer: Mischen Sie die frischen, leuchtend gelben und orangen Blüten der Kapuzinerkresse in den Salat. Sie sind essbar!

Brombeeren, Himbeeren, Johannis- und Stachelbeeren
Auch mit Beeren soll man Blasenentzündungen in den Griff bekommen, besagen alte Hausmittelsammlungen.

Vitamin C tut Ihnen jetzt gut
Vitamin C gelangt mit dem Urin in die Harnblase und lässt den Urin saurer werden – was manche Bakterien gar nicht lieben. Besonders viel Vitamin C enthalten folgende Früchte und Gemüse: Erdbeeren, Kiwi, Orangen, Sanddornbeeren, schwarze Johannisbeeren, Zitronen; Broccoli, Grünkohl, Peperoni, Rosenkohl, Spinat.

ÄUSSERLICH

Warmes Kräuter-Sitzbad
Die Wärme wirkt krampflösend und schmerzlindernd. Als Zusatz eignet sich Salbei-, Schafgarben-, Thymian- oder Zinnkrauttee. 3 EL Pflanzenteile mit reichlich kochendem Wasser übergiessen, ziehen lassen und zum Badewasser giessen. Wickeln Sie sich während des Bads obenrum warm ein. Und ruhen Sie sich anschliessend im vorgewärmten Bett aus.

Ansteigendes Rosmarinöl-Fussbad
Für Fussbad-Liebhaberinnen: Dieses fein duftende Bad ist jetzt genau das Richtige. Sie brauchen ein Badethermometer und einen hohen Zuber oder eine Fussbadewanne (Drogerie, Sanitätsfachgeschäft). Das Wasser sollte möglichst bis unters Knie reichen. Tauchen Sie beide Beine in 35 Grad warmes Wasser und schütten Sie dann heisses Wasser dazu, bis die Temperatur etwa 39 Grad beträgt. Den restlichen Körper warm einpacken! Badedauer: insgesamt 15 Minuten, anschliessend

5. Die besten Rezepte für den Wechsel

eine halbe Stunde warm zugedeckt nachruhen.
Rezept für den Rosmarin-Badezusatz: 1 bis 5 Tropfen reines ätherisches Rosmarinöl mit 1 oder 2 EL Rahm oder Honig vermischen.

Klösterliches Badesalz

Ebenfalls für ein ansteigendes Fussbad geeignet ist das selbst gemachte Badesalz der Benediktinerin Theresita Blunschi aus dem Kloster Heiligkreuz in Cham (Anleitung siehe Kapitel 3, Seite 96).

Senf für die Füsse

Baden Sie Ihre Füsse in schwarzem Senfmehl. Diese Hautreiztherapie hilft zu entspannen und lindert Schmerzen. Wichtig: genau nach Anleitung vorgehen (siehe Seite 221).

Meerrettich für den Bauch

Legen Sie eine Meerrettich-Kompresse auf die Blasengegend (also auf den Unterbauch). Diese ist hautreizend, eine leichte Rötung der Haut und ein leichtes Kribbeln sind erwünscht. Über die verstärkte Durchblutung der Haut – und die Aufnahme der Inhaltsstoffe – soll die Therapie unter anderem die Muskeln entspannen und Schmerzen lindern. Halten Sie sich genau an die Anleitung, sonst drohen starke Hautreizungen! Verwenden Sie entweder Meerrettich-Salbe (10 %ig) aus Drogerie oder Apotheke oder frisch geriebene Wurzel.
Die Salbe tragen Sie direkt auf die Haut auf und lassen sie während 5 bis 10 Minuten einwirken. Anschliessend die Haut mit lauwarmen Wasser waschen, trocken tupfen und eincremen oder -ölen. Während einer halben Stunde nachruhen.
Und so bereiten Sie eine Kompresse aus Meerrettichwurzel zu: Wurzel fein reiben, das Mus eventuell kurz auf einem Pfannendeckel über kochendem Wasser wärmen, dann vollständig in ein Tuch einschlagen, sodass dieses nicht auseinanderfallen kann. Während etwa 3 Minuten auflegen. Nur wenn die Haut die Behandlung gut verträgt, Einwirkungszeit auf insgesamt maximal 10 Minuten steigern. Im Zweifelsfall lieber zu kurz als zu lang einwirken lassen. Anschliessend die Haut trocken tupfen, eincremen oder -ölen und nachruhen. Falls die Hautreizung unangenehm wird: Sofort abbrechen und die Haut mit lauwarmem Wasser gut abwaschen.

Kräuterkissen-Pflaster

Bei Krämpfen können Sie auch ein Wärme erzeugendes Kräuterkissen-Pflaster (Drogerie, Apotheke) auf den Bauch legen. Einmal geöffnet, gibt es fast 24 Stunden Wärme ab. Besonders gut geeignet für unterwegs.

Reizblase und Reizharnröhre

Wenn Blase oder Harnröhre dauernd gereizt sind, spricht man von Reizblase oder Reizharnröhre (Urethralsyndrom). Dabei können keine Krankheitserreger nachgewiesen werden. Typisch sind häufiges Wasserlösen und auch Schlafstörungen durch den verstärkten Harndrang und den mehrmaligen Gang zur Toilette jede Nacht.

> Die Reizharnröhre kann sich bemerkbar machen in Form von Schmerzen in der Harnröhre (unten in der Vagina), besonders auch nach dem Geschlechtsverkehr.
> Die Schmerzen bei der Reizblase sind oberhalb des Schambeins lokalisiert.
> Auch eine andere Erscheinung, die interstitielle Zystitis, kann lästige, chronische Blasenschmerzen bereiten.

Bei allen drei Formen hilft: viel trinken und Wärme – für die Blase vom Bauch her, für die Harnröhre von unten her. Auch Kupfersalben- oder Zitroneneukalyptus-Auflagen eignen sich hervorragend. Eine gute Intimpflege verhindert zusätzliche Reizungen der Harnröhre.

Phytoöstrogene

Cremen für den Intimbereich mit östrogenähnlichen Pflanzenwirkstoffen oder Zäpfchen zum Einführen in die Vagina sind bei immer wiederkehrenden Entzündungen Gold wert – zum Beispiel Rhapontik-Rhabarber-Creme oder die in einigen Apotheken erhältliche vaginale Kräutercreme mit Salbei, Zypresse und Niaouli (weitere Präparate siehe Seite 160).

Zitroneneukalyptusöl-Lappen

Wirkt, riecht gut und leistet unterwegs gute Dienste: Mischen Sie 1 bis 2 Tropfen dieses ätherischen Öls mit einem Speiseöl. Geben Sie etwas davon auf einen Lappen, legen Sie diesen auf den Bauch oder klemmen Sie ihn in den Slip.

ANTHROPOSOPHISCHE MEDIZIN

Salbenauflagen

Auch die Anthroposophie nutzt Salbenauflagen – über Nacht oder mehrmals täglich auf den Unterbauch. Sie sind in spezialisierten Apotheken erhältlich.

> Bei symptomreicher, schmerzhafter Blasenentzündung: Kupfersalben – sie wärmen und sollen krampfartige Schmerzen lindern.
> Bei immer wiederkehrenden Entzündungen oder Reizungen: Silbersalbe

Cantharis-Globuli

Dieses Komplexmittel enthält die Spanische Fliege Cantharis – einen smaragdgrünen, schillernden Käfer –, ausserdem Schafgarbe und Schachtelhalm (alle Inhaltsstoffe in homöopathischer Form). Das Mittel lindert brennende Schmerzen und wirkt bei Infekten der Harnwege entzündungshemmend. Wie Sie Globuli richtig anwenden, lesen Sie in Kapitel 3, Seite 101, mehr zur anthroposophischen Medizin auf Seite 102).

SO HELFEN SIE SICH SELBST

Ausreichend trinken

Trinken Sie während einer Entzündung mindestens zwei Liter pro Tag, um die Harnwege durchzuspülen. Am besten ist stilles Wasser oder Kräutertee, der gleichzeitig entkrampft, die Reizung lindert oder harntreibend wirkt. Zum Beispiel im Wechsel Birkenblätter-, Brennnessel-, Kamillenblüten-, Schafgarben- und Thymiantee. Auch um häufigen Infekten vorzubeugen, ist genügend Flüssigkeit essenziell, besonders im Sommer.

Warm einpacken

Halten Sie Füsse und Unterleib warm, etwa mithilfe einer Wärmflasche oder mit einem Schal um den Bauch. Vorbeugend ist Kälteschutz wichtig: Vermeiden Sie es, sich auf kalte Stühle, Steine etc. zu setzen. Auch warme Füsse schützen vor Blasenentzündung. Nach dem Schwimmen: Ziehen Sie rasch trockene Kleider oder einen trockenen Badeanzug an.

Regelmässig aufs WC

Zur Vorbeugung sollten Sie künftig Ihre Blase jeweils vollständig entleeren – und zwar, ohne zu pressen.

Die Intimregion fetten

Vorbeugend, besonders bei wiederkehrenden Infekten, wirkt sich eine gute Intimpflege aus: Fetten Sie die Venuslippen und die Klitoris täglich (siehe auch Seite 180).

Stärken Sie Ihre Abwehr

Mit einer gestärkten Abwehr können Sie vielleicht Ihre nächste Blasenentzündung umgehen (mehr dazu auf Seite 210). Weitere Tipps zur Vorbeugung von Harnwegsinfekten finden Sie auf Seite 177.

LOKALE HORMONTHERAPIE

Östrogen gegen chronische Reizungen

Wenn Reizungen der Harnröhre oder der Blase chronisch werden, kann Ihnen Ihre Ärztin auch eine Hormoncreme mit Östrogen für die Intimregion verschreiben. Diese Präparate bauen die Schleimhaut auf und lindern Reizungen – auch die der Harnröhre, weil diese, wie auch der Blasenboden, aus sehr ähnlichem

Gewebe besteht wie die Scheide (zur Hormontherapie siehe Kapitel 4, Seite 118).

ZUR ÄRZTIN, WENN ...

> die Beschwerden stark sind oder sich nicht innert weniger Tage bessern.
> Sie unter Fieber oder Schüttelfrost leiden, Schmerzen in der Nierenregion bekommen oder Blut im Urin sichtbar ist.
> Verdacht auf eine Harnleiter- oder Nierenentzündung besteht.
> Sie immer wieder an Harnwegproblemen leiden.

INFO

> www.frauenpraxis-runa.ch
> Merkblatt: Wenn Wasserlassen zur Qual wird

Bücher
> Ehmer, Ines: Blasenentzündungen, Blasenschmerzen ... damit müssen Sie nicht leben. Zuckerschwerdt Verlag, München 2008
> Freimann, Anne: Wege aus der Blasenschwäche. Schlütersche Verlagsgesellschaft, Hannover 2007

Harndrang und Inkontinenz

Harninkontinenz - der unkontrollierte, ungewollte Abgang von ein paar Tröpfchen oder mehr Urin - tritt bei vielen Frauen erstmals in den Wechseljahren auf, manchmal auch schon früher. Jede dritte Frau hat im Lauf ihres Lebens mit einer Form von Harninkontinenz zu tun. Die Drang- und die Belastungsinkontinenz oder auch Mischformen der beiden Typen sind die häufigsten Arten von Blasenschwäche bei Frauen.

Symptome

Dranginkontinenz: plötzlicher, starker Urindrang. Eventuell fliessen kleinere oder grössere Mengen von Urin aus, wenn frau die Toilette nicht schnell genug erreicht.

Belastungsinkontinenz: Sporadischer, unwillkürlicher Abgang von Urin - ohne Harndrang - zum Beispiel beim Niesen, Husten, Lachen, Pressen, Rennen, beim Heben schwerer Dinge oder bei voller Blase.

Hintergrund

Ursache der **Dranginkontinenz** ist eine Fehlregulation des Blasenmuskels. Für diese Störung gibt es zahlreiche Ursachen, und nicht immer lässt sich ein Auslöser feststellen. Bei Männern ist häufig eine vergrösserte Prostata schuld. Bei Frauen in den Wechseljahren liegt der Grund oft darin, dass die Schleimhaut von Blase und Harnröhre dünner und spröder wird und das Becken weniger gut durchblutet ist. Das reizt die Harnröhre und die Blasenwand, und die körpereigenen «Messfühler» in der Blasenwand werden empfindlicher: Sie melden dem Gehirn eine volle Blase, obschon der Gang zur Toilette noch lange nicht fällig ist.

Die **Belastungsinkontinenz** (auch Stressinkontinenz genannt) betrifft überwiegend Frauen. Ihr liegt oft eine Schwäche des Beckenbodens, eventuell auch eine Senkung von Blase, Gebärmutter oder Scheide zugrunde (siehe Kapitel 2, Seite 52). Normalerweise fängt der Beckenboden Druckerhöhungen im Bauchraum auf, die etwa durch Niesen oder Lachen entstehen. Eine schwache Beckenbodenmuskulatur kann den erhöhten Druck nicht ausgleichen, und die Harnblase entlässt passiv – für einmal ohne Zutun der Blasenmuskulatur – einige Tropfen oder mehr Urin. Eine Belastungsinkontinenz taucht oft schon bei jüngeren Frauen nach Geburten auf, denn das Gewicht des Kindes im Mutterleib dehnt die Beckenbodenmuskulatur. Wenn sich ab den Wechseljahren die Schleimhäute von Harnröhre und Blase zurückbilden und das Becken schlechter durchblutet wird, kann dies ebenfalls zu Stressinkontinenz führen.

und desinfizierend. Das Weidenröschen gilt in der Volksmedizin als entzündungshemmende und krampflösende Helferin bei Reizblase.

Sägepalme

Die Früchte dieser aus Nordamerika stammenden Pflanze drosseln den Harndrang und helfen, die Blase besser zu entleeren. Tropfen oder Pillen erhalten Sie in Drogerien und Apotheken.

Heidelbeer- und Preiselbeersaft

Trinken Sie öfters ein Glas. Der Farbstoff Myrtilin der Heidelbeere wirkt antibakteriell, genauso die Preiselbeeren. So beugen Sie nicht nur Blasenentzündungen vor, sondern lindern eventuell auch Reizzustände der Blase bei Belastungsinkontinenz.

Hilfreicher Snack: Kürbiskerne

Knabbern Sie die Kerne zwischendurch, streuen Sie sie leicht angeröstet über den Salat. Einen Versuch wert ist auch Kürbiskernöl als Salatöl.

INNERLICH

Birke, Schafgarbe, Weidenröschen, Zinnkraut

Zinnkraut und Birkenblätter wirken leicht harntreibend, Schafgarbe krampflösend

ÄUSSERLICH

Warmes Kräuter-Sitzbad

Als Zusatz eignet sich Schafgarben-, Thymian-, Weidenröschen- oder Zinnkrauttee (siehe Seite 171).

TRADITIONELLE CHINESISCHE MEDIZIN

Yamswurzel
Shan Yao, bei uns Yamswurzel genannt, soll die Lebensenergie Qi stärken, das Yin nähren und den Nieren guttun und ist besonders bei häufigem Harndrang angezeigt. Yamswurzelhaltige Tinkturen, Kapseln oder Tee erhalten Sie in Drogerien und Apotheken. Die Wurzeln finden Sie in asiatischen Lebensmittelgeschäften. Sie werden wie Kartoffeln gekocht und zu einer süssen oder salzigen Mahlzeit verarbeitet.

Rückenklopfen
Diese Akupressur-Massage wirkt vorbeugend oder zur Linderung von Beschwerden bei Harninkontinenz, speziell bei Problemen mit dem Wasserlassen und bei Kreuzschmerzen. Ballen Sie Ihre Hände zur Faust, der Daumen bleibt aussen. Nun klopfen Sie sich mit der Seite von Daumen/Zeigefinger – **nicht** mit den Knöcheln – rhythmisch ins Kreuz. Mehrmals täglich durchführen und jeweils 18-mal klopfen (mehr zur TCM in Kapitel 3, Seite 106).

SO HELFEN SIE SICH SELBST

Nicht aufs Trinken verzichten
Viele von Inkontinenz Betroffene trinken zu wenig – aus Angst vor unkontrolliertem Harnabgang. Doch eine verringerte Flüssigkeitszufuhr führt zu konzentriertem Urin und erhöht damit das Risiko für Harnwegsinfekte.

Pressen ist tabu
Achten Sie darauf, dass Sie die Blase beim Wasserlassen jeweils vollständig entleeren. Dabei keinesfalls pressen, auch beim Stuhlgang nicht! Lassen Sie sich Zeit. Und setzen Sie sich richtig hin. Sonst besteht die Gefahr einer Senkung von Organen des Unterleibs, und es können Hämorrhoiden entstehen bzw. sich verschlimmern.

Blasentraining bei Dranginkontinenz: Sie geben nicht dem ersten Harndrang nach, sondern zögern das Aufsuchen der Toilette immer weiter hinaus und gewöhnen die Blase an regelmässige Entleerungszeiten. In der ersten Woche verschieben Sie den Gang aufs WC zum Beispiel immer um eine Minute. Wenn das gut geht, in der zweiten Woche um zwei Minuten und so weiter. Übrigens: Früher wurde bei Inkontinenz empfohlen, den Harnstrahl während des Wasserlassens zu unterbrechen. Das ist schädlich, lassen Sie es bleiben.

Starker Beckenboden
Bei allen Arten von weiblicher Inkontinenz angezeigt: die Beckenbodenmuskulatur gezielt trainieren. Wichtig ist aber auch, allfällige Ursachen der Beckenbodenschwäche anzugehen, etwa einen chronischen Husten zu behandeln. Und schonen Sie fortan Ihren Beckenboden, indem Sie möglichst nichts Schweres

heben und schieben – oder wenn doch, dann richtig (siehe Kapitel 2, Seite 55).

Vaginalkonen und Liebeskugeln

Scheidenkonen oder Scheidenkugeln sind Hilfsmittel, um bei Belastungsinkontinenz und leichter Senkung die Beckenbodenmuskeln zu stärken. Die zylinderförmigen Konen erhalten sie in der Apotheke, meist als Set mit verschiedenen Gewichten – zum Beispiel von 20 bis 70 Gramm. So können Sie zuerst mit leichteren Konen, dann mit schwereren trainieren. Das Muskeltraining besteht darin, den Konus während des Stehens oder Gehens so in der Scheide zu halten, dass er nicht hinausgleitet. Zweimal täglich 15 Minuten genügen. Ähnlich wie einen Tampon können Sie den Konus an einem Faden wieder herausziehen. Bei Belastungsinkontinenz gibt es Vaginalkonen auf Rezept. Günstiger und genauso effektiv sind Liebeskugeln, die Sie in Erotikshops kaufen können. Bei regelmässigem Gebrauch trainieren sie den Beckenboden und erhöhen die Empfindungsfähigkeit der Scheide.

Mechanische Stütze für die Organe

Eine weitere Möglichkeit, die Organe im Unterleib zu stützen, sind Pessare für die Vagina. Geeignet sind sie für Frauen mit instabilem Beckenboden und einer starken Senkung von Blase oder Gebärmutter, insbesondere wenn in gewissen Situationen ein ungewollter Urinverlust vermieden werden soll – oder um eine nötig werdende Operation hinauszuzögern. Pessare bestehen aus weichem Kunststoff, es gibt würfel- oder ringförmige. Sie werden von der Gynäkologin angepasst und von der Frau selbst bei Bedarf in die Scheide eingesetzt und wieder herausgenommen.

ZUR ÄRZTIN, WENN ...

> Sie störende Symptome von Inkontinenz oder verstärktem Harndrang haben.
> Sie unter nicht gewolltem Wind- oder Stuhlabgang leiden (Wind- oder Stuhlinkontinenz).
> Sie mit Selbsthilfemassnahmen nicht weiterkommen.
> Schmerzen beim Wasserlassen auftreten (siehe auch Seite 170).

INFO

> www.inkontinex.ch Schweizerische Gesellschaft für Blasenschwäche; Infos zur Krankheit, Patientenratgeber

INTIMPFLEGE – SICH ÜBERALL GUTES TUN

Dem Gesicht tun Frauen täglich Gutes und auch ihren Körper verwöhnen sie nach dem Duschen mit Ölen, Lotionen oder Cremen. Wieso eigentlich nicht die Intimregion? Eine regelmässig gecremte Scheiden- und Afterregion ist weniger anfällig für Austrocknung, kleine Risse und Blessuren und besser geschützt vor Krankheitserregern – vom wohltuenden Massageeffekt des Verwöhnprogramms für die Intimregion einmal ganz abgesehen.

Für die tägliche Intimpflege eignen sich Öle, Salben oder Cremen. Vielleicht wählen Sie Raps-, Sonnenblumen- oder Weizenkeimöl und gönnen Ihrer Haut damit eine Extraportion Vitamin E. Oder Sie verwenden Ihre Körper-, Hand-, Gesichtscreme. Was wohltut, benützen Sie weiter. Was sich unangenehm anfühlt oder brennt, lassen Sie bleiben. Probieren Sie ruhig aus, Sie können (fast) nichts falsch machen!

FÜR DIE TÄGLICHE INTIMPFLEGE

Wenn Sie vor allem pflegen und schützen wollen, wählen Sie ein Öl, eine Salbe oder eine Creme, wenn Sie eher befeuchten möchten, eine Lotion oder ein Gel.

> **Speise- und Pflanzenöle:** Lein-, Oliven-, Raps-, Sesam- und Sonnenblumenöl eignen sich für die tägliche Pflege, zudem auch Mandelöl. Sie können sie eventuell mit ein paar Tropfen eines fein duftenden ätherischen Öls wie Rose oder Lavendel anreichern (siehe Seite 156). Ebenfalls geeignet sind: Granatapfelkernöl, Johanniskrautöl, Öl aus den Samen von Borretsch oder Nachtkerzen, Rosenöl (ätherisches, mit fettem Pflanzenöl gemischt), Ringelblumen- oder Schlehenblütenöl (fetter Auszug von Blüten in Pflanzenöl), Weizenkeimöl (**die** Vitamin E-Bombe).

> **Cremen, Salben, Lotionen, Gels:** Fettende Salben oder Cremen mit Heilwirkung enthalten zum Beispiel Granatapfel, Hamamelis (Zaubernuss), Käslikraut (Malve), Rhapontik-Rhabarber (Rheum rhaponticum), Ringelblume, Rose, Rosmarin. Befeuchtende Lotionen und Gels gibt es mit Santakraut (Eriodictyon californicum) oder Wassernabel (Centella asiatica), dazu reines Aloe-Vera-Gel, Soja- oder Yamsgel. Eine weitere Alternative ist Jojobaöl, ein flüssiges Wachs pflanzlichen Ursprungs.

REINIGUNG: SO GEHTS AM SCHONENDSTEN

Beim täglichen Waschen oder Duschen verabschieden Sie sich am besten ganz von Seife, Duschmitteln und Syndets. Die meisten zerstören den schützenden Säuremantel der Haut, die Venuslippen trocknen aus und reagieren empfindlicher auf mechanische Beanspruchung. Aber auch Wasser lässt die Haut trocken werden. Deshalb sollten Sie nach jedem Waschen Ihre Intimregion einölen oder eincremen. Und sich unterum nicht zu häufig waschen.

Baden Sie Ihrer Intimregion und überhaupt Ihrer Haut zuliebe mit rückfettendem Badezusatz (und möglichst nicht zu heiss). Wie Sie einen solchen Zusatz selbst herstellen, lesen Sie auf Seite 199. Auch nach dem Baden das Eincremen nicht vergessen.

UND WENNS DAUERND BRENNT?

Gegen immer wiederkehrende Beschwerden von Harnröhre, Blase oder Scheide helfen – neben der guten Intimpflege – folgende einfachen Kniffs:

> **Luftig und leicht:** Tragen Sie keine zu enge Unterwäsche (insbesondere Strings) und achten Sie darauf, dass diese luftdurchlässig ist. Baumwolle ist besser als Synthetik. Verzichten Sie wenn möglich auf Slipeinlagen, damit immer genügend Luft an die Intimregion kommt.
> **Eventuell eine Allergie?** Allergieauslösende Stoffe kommen fast überall vor: in Waschmitteln, Seifen, Parfums, Körpermilch, Tampons, Binden, Slipeinlagen, Gleitmitteln, Kondomen und Diaphragmen. Lassen Sie verdächtige Produkte eine Weile weg und beobachten Sie, ob die Reizungen verschwinden.
> **Nach dem Sex:** Sie können sich unterum abduschen – und auf die Toilette gehen. Allfällige Infektionserreger gelangen so weniger einfach in die Harnröhre.
> **Richtige Toiletten-Technik:** Wischen Sie immer von vorne nach hinten. Sonst besteht die Gefahr, dass Sie Bakterien oder Pilze aus dem Darm in die Scheide oder in den Harnröhreneingang verschleppen.

INFO

> **www.frauenpraxis-runa.ch** Merkblatt: Brennen, Beissen, Ausfluss
> Merkblatt: Intimpflege für Jung und weniger Jung

5.5 Körper und Knochen

Die leidigen Kilos

«Ich esse nicht mehr als sonst, trotzdem nehme ich zu!» Kein Grund zu verzweifeln: So geht es vielen Frauen in der Zeit des Wechsels. Vermutlich müssen Sie sich mit ein paar Pfunden mehr anfreunden. Mit kleinen, aber dauerhaften Umstellungen der Essgewohnheiten und mit täglicher Bewegung werden Sie es schaffen, das Gewicht zu stabilisieren. Oder falls nötig, etwas Übergewicht zu reduzieren.

Symptome

Laut Statistik sind in der Schweiz 18 Prozent der Frauen zwischen 35 und 49 Jahren übergewichtig, unter den 50- bis 64-Jährigen sind 28 Prozent zu schwer, nach 65 fast 35 Prozent. Alterungsprozesse – denen im Übrigen auch Männer unterliegen – lassen Frauen mit den Jahren mehr Pölsterchen ansetzen. Das Gewicht zu halten, wird schwieriger. Oft ändert sich auch die Form der Figur. Po, Bauch, Hüften und der Oberkörper werden molliger. Bei manchen Frauen bleibt der Speck dauerhaft, bei anderen verschwinden die Extrapfunde nach den Wechseljahren von allein wieder.

Hintergrund

In den Wechseljahren verändert sich die Körperzusammensetzung: Die Muskelmasse nimmt ab, die Fettmasse zu. Ausserdem benötigt der Körper mit den Jahren immer weniger energiereiche Nahrung. Wer dann weiter isst wie bisher, legt zwangsläufig ein paar Kilogramm zu. Das hat auch sein Gutes und ist von der Natur schlau gemacht: Denn das Fettgewebe kann Östrogen produzieren und gleicht somit die langsam versiegende Östrogenproduktion in den Eierstöcken etwas aus.

INNERLICH

Tees zur Unterstützung
Matetee können Sie ab und zu geniessen, er mildert übermässigen Hunger. Auch chinesischer Oolongtee soll hilfreich sein und die Fettverbrennung mobilisieren.

Der Bauch, das Mass aller Dinge

Mit dem Body Mass Index (BMI) lässt sich Übergewicht abschätzen – das werden Sie kennen. Der BMI ist aber nur begrenzt aussagekräftig, denn er unterscheidet nicht, ob eine Person übergewichtig oder bloss muskulös ist. So konnte in Studien kein eindeutiger Zusammenhang zwischen hohem BMI und einem grösseren Herzinfarktrisiko festgestellt werden.

Anders beim Bauchumfang: Neuere Studien zeigen, dass dieser mehr über mögliche Gesundheitsrisiken aussagt als der BMI. Bei Frauen wird bereits ein Bauchumfang von 80 cm als ein gewisses Risiko für Herz-Kreislauf-Erkrankungen eingestuft. Bäuche mit mehr als 88 cm Umfang sollten unbedingt schrumpfen.

Mit Ballaststoffen Ballast abwerfen

Indische Flohsamenschalen oder Leinsamen helfen, Ihren Darm auf Trab zu bringen. Dazu müssen Sie allerdings viel trinken. Am besten haben Sie am Arbeitsplatz oder zu Hause immer ein Glas Wasser oder ungesüssten Tee auf dem Tisch stehen und nehmen für unterwegs eine Thermoskanne oder Wasserflasche mit.

AYURVEDA

Yoga gegen Kapha-Störungen

Eine ungewollte Gewichtszunahme wird in der Ayurveda-Medizin als Kapha-Ungleichgewicht angesehen (siehe Kapitel 3, Seite 112). Morgendliche Yogaübungen können beim Abnehmen helfen. Das hält zudem die Gelenke beweglich und lässt Sie den Tag positiv beginnen.

Selbstmassage

Ein weiterer Tipp der Ayurveda-Medizin sind Ganzkörpermassagen. Verwenden Sie dazu ein Öl mit einem Anteil an echtem ätherischem Salbei. Oder führen Sie die Massage ohne Öl aus, dafür mit einem speziellen ayurvedischen Garshan-Massagehandschuh aus Rohseide. Wie Sie beim Massieren vorgehen, lesen Sie auf Seite 116.

SO HELFEN SIE SICH SELBST

Die Langsamkeit entdecken

Essen Sie genussvoll und langsam. Kauen Sie jeden Bissen gut durch. Denn das Sättigungsgefühl tritt erst nach 15 bis 30 Minuten ein. Sobald der Moment da ist: Aufhören mit Essen! Machen Sie ausserdem längere Pausen zwischen den drei bis fünf Mahlzeiten am Tag. Und essen Sie nicht zwischendurch. Auch reichlich Wasser trinken ist wichtig, das hilft bei kleinen Hungerästen.

Bewegt gehts besser

Eine allgemein nachweisbare Beziehung zwischen Körperfülle und Krankheit oder

Tod zeigt sich erst bei starkem Übergewicht. Dass alle Molligen bloss fasten müssten, um ihre Lebenserwartung zu verbessern, ist ein Trugschluss: Bewegung schützt Fettleibige, die nur ein paar wenige Kilos zu viel haben, besser vor Herz-Kreislauf-Erkrankungen. Das Risiko von beleibten, aber sportlichen Frauen, einen Herzinfarkt zu erleiden, ist kleiner als dasjenige von dünnen Frauen, die dem Nichtstun frönen. Fett und fit ist gesünder als schlank und schlapp. Und sich in seiner Haut – auch mit ein paar Rundungen – wohlzufühlen, ist wichtiger als Schlanksein.

Es gibt kaum eine Lebensstiländerung, die so vielseitige positive Effekte zeitigt wie das körperlich Aktivsein. Ohne Bewegung bewegt sich auch der Zeiger auf der Waage meist nicht bleibend nach unten. Wer regelmässig turnt, rennt oder «walkt», baut Muskelmasse auf – und erhöht so den Energieverbrauch. Der Körper lernt quasi, zur Bereitstellung von Energie seine Fettreserven anzuknabbern.

Jojo: nein danke!

Widerstehen Sie den Versprechungen von Crash-Diäten. Keine einzige kurzzeitige Diät zeitigt langfristig Effekte. Im Gegenteil: Auf befristete Diäten folgt nahezu immer eine noch stärkere Gewichtszunahme – der berühmte Jojo-Effekt. Denn bei eingeschränkter Energiezufuhr aktiviert der Körper sein Energiesparprogramm – um sich vor dem (vermeintlichen) Verhungern zu schützen. Somit legt er wieder Fettpölsterchen an. Blitz-Diäten und das damit einhergehende Schaukelgewicht bergen die Gefahr von Gallensteinen, Gichtanfällen sowie Leberfunktionsstörungen. Rigoroses Abnehmen kann zudem zu einer Knochenentkalkung und damit zu einem erhöhten Osteoporoserisiko führen (siehe Seite 190).

Du bist, was du isst

Wenn Sie abnehmen wollen: Lassen Sie sich Zeit – versuchen Sie zunächst, Ihr Gewicht zu stabilisieren. Stellen Sie Ihre Ernährung nicht plötzlich rigoros um, sondern nur dann, wenn Sie die Vorgaben auch langfristig (sprich: unbegrenzt) durchhalten wollen und können. Sich Verbote auferlegen, ist kontraproduktiv. «Sündigen» Sie lieber mit Mass – und Spass.

Die beste Diät für Frauen: mediterran!

Jede Diät funktioniert über die Reduktion der Gesamtkalorienmenge. Dabei sei es zweitrangig, welche Art von Kalorienträger man reduziert: Fett, Kohlenhydrate oder auch Eiweiss – so das Hauptergebnis einer grossen amerikanischen Diät-Vergleichsstudie. Allerdings gilt dies wahrscheinlich nur für Männer, das zeigt eine weitere, neuere Studie. Männer verlieren bei fettarmen Diäten (low fat), bei solchen, die Kohlenhydrate einschränken (low carb), und auch bei einer mediterranen Ernährung ähnlich viele Kilos. Frauen dagegen wogen bei fettarmer Kost nach zwei Jahren kein Gramm weniger! Mit mediterraner Kost hingegen konnten sie durchschnittlich über sechs Kilogramm abnehmen. Und mit einer kohlenhydratarmen Kost (wenig Getreideprodukte, Kartoffeln etc.) verloren die Frauen in der Studie immerhin rund zweieinhalb Kilo.

Ein mediterraner Speiseplan ist also ideal für Frauen! Wie Sie sich diesen im Binnenland Schweiz zusammenstellen, lesen Sie in Kapitel 2 (Seite 71).

Mit Unterstützung gehts besser

Je länger eine (erfolglose) Diät-Karriere dauert, desto schwieriger wird das Abnehmen. Gelingt es Ihnen partout nicht, Ihren periodischen Heisshunger zu kontrollieren? Nehmen Sie Hilfe in Anspruch. Ärztinnen, Psychologen, Ernährungsberaterinnen und Selbsthilfegruppen können Sie bei Ihrem Vorhaben unterstützen.

Gegen den Kummerspeck

Essen Sie manchmal, ohne hungrig zu sein, weil Sie traurig oder ärgerlich sind? Gegen das Essen aus Frust helfen Entspannungsmethoden (siehe Kapitel 2, Seite 66): Wenn Sie hastig und unbeherrscht essen, können Sie dieses Verhalten mithilfe von autogenem Training, Yoga oder Meditation ablegen.

> **ZUR ÄRZTIN, WENN ...**
>
> - Sie starkes Übergewicht haben und abnehmen sollten – und sich dabei Unterstützung wünschen.
> - Sie Wassereinlagerungen oder Schwellungen in den Beinen bemerken.
> - Sie, ohne dass sich das erklären liesse, stark an Gewicht verlieren.

> **INFO**
>
> - **www.ebalance.ch** Kostenpflichtiges Programm zum Abnehmen
> - **www.saps.ch** Schweizerische Adipositas-Stiftung; Tipps zum Abnehmen und Broschüre «Übergewicht – welcher Ess-Typ sind Sie?»
> - **www.suissebalance.ch** Programm von Bundesamt für Gesundheit und Gesundheitsförderung Schweiz; Tipps zum Thema Ernährung

Schmerzende Brüste, Wassereinlagerungen

Brustspannen vor der Periode und andere Wassereinlagerungen im Körper - in den Fingern, in Armen und Beinen - sind charakteristisch für die Phase der Prämenopause

5. Die besten Rezepte für den Wechsel

(siehe Seite 28). Dazu gesellen sich oft weitere Beschwerden wie eine verletzliche Stimmungslage, Gereiztheit, ein kürzer werdender Zyklus, stärkere Blutungen, Konzentrationsprobleme und Kopfschmerzen. Weil dies meist vor der Menstruationsblutung passiert, spricht man vom prämenstruellen Syndrom (PMS).

INNERLICH

Mönchspfeffer

Das Mittel der Wahl! Mönchspfefferfrüchte wirken ähnlich wie das Gelbkörperhormon Progesteron und steuern damit dem Hormonungleichgewicht – einem relativen Östrogenüberschuss – entgegen. Am wirksamsten ist eine konzentrierte Form, als Tropfen oder als Extrakt (Näheres zur Einnahme siehe Seite 134).

Nachtkerze und Yams

Manchen Frauen hilft Yamswurzeltee oder -extrakt, andern das Öl der Nachtkerzensamen. Dieses gibt es als Ölkapseln zu kaufen (siehe Seite 135).

ÄUSSERLICH

Geranien vor dem Balkon

Bei Spannungsgefühlen in den Brüsten hat die Erfahrungsmedizin von Frauen für Frauen zudem folgenden Kniff auf Lager: ätherisches Geraniumöl (Pelargonium graveolens/roseum). Reiben Sie Ihre Brüste bei Bedarf mit ein paar Tropfen folgender Mischung ein: wenige Tropfen ätherisches Geraniumöl (plus eventuell einige Tropfen ätherisches Lavendelöl) in 30 ml Mandel-, Oliven- oder Rapsöl.

Tipp aus dem Klostergarten

Klosterfrau Theresita Blunschi rät bei geschwollenen Füssen zu einem lauwarmen Holunderfussbad. Das Rezept finden Sie auf Seite 97.

HOMÖOPATHIE

Sanguinaria canadensis

Bei Brustschwellungen und Druckempfindlichkeit kann Sanguinaria helfen, der kanadische Blutwurz.

TRADITIONELLE CHINESISCHE MEDIZIN

Maishaartee

Die TCM setzt bei Wassereinlagerungen und Brustspannen auf den regelmässigen Verzehr von Mais – und auf Maishaartee.

SO HELFEN SIE SICH SELBST

Viel Sport, wenig Salz

Bewegung kann Ihnen jetzt guttun; auch Hormon-Yoga (siehe Seite 58) soll sich bei

Wasseransammlungen im Gewebe lohnen. Ratsam ist zudem eine salzarme Ernährung.

ZUR ÄRZTIN, WENN ...

> die von Ihnen ergriffenen Massnahmen nicht helfen.

Gelenkbeschwerden

Schmerzende oder auch steife Gelenke sind ein häufiges Problem in den Wechseljahren. Der Hintergrund: Das Bindegewebe, das die Gelenke umgibt, ist wegen der hormonellen Umstellung weniger gut durchblutet und wird dadurch spröder und weniger elastisch. Eventuell verringert sich auch die Gleitflüssigkeit im Gelenk.

Wichtig bei Gelenkbeschwerden, die in den Wechseljahren auftauchen: Schieben Sie nicht alles auf die Abänderung! Auch behandlungsbedürftige rheumatische Krankheiten können sich in dieser Zeit bemerkbar machen, ohne dass sie mit dem Wechsel etwas zu tun haben: zum Beispiel Arthritis, eine schubweise auftretende entzündliche Gelenkerkrankung mit Morgensteifigkeit in den Gelenken, oder Arthrose, eine krankhafte Abnutzung des Knorpels der Gelenke.

Beachten Sie: Bei rheumatischen Erkrankungen können naturheilkundliche Anwendungen die Beschwerden lindern und eine schulmedizinische Therapie ergänzen, aber nicht ersetzen.

INNERLICH

Mädesüss, Teufelskralle und Weide

Alle drei Heilpflanzen werden erfolgreich bei rheumatischen Erkrankungen eingesetzt. Sie lindern den Schmerz, wirken entzündungshemmend und verbessern die Beweglichkeit – ihre Wirksamkeit wurde teilweise in klinischen Studien nachgewiesen.

Bei der Weide wird die getrocknete Rinde als Tee verwendet (in der Apotheke erhältlich): schluckweise trinken. Oder Sie nehmen Weidenrinde-Tabletten ein. Mit der aus Südafrika stammenden Teufelskrallenwurzel kochen Sie Tee, ausserdem sind Tropfen oder Pillen erhältlich. Mädesüsstee (aus Blüten und Kraut) wirkt ähnlich wie Weide und duftet süss. Bereiten und dosieren Sie den Tee gemäss der Empfehlung der Apotheke. Bei Salicylatüberempfindlichkeit sollten Sie Weide und Mädesüss nicht anwenden.

Tee in allen Varianten

Weitere hilfreiche Heilpflanzentees, um Schmerzen zu reduzieren und den Stoffwechsel in den Gelenken anzukurbeln: Birkenblätter, Brennnesselkraut, Goldrutenkraut, Löwenzahnwurzel, Pappelrinde und Pappelblätter oder spezielle Rheuma-Teemischungen (zur Zubereitung siehe Kapitel 3, Seite 91).

5. Die besten Rezepte für den Wechsel

Phytoöstrogene

Gelenkveränderungen in den Wechseljahren sprechen möglicherweise auch auf Phytoöstrogene in Soja, Leinsamen und anderen Pflanzen an (mehr dazu auf Seite 73).

Gesunde Fettsäuren

Fische wie Hering, Lachs, Sardine oder auch kaltgepresste Pflanzenöle (Baumnuss-, Hanf-, Lein-, Oliven- oder Rapsöl), die reich sind an Omega-3-, Omega-6- und anderen wertvollen Fettsäuren, können Ihren Speiseplan bereichern. Sie helfen, entzündlichen rheumatischen Leiden vorzubeugen – ebenso Herz-Kreislauf-Erkrankungen.

ÄUSSERLICH

Beinwell, Quark oder Zinnkraut

Wenn Ihnen Kühlendes angenehm ist und Sie geschwollene Gelenke oder Schmerzen haben, eignen sich Wickel mit Quark. Oder eine kühle Kompresse mit Beinwell- (Wallwurz) oder Zinnkrauttinktur: 1 EL Tinktur in 2,5 dl Wasser geben, ein Baumwolltuch hineintauchen, auswringen und während 10 bis 20 Minuten als Wickel anlegen. Wallwurz erhalten Sie übrigens auch als Salbe. Eine weitere kühlende Alternative ist Teufelskrallen-Gel.

Entspannende Wärme

Wärme in Form von warmen Duschen, Bädern, Wickeln oder Bettflaschen fördert die Durchblutung, regt den Stoffwechsel an, löst Muskelverspannungen und eignet sich bestens bei chronischen Gelenkproblemen. Einen heissen Arnikawickel bereiten Sie so zu: 1 EL Arnikaextrakt mit 2,5 dl heissem Wasser mischen, Baumwolltuch damit benetzen, auswringen, zweites Tuch darum binden und einige Minuten anlegen.
Achtung: Bei Rheumaschüben mit akuten Entzündungen der Gelenke ist Wärme kontraproduktiv! Achten Sie auf Ihr persönliches Empfinden, ob es Ihnen eher zu warm oder kalt rät.

Johanniskrautöl

Einreibungen mit Johanniskrautöl haben sich zur Linderung von Gelenkschmerzen bewährt. Das rote Öl können Sie in Apotheken kaufen oder selber herstellen: Schichten Sie dazu fein geschnittene Blüten, Blätter und Stängel in ein sauberes, verschliessbares Glas. Giessen Sie kalt gepresstes Olivenöl darüber, bis alle Pflanzenteile bedeckt sind. Vier Wochen an einem sonnigen, warmen Ort stehen lassen, abfiltern und vor Licht geschützt in einer dunklen Flasche aufbewahren. Das Öl hält sich ein halbes Jahr.

Rosmarin-Massage

Verwenden Sie 5- bis 10%iges Rosmarinöl oder mischen Sie einige Tropfen des puren ätherischen Öls mit Mandel-, Oliven- oder Weizenkeimöl. Gelenkmassagen damit fördern die Durchblutung, regen den Kreislauf und den Stoffwechsel an.

Bürstenmassage

Die Massage wenden Sie am besten täglich am frühen Morgen an. Sie fördert die Durchblutung, regt den Kreislauf an und kann sich auch bei Gelenkschmerzen günstig auswirken. Wies funktioniert, lesen Sie auf Seite 233.

HOMÖOPATHIE

Acidum sulfuricum, Cimicifuga, Sepia

Diese drei Mittel aus der homöopathischen Wechseljahrapotheke (siehe Anhang) eignen sich zur Linderung von Gelenkbeschwerden. Wählen Sie dasjenige Mittel, bei dem die Beschreibung des dazugehörigen Frauentyps und der Leitsymptome am besten zu Ihnen passen.

ANTHROPOSOPHISCHE MEDIZIN

Kraft aus dem Moor

In der anthroposophischen Medizin haben Moorextrakte zur Gelenkstärkung Tradition. Sie können mit entsprechenden Badezusätzen baden oder die Gelenke mit Ölen einreiben, die Moorextrakt (Solum uliginosum) enthalten. Zur innerlichen Anwendung gibt es auch homöopathische Komplexmittel-Globuli, die unter anderem aus Moorbestandteilen hergestellt worden sind. Wie Sie Globuli richtig anwenden, lesen Sie auf Seite 101).

SO HELFEN SIE SICH SELBST

Sporttherapie

Bewegung verbessert die Beweglichkeit der Gelenke. Geeignete Sportarten sind Langlaufen, Schwimmen, Spazierengehen, Tanzen, Velofahren, Walking. Auch Hormon-Yoga (siehe Seite 58) kann hilfreich sein. Vorsicht bei allzu grosser Belastung der Gelenke, etwa auf längeren Wanderungen oder bei Sportarten wie Joggen und Squash! Auch Fingergymnastik tut gut: Gezielte feinmotorische Übungen kräftigen und entspannen die Muskeln und wirken gegen den Schmerz.

Leichter gehts leichter

Falls Sie Übergewicht haben: Nehmen Sie ab! Jedes Kilo zu viel belastet die Gelenke (mehr zum Abnehmen siehe Seite 182).

ZUR ÄRZTIN, WENN ...

> die Gelenke schmerzhaft anschwellen.
> die Schmerzen in den Gelenken oder die Bewegungsstörungen immer wieder aufflammen sowie wenn sie zusammen mit Fieber oder einem Krankheitsgefühl auftreten.

> **INFO**
>
> > **www.rheumaliga.ch** Rheumaliga Schweiz; unter anderem Adressen für spezielle Rheumagymnastik

Osteoporose – poröse Knochen

Vorweg eine Entwarnung – in der Schweiz ist die Mehrzahl der über 50-jährigen Frauen knochengesund. Die Häufigkeit der Osteoporose nimmt mit dem Alter zu: Zwischen 50 und 60 Jahren haben etwa fünf Prozent der Frauen Osteoporose, bei den 60- bis 70-Jährigen sind es rund 20 Prozent, von den 70- bis 80-Jährigen sind etwa 35 Prozent, von den über 80-Jährigen mehr als 50 Prozent betroffen.

Bei Osteoporose verlieren die Knochen an Dichte, werden porös und brüchig. Osteoporose heisst wörtlich «poröse Knochen». Sie zeigt sich in der Regel frühestens ab 50 Jahren. In der Schweiz erleidet schätzungsweise jede dritte Frau und jeder siebte Mann einmal im Leben einen Knochenbruch als Folge einer Osteoporose.

Symptome

Knochenschwund bleibt oft über Jahre hinweg unbemerkt. Zuerst können Knochenschmerzen im Rücken auftreten, später Knochenbrüche – etwa bei Stürzen, aber auch ohne grosse Gewalteinwirkung. Am häufigsten brechen Oberschenkelhalsknochen (Hüftfraktur) oder Unterarmgelenksknochen, ausserdem die Wirbelkörper im Rücken. Wenn diese einbrechen, verformt sich der Rücken zu einem Buckel. Ein solcher Rundrücken ist nicht mehr biegsam, die Frau kann nur noch gebückt gehen, und ihre Körpergrösse nimmt ab. Fortgeschrittene Osteoporose ist schmerzhaft, viele Betroffene werden pflegebedürftig.

Hintergrund

Die Knochenmasse nimmt ab dem 30. Lebensjahr bis zum Lebensende um 30 bis 50 Prozent ab. Diese langsame Ausdünnung ist ein normaler Alterungsvorgang. Bei Frauen ist das Ausmass etwas ausgeprägter als bei Männern, und die Ausdünnung setzt früher ein. Frauen sind nach den Wechseljahren öfter von Osteoporose und Knochenbrüchen betroffen – weil der sinkende Östrogenspiegel im Körper mitverantwortlich ist für das Dünnerwerden der Knochen.

Liegt die gemessene Knochendichte mehr als 25 Prozent unter dem Wert junger Frauen, sprechen Mediziner von Osteoporose. Eine Abweichung unter 25 Prozent wird als Osteopenie bezeichnet. Osteoporose hat für sich allein keinen Krankheitswert. Nur die dadurch entstehenden Brüche lassen sie zum Gesundheitsproblem werden.

Unsere Knochen verändern sich im Lauf des Lebens. Sie sind nicht starr, sondern leben

Risikofaktoren für Osteoporose
- Alter
- Osteoporose bei Familienmitgliedern
- Bewegungsmangel
- Geringes Körpergewicht (Menschen mit Übergewicht sind hier für einmal im Vorteil)
- Unterernährung, Essstörungen, Crash-Diäten, Ernährung mit zu wenig Vitamin D oder zu wenig Kalzium (etwa wegen einer Milchunverträglichkeit), säurereiche Ernährung
- Geringe Sonnenexposition
- Längerer Ausfall der Menstruation (etwa wegen Spitzensport oder Magersucht)
- Menopause vor dem 40. Lebensjahr
- Entfernung der Eierstöcke vor dem 40. Lebensjahr
- Späte erste Menstruation, frühe Wechseljahre (Menstruation während weniger als insgesamt 30 Jahren)
- Chronische Magen-Darm-Erkrankungen, Hormonstörungen
- Einnahme gewisser Medikamente, zum Beispiel Kortikosteroide (Kortison) oder Antiepileptika, Mittel gegen Schilddrüsenüberfunktion, Östrogensenker, die bei Brustkrebs oder Endometriose verschrieben werden, ausserdem Chemotherapien und Bestrahlungen
- Rauchen

und werden unablässig auf- und abgebaut. Bis etwa 30 überwiegt der Aufbau. Dann ist die Spitzenmasse erreicht, die 10 bis 20 weitere Jahre mehr oder weniger aufrechterhalten wird. Von da an geht der Abbau etwas rascher vonstatten: Das Gitter im Innern der Knochen wird langsam weitmaschiger, die Dichte der Knochen nimmt ab. Ob es zur Osteoporose kommt, unterliegt mehreren Einflüssen: Entscheidend ist einerseits die in jungen Jahren aufgebaute Knochenmasse und die individuelle Stabilität der Knochen, andererseits das Tempo des Abbaus.

Bei der Osteoporose-Prävention geht es also darum, in Jugendjahren ein genügend grosses Knochenkapital aufzubauen, dieses im Alter möglichst zu erhalten und den natürlichen Abbau gering zu halten. Für die Knochengesundheit essenziell: Bewegung und eine ausreichende Zufuhr an Vitamin D und Kalzium – ein Leben lang (siehe Seite 196).

Wann ist eine Knochendichtemessung sinnvoll?

Mit einer Knochendichtemessung (Osteodensitometrie) lässt sich das Risiko, Knochenbrüche zu erleiden, besser abschätzen. Sie ist dann sinnvoll, wenn Sie bereits wegen eines banalen Unfalls einen Knochenbruch erlitten haben oder wenn Sie an Körpergrösse eingebüsst haben. Auch wenn Sie über längere Zeit Kortison eingenommen oder ein anderes schwerwiegendes Risiko haben, können Sie aus der Knochendichtemessung Hinweise erhalten, ob eine behandlungsbedürftige Osteoporose vorliegt.

Die am häufigsten verwendete Methode ist die Doppel-Energie-Röntgenabsorptiometrie (DEXA). Gemessen werden meist die Lendenwirbelsäule und der Oberschenkelhals, eventuell zusätzlich der Vorderarm. Sinnvoll sind zwei Messungen am selben Knochen in einem Abstand von mindestens zwei Jahren (Verlaufsmessung).

INNERLICH

Pflanzliche Begleiter

Die Pflanzenmedizin empfiehlt zur Osteoporosebegleitung Brennnesselblätter, die Blätter des Frauenmantels oder des Zinnkrauts (Ackerschachtelhalm) – unter anderem, weil diese Pflanzen viele verschiedene Mineralien enthalten und so die Knochengesundheit fördern. Sie können die Heilpflanzen einzeln, gemischt oder abwechselnd als Tee trinken.

Löwenzahntee

Für diesen Tee wird die Wurzel der Pflanze verwendet; er kurbelt den Stoffwechsel an – auch den der Knochen. Frische Wurzeln schälen, klein hacken, kalt ansetzen, 10 Minuten kochen lassen.

Oder Tee von getrockneten Wurzeln laut Verpackung zubereiten.

Pflanzliche Bitterstoffe

Kochen Sie so oft wie möglich bitter: mit bitteren Gemüsen und Salaten, mit Ingwer, Wermut und Kräutern wie Dill, Oregano, Thymian. Denn pflanzliche Bitterstoffe helfen, für die Knochen wichtige Stoffe besser aufzunehmen.

ÄUSSERLICH

Zusätzlich zu Schmerzmitteln der Schulmedizin – die nötig sind, damit sich die Schmerzen nicht verselbständigen – können Sie folgende naturheilkundlichen Anwendungen ausprobieren.

Wallwurzsalbe

Die Wirkstoffe aus der Wurzel der Pflanze, die auch Beinwell (Bein = Gebeine = Knochen) genannt wird, lindern den Schmerz. Wallwurz leitet sich vom althochdeutschen «wallen» ab und bedeutet so viel wie «zusammenheilen von Knochen».

Kühlender Wickel oder wärmendes Bad

Was Ihnen bei Osteoporoseschmerzen mehr zusagt, entscheiden Sie: Manche Menschen empfinden einen kühlenden Wickel als angenehmer (siehe Seite 188), manche die Wärme eines Vollbads.

TRADITIONELLE CHINESISCHE MEDIZIN

Chinesinnen essen Soja

Sojabohnen und Produkte aus Soja (Sojamehl, -milch, -joghurt, Tofu) haben bei Chinesinnen ihren festen Platz auf dem Speiseplan. Damit wird vermutlich Osteoporose vorgebeugt (mehr dazu in Kapitel 2, Seite 78).

SO BEUGEN SIE VOR

Prävention ist bei Osteoporose besonders wichtig. Ist der Knochen einmal löcherig, bleibt er es – ein Wiederaufbau ist nur in begrenztem Mass möglich. Aufgebaut wird der Knochen in Kindheit und Jugend. Was Sie jetzt (noch) tun können: dem Abbauprozess entgegenwirken, sodass die Knochendichte nicht gefährlich stark schrumpft. Die wichtigsten Stichworte: Bewegung, Aufenthalt im Freien, Vitamin D und Kalzium.

Auf die Plätze, fertig, los!

Auch mit 50 und mehr ist es nicht zu spät, Bewegung in Ihr Leben zu bringen! Wer seine Knochen und Gelenke regelmässig nutzt und fordert, hat erwiesenermassen ein geringeres Knochenschwundrisiko. Welche Bewegungsarten und Sportarten sich besonders eignen, lesen Sie auf Seite 49.

Falls bei Ihnen bereits eine verminderte Knochendichte festgestellt wurde, informieren Sie sich über die wichtigsten Vorsichtsmassnahmen. Die Rheumaliga Schweiz etwa führt regelmässig Kurse in Osteoporosegymnastik durch. Die Kurse beinhalten ein knochenstärkendes Muskel- und Ausdauertraining und zudem eine Schulung von Haltung und Körperwahrnehmung (Adresse siehe unten).

Vitamin D und Kalzium

Genauso wichtig wie Bewegung ist eine ausreichende Zufuhr von Vitamin D und Kalzium (siehe Seite 196). Ernähren Sie sich ausgewogen und abwechslungsreich, sodass kein Mangel an Vitaminen oder Mineralien entsteht (mehr dazu in Kapitel 2, Seite 70).

Noch ein Mineral: Magnesium

Nicht so essenziell wie Vitamin D und Kalzium, aber ebenfalls von Bedeutung für den Knochenstoffwechsel ist Magnesium. Eine ausreichende Versorgung verspricht zudem eine bessere Beweglichkeit dank gelockerter Muskeln und weniger Schmerzen. Magnesium findet sich in Vollkornprodukten wie Haferflocken, Hirse, Vollreis, in Fisch, Gemüse, Nüssen, Soja oder Trockenfrüchten. Tagesbedarf: 300 mg.

Basenreiche Ernährung

Das Säure-Basen-Gleichgewicht im Körper ist ein weiterer Ansatzpunkt zur

Osteoporoseprophylaxe. Das Konzept wird inzwischen auch von der Schulmedizin ernst genommen. Die in Ländern wie der Schweiz übliche Ernährung kann eine latente Übersäuerung des Körpers verursachen, was zu einem Kalziumverlust und zu verstärktem Knochenabbau führt. Die Übersäuerung entsteht vor allem durch ein Zuviel an tierischem Eiweiss in Form von Fleisch, Würsten, Fisch oder Eiern und ein Zuviel an ebenfalls eiweissreichen pflanzlichen Nahrungsmitteln wie Weissmehlprodukten und Eierteigwaren. Wie also sich basenreich ernähren? Ganz einfach: mit möglichst viel Gemüse, Kräutern und Obst – Tag für Tag. Orangen und andere Zitrusfrüchte sind übrigens ebenfalls **basische** Lebensmittel, da bei ihrem Abbau die Base Bikarbonat entsteht.

Das Säure-Basen-Konzept besagt zudem, dass der Kalziumbedarf des Körpers nicht allein durch Milch abgedeckt werden soll. Zu viel Milch könne zu einer Übersäuerung des Körpers und zu einer verminderten Knochendichte beitragen. Berücksichtigen Sie also auch Kalziumlieferanten wie Käse, Nüsse oder kalziumreiches Mineralwasser.

Phytoöstrogene

Bauen Sie das Plus asiatischer Ernährung in Ihren Speiseplan ein: Essen Sie regelmässig Leinsamen, Soja und andere Nahrungsmittel, die reich sind an Pflanzenstoffen mit hormonähnlicher Wirkung. So können Sie den Knochendichteverlust im Alter vermutlich etwas bremsen (siehe Seite 78).

Achtung Stolpersteine!

Wenn Sie gefährdet sind, können Sie Stürzen vorbeugen: Treiben Sie regelmässig Sport, um Gleichgewicht und Kraft zu trainieren. Tragen Sie flache, rutschfeste Schuhe. Räumen Sie in Ihrer Wohnung rutschige Teppiche oder herumliegende Kabel aus dem Weg, beleuchten Sie die Räume ausreichend und lassen Sie Ihre Brille regelmässig anpassen. Beim Heben von schweren Gegenständen dürfen Sie sich ruhig helfen lassen.

Östrogene sind selten nötig

Nehmen Sie wegen starken Wechseljahrbeschwerden vorübergehend Hormone (Östrogen-Gestagen) ein? Dann ergibt sich für Sie gleichzeitig ein knochenschützender Effekt, allerdings nur während der Dauer der Therapie. Nur um Osteoporose vorzubeugen oder einer bestehenden Osteoporose Einhalt zu gebieten, sind Hormone nicht unbedingt das richtige Mittel. Es sei denn, Sie kommen deutlich vor 45 Jahren in die Wechseljahre. Ansonsten werden heute meist andere wirkungsvolle Medikamente wie

Biphosphonate oder selektive Estrogen-Rezeptor-Modulatoren (SERMs) eingesetzt. Was auch bei einer Medikamenteneinnahme gilt: Regelmässige Bewegung und Sport – am besten täglich! – schützen die Knochen vor weiterem Abbau (zur Hormontherapie siehe Kapitel 4, Seite 118).

ZUR ÄRZTIN, WENN …

> bei Ihnen mehrere Risikofaktoren für Osteoporose vorliegen.
> Sie vor 45 in die Wechseljahre kommen.
> Sie immer wieder an Rückenschmerzen leiden oder an Körpergrösse verloren haben.

INFO

> **www.osteoswiss.ch** Schweizerisches Osteoporose-Portal
> **www.rheumaliga.ch** Rheumaliga Schweiz; Kurse in Osteoporosegymnastik (Osteogym), Broschüren
> **www.svgo.ch** Schweizerische Vereinigung gegen die Osteoporose; Informationen, Broschüren

Bücher
> Erckenbrecht, Irmela: Das Wechseljahre-Kochbuch. Gesund essen, gesund bleiben. Pala Verlag, Darmstadt 2005
> Fessel, Jacqueline und Sulzberger, Margrit: Osteoporose-Kochbuch. AT Verlag, Aarau 2002
> Jessel, Christian: Aktiv gegen Osteoporose. Übungen zum Vorbeugen und Lindern. BLV Verlag, München 2005
> Marti, Oskar: Kochen für Knochen. Hans Huber Verlag, Bern 2006
> Weissenberger, Christiane: Ernährungsratgeber Osteoporose. Schlüterscher Verlag, Hannover 2008

STÄRKEN SIE IHRE KNOCHEN!

DAS SONNEN-VITAMIN

Achten Sie auf genügend Vitamin D. Dieses Vitamin ist wichtig für starke Knochen. Es sorgt für eine gute Aufnahme des Knochenbestandteils Kalzium und für dessen Einbau ins Skelett. Vitamin D ist vor allem in Heringen, Lachs, Sardinen und anderen fetten Fischen sowie in geringeren Mengen auch in Butter, Eigelb, Käse und in Pilzen enthalten. Der Körper bildet das Vitamin zum grossen Teil selbst – mithilfe des Sonnenlichts. Besonders im Winter kann es aber knapp werden, ebenso im Alter. Denn mit den Jahren nimmt die Fähigkeit des Körpers ab, Vitamin D herzustellen. In Europa ist mehr als die Hälfte aller Erwachsenen unterversorgt.

Halten Sie sich möglichst täglich eine Stunde oder mehr im Freien auf – im Sommer und in den Bergen mit dem nötigen Sonnenschutz. Und bereiten Sie regelmässig Speisen mit fetten Fischsorten zu. In den dunklen Monaten ist es zudem keine schlechte Idee, Lebertran zu schlucken, wie das früher üblich war: Er enthält sehr viel Vitamin D. Sinnvoll können auch Vitamin-D-Präparate sein, wie sie etwa Schweizer Kinderärzte zum Schutz vor Rachitis für Babys im ersten Lebensjahr empfehlen.

Übrigens: Ältere Menschen, die bereits einen Hüftbruch erlitten haben, profitieren von einer täglichen Extradosis Gymnastik und hochdosiertem Vitamin D – das hat 2010 eine Studie der Universität Zürich gezeigt: Die Teilnehmerinnen und Teilnehmer der Studie erlitten im Folgejahr deutlich weniger Sturzverletzungen.

→ Empfohlene Tagesdosis an Vitamin D: 200 bis 400 Internationale Einheiten

AUCH KALZIUM BRAUCHTS!

Ein Mangel an Kalzium kann zu einer erhöhten Knochenbruchgefahr führen. Denn der Körper braucht diesen Mineralstoff, um Knochen zu bilden. In Ihre Ernährung gehören deshalb Milch und Milchprodukte, Joghurt und Käse. Auch mit kalziumreichen Mineralwassern können Sie einen grossen Teil Ihres täglichen Bedarfs decken. Ausserdem ist

Kalzium in Gemüse wie Broccoli, Fenchel oder Grünkohl, in Hülsenfrüchten, Nüssen und in Vollkornprodukten enthalten.

Meiden Sie Kalziumräuber wie Nikotin, Alkohol, Koffein und Schwarztee. Nur in Massen geniessen sollten Sie ausserdem Fleisch und andere Eiweisse sowie Nahrungsmittel mit Phosphat oder Sulfat, etwa Würste, Streichkäse und viele Fertigprodukte sowie sulfatreiches Mineralwasser. Denn Sulfat verschlechtert unter Umständen die Kalziumbilanz. Auch Oxalsäure – in Mangold, Randen, Rhabarber, Spinat, Kakao, Schokolade – kann die Kalziumaufnahme behindern und sollte deshalb nicht allzu oft auf dem Speiseplan stehen.

→ Empfohlene Tagesdosis an Kalzium: 1000 bis 1500 mg

Falls Sie feststellen, dass Sie durch die Ernährung zu wenig Kalzium erhalten, können Sie pro Tag 500 mg in Tablettenform zusätzlich einnehmen. Kalzium und Vitamin D werden auch kombiniert angeboten.

WIE VIEL KALZIUM STECKT DRIN?

> Magermilch, 2 dl   240 mg
> Hartkäse, Portion von 20 g   240 mg
> Weichkäse, Portion von 20 g 100 mg
> Joghurt, 180 ml   220 mg

In Butter und Rahm ist nur wenig Kalzium enthalten. Wie viel des Mineralstoffs in Ihrem Mineralwasser steckt, steht auf der Etikette (von 0 bis 560 mg/l). Den Kalziumgehalt Ihres Trinkwassers erfahren Sie auf der Gemeinde. Wenn Sie Mineralwasser nicht mögen, können Sie damit auch Tee zubereiten.

Quelle: Schweizerische Vereinigung gegen die Osteoporose (SVGO)

5.6 Haut und Haare

Trockene Haut

Die Alterung der Haut setzt früher oder später ein, - je nach genetischer Veranlagung, Ernährung und Lebensweise. Womöglich rächt sich eine übermässige Beanspruchung (Sonnenbäder, Rauchen), und aus Fältchen werden zusehends Falten. Oder aber Sie haben die rosigfrische Haut Ihrer Grossmutter geerbt. So oder so: Ihr Alter sieht man Ihnen zunehmend an - seien Sie stolz darauf! Und passen Sie die Pflege den veränderten Bedürfnissen der reifen Haut an. Denn: Bei allen Menschen wird die Haut im Lauf des Lebens trockener - egal, ob Sie früher Mischhaut, fettige oder trockene Haut hatten.

Symptome
Trockene Haut spannt oft leicht oder juckt. Es kann zu kleinsten Rissen kommen, manchmal auch zu Entzündungen.

Hintergrund
Bereits ab 40 reduzieren sich allmählich die Sauerstoffaufnahme und die Durchblutung der Haut. Die Zellteilung lässt nach, und die Haut braucht länger, um sich neu zu bilden. Die Produktion der Talgdrüsen und das Fettgewebe nehmen ab, und die Haut verliert nach und nach an Fähigkeit, Wasser zu binden. Altershaut ist deshalb dünner, trockener und weniger elastisch als junge Haut. Auch der Säureschutzmantel ist nicht mehr so dicht wie früher, Keime können leichter eindringen.

Hauttrockenheit kann zudem durch einen Vitamin- oder Nährstoffmangel (zum Beispiel Eisenmangel) oder durch Krankheiten wie Diabetes verursacht werden.

INNERLICH

Von innen gut versorgt
Trinken Sie genug und achten Sie auf eine ausgewogene Ernährung (siehe Kapitel 2, Seite 70). Sorgen Sie dafür, dass Sie mit den Mahlzeiten genügend Omega-3-, Omega-6- und andere wertvolle Fettsäuren aufnehmen. Verwenden Sie für die kalte Küche möglichst nur kaltgepresste

Öle. Achten Sie auf eine ausreichende Zufuhr von Vitamin C und E, Zink, Selen und Lycopen (in Tomatenpüree). Diese Stoffe schützen die Haut vor Alterungsvorgängen, verbessern die Hautfeuchtigkeit und die Elastizität.

ÄUSSERLICH

Aloe-Vera-Gel
Gel aus dem Dicksaft der stacheligen Pflanze, die zur Familie der Lilien gehört, lindert Juckreiz, kühlt angenehm, fettet aber nicht. Gut geeignet für einzelne trockene Stellen.

Pflegender Badezusatz
Stellen Sie selber einen hautpflegenden, rückfettenden Badezusatz her: Einen Eierbecher voll Oliven-, Mandel-, Sonnenblumen- oder Sojaöl mit wenig Rahm oder Honig vermischen und zum Badewasser geben. Oder Sie besorgen sich einen hochwertigen rückfettenden Badezusatz in der Drogerie.

Weizenkleiebad
Ein Kleiebad beruhigt trockene Haut und wirkt entzündungshemmend. Für ein Vollbad brauchen Sie 4 Handvoll Weizenkleie, für ein Sitzbad 2 Handvoll. Geben Sie die Kleie in etwa 3 Liter kaltes Wasser, lassen Sie die Mischung 30 Minuten kochen und fügen Sie den Sud dann – abgesiebt – dem Badewasser bei.

Molkebad
Für ein Teilbad geben Sie zum körperwarmen Badewasser 2 dl flüssige Molke, für ein Vollbad 5 dl. Reine Molke erhalten Sie in Drogerien und Apotheken oder in der Molkerei. Molkebäder beruhigen und lindern Juckreiz. Die Haut wird durch das Milchfett sanft und geschmeidig. Nicht vergessen: nach dem Baden die Haut fetten.

AYURVEDA

Massage
Im Ayurveda gehört trockene Haut zu den typischen Vata-Störungen (siehe Kapitel 3, Seite 112). Abhilfe schaffen spezielle Vata-Massageöle. Ausserdem geeignet: Avocado-, Mandel-, Nachtkerzen- oder Olivenöl.

→ Ayurveda auf dem Teller: Ernährungstipps bei trockener Haut finden Sie auf Seite 116.

SO HELFEN SIE SICH SELBST

Gut geschützt bleibt die Haut schön
Tragen Sie Handschuhe – beim Putzen, bei Gartenarbeiten, bei allen anderen nassen Arbeiten. Cremen Sie die Hände regelmässig ein, um die Hautbarriere gesund zu erhalten. Trockene Luft in geheizten Räumen und kalte Luft im Winter kann Ihre Haut austrocknen. Cremen Sie auch den Körper vorsorglich

ein. Die Luftfeuchtigkeit erhöhen Sie am besten mit einem Luftbefeuchter oder feuchten Tüchern auf den Heizkörpern. Ausserdem: Schützen Sie Ihre Haut vor der Sonne (Sonnencreme, Kopfbedeckung, lange Ärmel etc.).

Rosig statt bleich!
Gut für die Durchblutung der Haut sind Saunagänge, trockene Bürstenmassagen, Wechselbäder und andere Kneippsche Anwendungen (siehe auch Seite 203).

> **ZUR ÄRZTIN, WENN ...**
>
> > Ihre Hauttrockenheit zunimmt oder sich die Haut immer wieder entzündet.
> > Sie das Gefühl haben, hinter Ihren Beschwerden stecke mehr als ein normaler Alterungsprozess.
> > Sie trotz sinnvoller Massnahmen unter ausserordentlich trockener Haut leiden.

Haarausfall

Nicht jeder Haarverlust ist krankhaft. Täglich einige Dutzend Haare zu lassen, ist durchaus normal. Mit zunehmendem Alter dünnt sich das Haupthaar aus. Es gehen Haarwurzeln verloren, und die vorhandenen Haare wachsen langsamer als früher.

Wenn die Haarpracht in den Wechseljahren allzu stark ausdünnt, ist dies oft eine Folge eines hormonellen Missverhältnisses (zu viel Androgene im Verhältnis zum Östrogen). Oder einer (erblichen) Empfindlichkeit gegenüber einem Abbauprodukt des Testosterons. Dass die männlichen Geschlechtshormone im Wechsel überwiegen, ist normal und meist vorübergehend. Weitere mögliche Gründe für Haarausfall sind Stress, Eisenmangel, allergische Reaktionen oder Hautkrankheiten.

Übrigens: Auch Haare am falschen Ort können zu den Wechseljahren gehören – zum Beispiel einzelne Haare an Kinn, Oberlippe, Wangen oder gar ein veritabler Schnurrbart, auch Damenbart genannt. Zudem kann Akne auftreten.

> **INNERLICH**
>
> **Das Haar isst mit**
> Das wachsende Haar braucht verschiedenste Nährstoffe. Bei Frauen ist Eisenmangel eine häufige Ursache von Haarausfall (zum Eisen siehe Seite 72). Achten Sie auf eine vielseitige, ausgewogene Ernährung, die reich an Vollkorn- und Milchprodukten, Obst und Gemüse ist. Auch die Brennnessel ist ein Eisenlieferant. Aus den Blättern lässt sich ein Tee zubereiten. Oder Sie kochen sich ab und zu ein Süppchen aus dem Unkraut.

Hirse

Ob Sie Hirseflocken ins Müesli streuen, Hirsotto statt Risotto zubereiten oder ein Pflanzenpräparat mit Hirseöl oder Hirseextrakt in Pillenform zu sich nehmen – dieses Getreide ist allemal einen Versuch wert. Hirse ist unter anderem reich an Eisen und Silicium.

ÄUSSERLICH

Haarwasser aus Eigenfabrikation

Massieren Sie Kräutertee in die Kopfhaut: Birkenblätter-, Brennnessel-, Rosmarin- oder Thymiantee (einzeln oder als Mischung) sind die Trümpfe der Phytotherapie. Auch dass Sie sich mit einer Kopfmassage Zeit nehmen für Ihr Haupt, ist förderlich: Kneten Sie mehrmals am Tag die Kopfhaut, das fördert die Durchblutung der Haarwurzeln, beugt dem Ausfallen der Haare vor – und entspannt.

Klettenwurzelöl

Diesen Trick kannten schon unsere Grosseltern: vor dem Haarewaschen wenige Tropfen des Öls in die Kopfhaut einmassieren.

Phytohormone

Bockshornklee, Brennnessel, Klette, Nachtkerze, Sägepalme, Soja, Weissdorn und zahlreiche andere Heilpflanzen enthalten Beta-Sitosterol – ein Phytohormon, das in den Testosteron-Stoffwechsel eingreift und zum Teil auch das Zeug dazu hat, erblich vorprogrammierten Haarausfall zu bremsen. In der Apotheke oder Drogerie erhalten Sie Mittel zur inneren oder äusseren Anwendung.

HOMÖOPATHIE

Sepia officinalis

Aus der homöopathischen Wechseljahrapotheke (siehe Anhang): Eines der besten Mittel zur Selbstbehandlung in den Wechseljahren ist die Tinte des Tintenfischs (Sepia officinalis). Es wird bei Haarausfall und auch bei depressiver Verstimmung, bei starken Gelenkschmerzen und anderen Symptomen eingesetzt.

SO HELFEN SIE SICH SELBST

Strapazen für Ihr Haar vermeiden

Aktiv- oder Passivrauchen, zu heisses Föhnen, aggressive Shampoos, Dauerwellen und Färbe- oder Bleichmittel strapazieren Ihr Haar. Auch Hüte, die drücken, bekommen der Haarpracht schlecht. Und vielleicht am wichtigsten: Lernen Sie mit Stress umgehen, erlernen Sie Entspannungstechniken (siehe Seite 66).

ZUR ÄRZTIN, WENN ...

> der Haarausfall plötzlich auftritt oder wenn das Haar in Büscheln ausgeht.
> Sie Veränderungen an der Kopfhaut feststellen (Rötung, Jucken, Schuppen, krustige Schuppen, Nässe).

VERWÖHNPROGRAMM FÜR SCHÖNE HAUT

In Bayern pflegten Frauen früher ihren Teint mit Weidenblütenwasser, Kleopatra bevorzugte Eselsmilch, und Schweizer Bäuerinnen haben, zumindest der Erzählung nach, immer an jenen Tagen Brot gebacken, an denen abends ein Tanzfest stattfand. Denn das Kneten des Hefeteigs machte die Hände so seidenweich, dass die Frauen sie den Männern vom Dorf besonders gerne zum Tanz entgegenstreckten.

Heute wird an kaum einem anderen Organ so viel herumgedoktert, gequetscht, gesalbt und gekratzt wie an der Haut. Die Gefahr dabei: dass der natürliche Säure- und Fettschutzmantel zerstört wird. Sanftheit ist das A und O der Hautpflege!

SCHRITT 1: SCHONEND REINIGEN

Weniger ist mehr – mit dieser Devise liegen Sie ab 40, 45 richtig. Ersetzen Sie schäumende Duschgels durch rückfettende Reinigungsmittel oder duschen Sie ganz ohne Mittel. Gönnen Sie sich lieber ein Parfum! Statt Schaumbäder nehmen Sie besser Ölbäder. Für das Gesicht tut es lauwarmes Wasser. Make-up entfernen Sie mit einer rückfettenden Reinigungsmilch.

SCHRITT 2: REICHHALTIG PFLEGEN

Reife Haut braucht einen besonders guten Schutz. Egal, ob Sie lieber Naturkosmetik benutzen oder auf teure Kosmetik mit Antifalten-Wirkstoffen setzen: Kosmetikerinnen empfehlen als Gesichtspflege meist eine fetthaltige Creme (eine Wasser-in-Öl-Emulsion). In dieser dürfen auch Feuchthaltefaktoren wie Harnstoff, Eiweiss und Kollagen, Phytoöstrogene, Vitamine oder verschiedene andere Wirkstoffe enthalten sein.

> **Bei sehr empfindlicher Haut:** Am besten Produkte ohne Duftstoffe, Fruchtsäuren, Vitamin C und Vitamin A verwenden. Diese reizen die Haut zu stark.
> **Bei unreiner Haut:** Achten Sie darauf, dass Ihre Kosmetik- und Pflegeprodukte keine Mitesser begünstigenden Substanzen (komedogene Stoffe) enthalten, keine Kakaobutter und kein Lanolin. Auf Pickel tupfen Sie Zinkpaste oder 70%igen Alkohol.

Für den Körper eignen sich fetthaltige Cremen mit Harnstoffzusatz (Urea), der als Feuchtigkeitsspender dient. Oder Sie tragen auf die noch feuchte Haut ein pflanzliches Öl auf.

SCHRITT 3: SCHÖNHEIT VON INNEN UND AUSSEN

Das billigste Schönheitsmittel ist Wasser: Trinken Sie etwa zwei Liter Wasser, Kräutertee oder Saft, gleichmässig über den Tag verteilt. Das sorgt für Nachschub in der bindegewebigen Lederhaut, dem Feuchtigkeitsspeicher der Haut. Auch wer auf eine ausgeglichene Ernährung achtet, tut seiner Haut einen Gefallen (mehr dazu in Kapitel 2, Seite 70). Sport ist ein weiterer Beauty-Faktor: Die gesteigerte Durchblutung bei sportlicher Aktivität versorgt die Haut mit Sauerstoff und Nährstoffen und lässt sie rosig und gesund aussehen. Zudem halten trainierte Muskeln die Haut länger straff. Walken, Langlaufen oder Fahrradfahren bringt frau obendrein einen Zusatz-Vorteil: Sie ist an der frischen Luft. Auch Schwimmen oder Aquafit ist gut für die Haut. Dabei wird sie nämlich vom Druck des Wassers quasi wie von selbst massiert. Wichtig ist dabei, dass die Haut mit Fett gut vor dem Austrocknen geschützt wird.

SCHRITT 4: LEGEN SIE BERÜHRUNGSÄNGSTE AB

Körper- oder Gesichtsmassagen sind nicht nur probate Mittel gegen den Alltagsstress, sondern sorgen auch für eine gute Hautdurchblutung. Lassen Sie sich von einer Kosmetikerin oder einer Therapeutin verwöhnen. Oder legen Sie selbst Hand an. Es gibt spezielle Gymnastikübungen für das Gesicht oder auch Selbstmassagen, die man mit der flachen Hand oder mit den Fingerspitzen ausführt. Dieses «natürliche Lifting» lockert die Gesichtszüge, entspannt verkrampfte Muskeln und soll auch gegen Krähenfüsse, Oberlippenfältchen und Doppelkinn wirken. Wichtig bei der Selbstmassage ist eine professionelle Anleitung, denn eine falsche Technik kann die Haut zu sehr strapazieren.

SCHRITT 5: WASSERREIZE AUSREIZEN

Kneipp-Anwendungen mit dem Wechsel von heiss-trocken zu kalt-nass sind ein gutes Gefässtraining – und laut Studien auch das effektivste Mittel gegen Cellulite. Balsam für die Haut sind auch: Saunabesuche, ein römisch-irisches Bad oder eine Verwöhnkur im Hamam, dem traditionellen arabischen Dampfbad. Für eine heilsame Reizwirkung sorgen schwefelhaltige Wasser und Solebäder, die den Hautstoffwechsel anregen. Cremen Sie sich anschliessend gut ein. Besonders wohltuend ist eine nährende Feuchtigkeitsmaske.

5.7 Augen, Nase und Mund

Trockene Augen

Wie die anderen Schleimhäute können auch diejenigen der Augen nach der Menopause trockener werden. Die Tränenflüssigkeit nimmt ab; zuweilen geht damit auch der antibakterielle Schutzeffekt der Tränen zurück, und es kann zu geröteten, gereizten Augen oder zu Bindehautentzündungen kommen.

INNERLICH

Wertvolle Fettsäuren
Baumnuss-, Lein-, Rapsöl etc. – eine Ernährung, die reich ist an Pflanzenölen mit ungesättigten Fettsäuren, unterstützt die Hautzellbildung und verbessert die Hautbeschaffenheit (mehr dazu auf Seite 159).

ÄUSSERLICH

Kräuterkompressen
Legen Sie bei überanstrengten Augen kalte Kompressen mit Augentrost-, Hamamelis- oder Ringelblumentee für einige Minuten auf die Lider. Oder probieren Sie es mit abgekühlten Beuteln von Fenchel- oder Schwarztee. Wichtig: Verwenden Sie keine Kamille, denn diese kann Bindehautreizungen verursachen.

Quarkauflage
Müde Augen beruhigen kann auch eine Kompresse mit kaltem (aber nicht kühlschrankkaltem) Quark, den Sie in ein Tuch streichen und auf die geschlossenen Augen legen.

Warme Hände
Den einen hilft Kühlendes, den andern Wärme: Handballen kräftig gegeneinander reiben und auf die geschlossenen Augen legen. Das entspannt und ist jederzeit und überall durchführbar.

Spülung und Tropfen
Um akute Reizungen zu lindern, können Sie die Augen mit klarem, abgekochtem Wasser oder mit gut abgekochter

isotonischer Kochsalzlösung spülen (siehe Kasten). Die Spülflüssigkeit sollte Zimmertemperatur haben. Maximal dreimal täglich durchführen. Auch fertige pflanzliche Augentropfen, zum Beispiel mit Zaubernuss, helfen bei müden oder gereizten Augen.

ANTHROPOSOPHISCHE MEDIZIN

Wiesenkräuter-Tropfen
Bei trockenen Augen in den Wechseljahren empfiehlt die Anthroposophie homöopathische Augentropfen mit den Wiesenkräutern Augentrost (Euphrasia) oder Schöllkraut (Chelidonium).

TRADITIONELLE CHINESISCHE MEDIZIN

Gou Qi Zi
Die Samen der Bocksdornfrüchte (auch Gou Qi Zi, Fructus Lycii, chinesische Wolfsbeere) sind in der TCM ein bekanntes Mittel bei Augenproblemen. Hierzulande erhalten Sie getrocknete Bocksdornfrüchte oder Saft in spezialisierten Apotheken.

Ju Hua
Auch Tee von Chrysanthemenblüten (Ju Hua) hilft laut chinesischer Überlieferung bei Augenbeschwerden (trockene Augen, Verschlechterung der Sehkraft, Infektionen). Trinken Sie mehrmals täglich eine Tasse davon. Sie finden den Tee in Asien-Läden oder besser – weil die Qualität dort kontrolliert wird – in Apotheken, die sich auf TCM spezialisiert haben.

AYURVEDA

Selbstmassage und Ernährung
Zur Unterstützung rät die Ayurveda-Medizin zu Körpermassagen (**nicht** der Augenpartie). Als Massagemittel eignet sich ein Öl mit ätherischem Ysopöl oder Ghee – eingesottene reine Butter. Wie Sie beim Massieren vorgehen, lesen Sie in Kapitel 3 auf Seite 116. Ayurveda kennt zudem eine Reihe von Lebensmitteln, die bei trockener Schleimhaut guttun.

Isotonische Kochsalzlösung (0,9 %)
Der Salzgehalt der Lösung entspricht dem der Flüssigkeiten im menschlichen Körper. Isotonische Kochsalzlösung schmeckt deshalb gleich salzig wie Tränen. Fertige Lösung in praktischen kleinen Einzelportionen können Sie in der Apotheke kaufen. Wollen Sie sie selbst herstellen, geben Sie auf einen Liter abgekochtes Wasser 9 g gewöhnliches Kochsalz (oder Meersalz). Die Lösung hält sich zwei, drei Tage im Kühlschrank.
> Für Augenspülungen: Exakt abwägen!
> Für Nasenspülungen: Geben Sie 2 gestrichene TL Salz auf 1 Liter Wasser.

5. Die besten Rezepte für den Wechsel

SO HELFEN SIE SICH SELBST

Mit Reizen geizen
Schützen Sie Ihre Augen mit einer Sonnenbrille vor Zugluft und UV-Strahlung. Schützen Sie sie auch beim Radfahren, Schwimmen, Skifahren. Meiden Sie den Luftstrom aus Klimaanlagen und Gebläsen. Meiden Sie Zigarettenrauch. Legen Sie bei Tätigkeiten, die die Augen anstrengen, immer wieder Ruhepausen ein (Bildschirmarbeit, Lesen). Blinzeln Sie häufiger.

Für Feuchtigkeit sorgen
Trinken Sie ausreichend. Erhöhen Sie - besonders im Winter - die Luftfeuchtigkeit in den Räumen, in denen Sie sich viel aufhalten: Raumtemperatur reduzieren, Luftbefeuchter installieren oder feuchte Tücher aufhängen.

Künstliche Tränen
Diese in der Apotheke erhältlichen Tropfen ersetzen die körpereigene Tränenflüssigkeit und können mehrmals täglich ins Auge geträufelt werden.

ZUR ÄRZTIN, WENN ...

> Sie eine Augenentzündung haben, die nicht innert zwei bis drei Tagen mit den obigen Massnahmen bessert.

Trockene Nase

Macht sich bei Ihnen die dünnere, trockenere Nasenschleimhaut unangenehm bemerkbar? Etwa mit Trockenheitsgefühl, trockenem Schnupfen, Juckreiz, Brennen oder verkrusteter Nase? Auch hier gilt vor allem: Mehr trinken und die Tipps der Naturheilkunde nutzen!

INNERLICH

Gute Fettsäuren
Gut tun Ihnen jetzt Nahrungsmittel und Pflanzenöle, die reich an wertvollen ungesättigten Fettsäuren sind (siehe Seite 159).

ÄUSSERLICH

Nasenspray
Zu Trockenheit neigende Nasen wollen regelmässig benetzt werden: Verwenden Sie fixfertigen Nasenspray mit isotonischer Kochsalzlösung aus der Drogerie. Sie können die Lösung auch selbst herstellen (siehe Kasten auf Seite 205) und in einen Nachfüllspray füllen, den Sie in der Apotheke erhalten. Sprayen Sie einen Sprühstoss in jedes Nasenloch - bis fünfmal täglich. Teilen Sie Ihren Spray nicht mit anderen Personen. Waschen Sie den Nachfüllspray täglich mit heissem Wasser gut aus

und benutzen Sie keine abgestandene Lösung.

Dampfbad für den Kopf
Inhalieren Sie öfters im Kopf-Dampfbad. Geeignete Zusätze: Salzwasser (1 TL Salz auf ½ Liter Wasser), Eibisch-, Kamillenblüten-, Lavendelblüten- oder Malventee (Käslikraut), kurz aufgekocht.

Kneipp-Kur für die Nase
Regelmässige Nasenspülungen mit der Nasen-Spülkanne – dieser Klassiker hilft Trockennasen und lässt geschwollene Schleimhäute abschwellen. Neben der Spülkanne aus Drogerie oder Apotheke brauchen Sie isotonische Kochsalzlösung (siehe Kasten auf Seite 205).
So leiten Sie das körperwarme Salzwasser durch die Nase: Beugen Sie sich über ein Waschbecken und legen Sie den Kopf schräg nach links. Stecken Sie den Ausgiesser der Kanne ins rechte Nasenloch und heben Sie die Kanne leicht an: Die Lösung fliesst über die rechte in die linke Nasenhöhle und zum linken Nasenloch wieder heraus. Während der Spülung atmen Sie durch den Mund. Anschliessend wiederholen Sie die Spülung seitenverkehrt.
Maximal zweimal täglich; **nicht** anwenden bei Verletzungen der Nase. Achtung: Brennt die Nase bei der Spülung, überprüfen Sie die Salzkonzentration der Lösung. Wenn die Spülung in den Nasennebenhöhlen schmerzt: Gehen Sie zur Ärztin!

Sesamöl
Benetzen Sie ein Wattestäbchen mit wenig Öl und tragen Sie es rund um den Naseneingang und auf die Schleimhäute auf – auch so können Sie eine trockene Nase aufpäppeln.

Pflanzliche Nasensalben und -öle
Für leidende Nasen gibt es ausserdem pflanzliche Fertigprodukte, etwa Nasensalben mit einem kleinen Anteil an ätherischen Ölen oder: Kermesbeeren-, Ringelblumen-, Zaunrübensalbe.

SO HELFEN SIE SICH SELBST

Feuchtigkeit von aussen und innen
Mit einem Luftbefeuchter oder einigen nassen Tüchern über den Heizkörpern können Sie die Luftfeuchtigkeit erhöhen. Kontrollieren Sie mit einem Hygrometer; die Luftfeuchtigkeit sollte zwischen 30 und 50 Prozent liegen. Ausserdem: Viel trinken! Möglichst zwei Liter pro Tag – das hilft, das Nasensekret flüssig zu halten.

Vorsicht mit Nasentropfen
Verwenden Sie Nasentropfen, -sprays oder -salben, die abschwellende Wirkstoffe enthalten, mit Bedacht. Das heisst: maximal drei- bis viermal am Tag während höchstens einer Woche. Sonst kann die Nasenschleimhaut unwiederbringlich Schaden nehmen. Unbedenklich sind Lösungen auf Kochsalzbasis und pflanzliche Fertigprodukte wie die oben genannten.

5. Die besten Rezepte für den Wechsel

> **ZUR ÄRZTIN WENN …**
>
> > Sie die Nasentrockenheit mit den beschriebenen Selbsthilfemassnahmen nicht lindern können.

Mund- und Rachentrockenheit

Wenn im Klimakterium die Schleimhäute in Mund und Rachen etwas dünner werden, können sie sich trockener anfühlen. Oft nimmt zudem der Speichelfluss ab, und auch der Säuregehalt des Speichels (pH-Wert) kann sich verschieben, was Infektionen Vorschub leistet. Mundtrockenheit kann ebenso von Medikamenten herrühren, etwa von Entwässerungstabletten oder Mitteln gegen Allergien und Depressionen.

INNERLICH

Kräuter-Mundwasser
Spülen Sie den Mund mehrmals täglich mit einem der folgenden Kräutertees (oder Mischungen davon): Brombeerblätter, Eibischwurzel, Erdbeerblätter, Frauenmantel, grünes Haferkraut, Huflattichblätter, Isländisch Moos, Kamillenblüten, Malvenblüten und -blätter (Käslikraut), Spitzwegerichkraut, Thymian, Zistrose oder ab und zu auch Salbeiblätter. Sie dürfen auch einige Male pro Tag eine oder mehrere Tassen von diesen zum Teil schleimhaltigen Teesorten trinken – Trinken ist besonders wichtig.

Mundspülung
Noch ein Hausmittel: den Mund morgens mit Öl ausspülen, dabei das Öl einige Minuten im Mund behalten, dann (falls Sie mögen) schlucken. Probieren Sie Lein-, Oliven-, Raps-, Sesam- oder Sonnenblumenöl.

Heidelbeeren
Essen Sie frische oder getrocknete Heidelbeeren; sie begrenzen die Vermehrung unerwünschter Bakterien. Der Farbstoff Myrtilin in den Beeren wirkt wie ein Antibiotikum.

Süsses oder Saures?
Saure Getränke oder saure Bonbons bringen den Speichelfluss in Gang. Ebenso können Honig oder Schleckereien wie kandierter Ingwer, Lakritze, Kaugummis helfen. Und Fruchtgummis machen Frauen in den Wechseljahren ebenso froh wie Kinder!

ÄUSSERLICH

Sole-Zahnpasta
Diese Zahnpasta ist in Drogerien, Apotheken und Bioläden erhältlich – sie kann Entzündungen im Mund vorbeugen.

Hamamelis und Ringelblume, Myrrhe oder Ratanhia

Bei entzündeter Mundschleimhaut oder Aphthen – das sind kleine, meist harmlose Wunden in der Mundschleimhaut oder auf der Zunge – hilft:
> Gurgeln mit verdünnten, alkoholhaltigen Tinkturen mit Ringelblumen- oder Hamamelisauszügen (½ TL auf 1 Glas Wasser)
> Bepinseln mit unverdünnter Myrrhentinktur
> Mundwasser mit roter Ratanhiawurzel

HOMÖOPATHIE

Acidum sulfuricum
Bei Neigung zu trockenem Mund und bei Aphthenbildung kann das homöopathische Mittel Acidum sulfuricum Linderung bringen. Das Mittel wird aus wieder und wieder verdünnter Schwefelsäure hergestellt.

ANTHROPOSOPHISCHE MEDIZIN

Antimonit-Rosen-Gel
Das Gel enthält verschiedene mineralische und pflanzliche homöopathische Bestandteile. Es wirkt befeuchtend, beruhigend, entzündungshemmend und glättend auf die Mundschleimhaut. Sie können es direkt auftragen.

SO HELFEN SIE SICH SELBST

Möglichst nicht reizen
Bei akut entzündeter Mundschleimhaut: Meiden Sie scharfes Essen sowie saure Speisen und Getränke (Fruchtsäfte). Verzichten Sie auf Alkohol und aufs Rauchen. Um der nächsten Mundschleimhautentzündung vorzubeugen: Stärken Sie Ihre Abwehrkräfte (siehe Seite 210).

ZUR ÄRZTIN, WENN ...

> die von Ihnen getroffenen Massnahmen nicht greifen.

SO STÄRKEN SIE IHR IMMUNSYSTEM

Wer seine körperlichen Abwehrkräfte stärkt, wappnet sich nicht nur besser gegen Infektionen, sondern auch gegen chronische Erkrankungen und Krebs. Deshalb ist es so wichtig, dass das Immunsystem gut funktioniert. Manchmal ist es allerdings überfordert, sodass Sie jede kleine Erkältung erwischen. Eine solche Abwehrschwäche ist oft hausgemacht. Meist stecken falsche Ernährung, Bewegungsmangel und ein Manko an Schlaf und Ruhepausen dahinter. Und auch die Psyche entscheidet mit über die Schlagkraft des Immunsystems: Ist der Alltag besonders stressig und wird er als belastend erlebt, kann die körpereigene Abwehr nicht gleich gut Schritt halten, wie wenn Sie ausgeglichen und gelassen sind. Die Zusammenhänge zwischen Nervensystem und Immunsystem sind schon seit einigen Jahrzehnten bekannt: Das Stresshormon Kortisol bremst die Abwehr, und wer hektisch lebt und die Regeneration vernachlässigt, bildet weniger Immunzellen.

DIE SECHS BESTEN TIPPS ZUR IMMUNSTÄRKUNG

1. **Entspannen Sie sich:** Alles, was Ihrem seelischen Gleichgewicht guttut, stärkt auch Ihrem Immunsystem den Rücken. Bauen Sie tagsüber immer wieder Ruhephasen in den Alltag ein. Entspannungstechniken können die Resistenz gegenüber Krankheiten verbessern, das ist unterdessen wissenschaftlich erhärtet. Beschneiden Sie Ihr Schlafbedürfnis nicht, denn im Schlaf erholt sich auch Ihr Immunsystem (zu Entspannungsmethoden siehe Seite 66).
2. **Freuen Sie sich:** Widmen Sie sich einer befriedigenden Beschäftigung; tun Sie das, worauf Sie Lust haben. Pflegen Sie Freundschaften und familiäre Beziehungen. Das verbessert Ihr Wohlbefinden und stärkt Ihre Abwehrkräfte.
3. **Bewegen Sie sich:** Besser vor Infekten geschützt ist auch, wer sich regelmässig bewegt: Die Atmung wird intensiviert, der Körper nimmt mehr Sauerstoff auf, und die Muskeln produzieren Botenstoffe, die das Immunsystem ankurbeln (siehe Kasten).
4. **Gehen Sie nach draussen:** Machen Sie sich täglich und bei jedem Wetter auf ins Grüne oder zumindest ins Grau-Grüne. Wenn Sie im Winter für warme Füsse sorgen, nicht verschwitzt oder in zu dünner Kleidung rausgehen und sich regelmässig die Hände waschen, ist das die beste Erkältungsprävention.

5. **Kneippen Sie:** Nutzen Sie die Heilkraft des Wassers: Schwitzen Sie in der Sauna oder im Hamam, machen Sie zu Hause heiss-kalte Duschen, wechselwarme Fussbäder oder trockene Bürstenmassagen. Solche Reiztherapien bringen Durchblutung und Abwehr nachhaltig auf Touren.
6. **Essen Sie farbenfroh:** Fünf Portionen Obst und Gemüse täglich wünscht sich Ihr Immunsystem – am besten in allen Farben. Und um die Darmflora zu stärken: Sauerkraut sowie Joghurt, Kefir oder Quark. Trinken Sie reichlich, denn ausgetrocknete Schleimhäute sind anfällig für Infektionen. Wer eine Erkältung erwischt hat, tut gut dran, viel Zitronensaft zu trinken, Peperoni zu knabbern oder Sanddornmark zu löffeln: Vitamin C kann die Dauer einer Erkältung verkürzen.
7. **Sorgen Sie für ein erfülltes Sexualleben.**

SO BLEIBEN SIE AM BALL

Besonders wenn Sie erst in den Wechseljahren (wieder) anfangen, regelmässig Sport zu treiben, sind gute Kniffe gefragt, damit Sie dranbleiben und Ihren «inneren Schweinehund» dauerhaft bezwingen:

> Probieren Sie neue Sportarten aus, die Ihnen Spass machen und Ihr Lebensgefühl verbessern. Setzen Sie sich realistische, schrittweise erhöhte Trainingsziele.
> Freuen Sie sich an Ihrem sportlichen Können, an der Bewegung, der Geselligkeit, der Natur, dem schönen Gefühl danach.
> Reservieren Sie feste Zeiten in Ihrer Agenda oder verabreden Sie sich mit andern.
> Ausdauersportarten sind gut. Bauen Sie zudem Kraftübungen und Dehnelemente in Ihr Training ein. Auch Bewegungen, bei denen körperliche Koordination gefragt ist, sind wertvoll, etwa Tanzen oder Ballspiele. Dabei schulen Sie Reaktion, Gleichgewicht, Orientierung und Flexibilität. Egal, für welche Sportart(en) Sie sich entscheiden, achten Sie auf Vielseitigkeit.
> Legen Sie öfters Pausen ein und trinken Sie genug.
> Die sportliche Intensität braucht nicht riesig zu sein: Sie sollten leicht ins Schwitzen kommen und etwas schneller atmen, aber immer noch genug Luft haben, um sich mit Ihrer Walking-Kollegin unterhalten zu können.
> Auf Vorrat Sport treiben nützt nichts: Statt am Wochenende vier Stunden, trainieren Sie lieber täglich eine halbe oder jeden zweiten Tag eine Dreiviertelstunde.
> Auch Frauen jenseits der 50 können ihre körperliche Leistungsfähigkeit steigern: Erhöhen Sie als Erstes die Häufigkeit des Trainings, dann den zeitlichen Umfang, und erst wenn Häufigkeit und Länge ausgeschöpft sind, steigern Sie die Intensität.

5.8 Wenn die Psyche leidet

Stimmungsschwankungen, Nervosität

Psychische Hochs und Tiefs im Alltag sind normal – besonders in den Wechseljahren. Nicht wenige Frauen sind in den frühen Phasen des Klimakteriums besonders nervös und flatterig. Andere leiden unter Dünnhäutigkeit oder Reizbarkeit, schnellem Aufbrausen oder schwankenden Stimmungen – mal himmelhoch jauchzend, mal von Weinkrämpfen geschüttelt. Solche Extrem-Emotionen können anstrengend sein und verunsichern manche Frau. Ein Trost: Die turbulenten Tage gehen vorüber und sind – auch wenn es Ihnen so vorkommen mag – kein Dauerzustand. Oft hilft bereits ein Quäntchen mehr Schlaf.

INNERLICH

Mönchspfeffer
Treten Ihre Stimmungsschwankungen zusammen mit einem Spannungsgefühl in den Brüsten auf, mit Akne oder Wasseransammlungen in den Beinen? Dann sind sie vielleicht Teil von prämenstruellen Beschwerden zu Beginn der Wechseljahre. Mönchspfeffer kann jetzt sehr gut helfen (zur Einnahme siehe Seite 134).

Traubensilberkerze
Die Traubensilberkerze ist das wohl bekannteste Phytotherapeutikum bei Unruhezuständen und Nervosität. Die Pflanzenbestandteile werden zu Pillen und Tropfen verarbeitet (siehe auch Seite 142).

Baldrian und Hopfen
Baldrian und Hopfen wirken beruhigend (siehe auch Seite 224 und 229). Dosierung nach Angabe auf der Verpackung oder Empfehlung einer Fachperson.

Tee mit Muskateller Salbei
Das blühende Kraut des Muskateller Salbeis, dessen Duft an Schweiss erinnert, soll eine nervenstärkende,

stimmungsaufhellende und gar aphrodisierende Wirkung haben. Bereiten Sie sich aus dem getrockneten Kraut einen Tee. Oder mischen Sie Muskateller Salbei zum Beispiel mit sinnlichen Rosenblüten, besänftigenden Melissenblättern.

Heiligkreuzer Frauen-Tee

Schwester Theresita aus dem Benediktinerinnenkloster Heiligkreuz in Cham rät bei nervöser Unruhe zu ihrem Frauen-Tee. Das Rezept finden Sie auf Seite 95).

ÄUSSERLICH

Lavendelfussbad

Probieren Sie es aus! Dieses duftende, wohligwarme Fussbad kann Ihnen helfen, sich psychisch «abzukühlen». Es ist auch eine probate Einschlafhilfe. Die Anleitung finden Sie auf Seite 226. Anstelle von ätherischem Lavendelöl können Sie auch Geranium- oder Melissenöl verwenden.

Ansteigendes Armbad

Dieses Bad nehmen Sie im Waschbecken. Es entspannt Körper und Psyche, insbesondere soll es auch bei Unruhe und Angst nützlich sein. So gehts: Beide Arme bis zur Mitte des Oberarms in etwa 35 Grad warmes Wasser tauchen – mit Badethermometer messen! – und dann nach und nach heisses Wasser dazugiessen, bis die Temperatur rund 39 Grad beträgt. Badedauer: rund 10 Minuten, einmal täglich oder je nach Bedarf. **Nicht** anwenden bei Fieber mit Schwitzen, Krampfadern oder Arteriosklerose.

Herzkompresse oder Pulswickel

Die erste Empfehlung von Kneipp bei allgemeiner Unruhe, nervösem Herzklopfen und Erregungszuständen ist eine kalte Herzkompresse. Beruhigen und den Kreislauf harmonisieren soll auch ein Doppelwickel mit verdünnter Arnikatinktur an den Handgelenken (Anleitungen siehe Seite 148).

Heilkräuterkissen

Auf Seite 97 finden Sie das Rezept für das Heiligkreuzer Schlafkissen. Ein beruhigendes Kräuterkissen – nicht nur für die Nacht –, wie es die Schwestern im Kloster herstellen.

HOMÖOPATHIE

Lachesis muta und Sepia officinalis

Zwei Mittel aus der homöopathischen Wechseljahrapotheke eignen sich zur Linderung von wechseljahrtypischen Stimmungsschwankungen, Reizbarkeit und Nervosität: Lachesis muta (aus dem Gift der Buschmeisterschlange) oder Sepia officinalis (aus der Tinte des Tintenfischs). Im Anhang lesen Sie, welches der beiden Mittel eher für Sie infrage kommt.

5. Die besten Rezepte für den Wechsel

ANTHROPOSOPHISCHE MEDIZIN

Komplexmittel mit Gold
Bei der «Erdung» von Nervosität in den Wechseljahren sollen homöopathische Komplexmittel helfen, die Gold enthalten. Unter anderem solche mit zusätzlichen Heilpflanzen wie Hafer, Johanniskraut und Kindlipflanze – oder mit homöopathisch aufbereiteter Bienenkönigin.

Noch mehr Globuli
Bei Stimmungsschwankungen und emotionaler Labilität im Klimakterium rät die Anthroposophie zu homöopathischen Komplexmitteln in Form von Globuli mit Ignatiusbohne, Kindlipflanze sowie dem Gift der Buschmeisterschlange (mehr zur Anthroposophie sowie zur richtigen Anwendung von Globuli auf Seite 101 und 102).

TRADITIONELLE CHINESISCHE MEDIZIN

Rose und Pfefferminze
Bei Achterbahnfahrten der Stimmung empfiehlt die TCM Rosenblüten- und Pfefferminztee.

Chrysanthemenblüten (Ju Hua)
Gegen Reizbarkeit hilft es gemäss TCM, mehrmals täglich Tee aus Chrysanthemenblüten zu trinken. Diesen Tee, der in China so populär und allgegenwärtig ist wie hierzulande der Kamillen- oder Pfefferminztee, finden Sie in Asien-Läden oder in Apotheken mit TCM-Angebot.

Lotus und Grüntee
Bei Unruhezuständen helfen sollen auch Lotussamen (Lian Zi) oder Grüntee. Lotussamen finden Sie in TCM-Apotheken und auch in asiatischen Lebensmittelgeschäften. Die Samen klären gemäss TCM eine Herz-Hitze, nähren das Blut und beruhigen den Geist. Sie können wie Getreidekörner gekocht werden – zum Beispiel zusammen mit chinesischen Datteln, wie die TCM-Ärztin Li Tian empfiehlt. Bei Müdigkeit und Kraftlosigkeit, aber auch bei innerer Nervosität hilft Grüntee – nur kurz ziehen lassen und warm vor 17 Uhr trinken.

AYURVEDA

Düfte beruhigen
Ayurvedische Aromaöle, die bei Unruhe und nervöser Stimmung zum Zug kommen, sind: echtes ätherisches Lavendel- oder Orangenblütenöl sowie spezielle Vata-Aromaöle (in Apotheken und Drogerien erhältlich). Die Fläschchen können Sie auch für unterwegs mitnehmen und bei Bedarf direkt inhalieren. Abends ein Nastuch mit ein, zwei Tropfen Öl beträufeln und neben das Kopfkissen legen.

Besänftigendes Süssholz
Bei Stimmungsschwankungen wird in der ayurvedischen Medizin Süssholz verwendet. Setzen Sie 1 EL getrocknete, zerkleinerte Wurzel (in Apotheke oder Drogerie erhältlich) mit 1 Liter kaltem Wasser an und lassen Sie den Tee 10 Minuten kochen. Trinken Sie ihn über den Tag verteilt. Süssholztee ist **keine** Langzeittherapie und darf bei hohem Blutdruck **nicht** angewendet werden.

Selbstmassage
Gegen Nervosität und Unruhe empfiehlt die Ayurveda-Medizin Ganzkörpermassagen. Verwenden Sie entweder Mandelöl oder ein Öl mit einem kleinen Anteil an echtem ätherischem Geranium-, Kamillen-, Lavendel-, Majoran-, Rosmarin- oder Zitronenöl. Auch ein spezielles Vata-Massageöl ist geeignet. Wies geht, lesen Sie in Kapitel 3 auf Seite 116.

→ Ayurvedische Küche: Ernährungstipps bei nervöser Stimmung und Angstzuständen finden Sie auf Seite 116.

SO HELFEN SIE SICH SELBST

Immer mit der Ruhe
Innere Unruhe ist auf Dauer ungesund – besonders wenn Sie flach atmen, wenn Sie schlecht schlafen und womöglich Ihr Herzschlag an Tempo zulegt. Wenn Sie nicht mehr zur Ruhe kommen, sind die Gründe meist Stress und Überarbeitung, unbewältigte Konflikte oder Ängste. Deshalb: Gönnen Sie sich bewusst Erholung und Auszeiten im Alltag. Schalten Sie einen Gang zurück, bleiben Sie realistisch in den Ansprüchen, die Sie an sich selbst stellen, gestehen Sie sich Fehler und auch Ängste zu.

Alles schon mal da gewesen
Erinnern Sie sich an Ihre fruchtbare Lebenszeit, an Stimmungsschwankungen vor den «Tagen», schmerzende Mensblutungen und Ähnliches. Wie diese zyklischen Veränderungen gehören auch «schwierige» Stimmungen und Gedanken in der Prä- und Perimenopause zur weiblichen Natur, zumindest bei einem Teil der Frauen. Das mag nicht immer kompatibel sein mit den Erwartungen oder Vorstellungen Ihres Umfelds – im Beruf, in der Partnerschaft oder in der Familie. Die frauliche Wechselhaftigkeit und Reizbarkeit wird oft als störend empfunden, als zickig und unattraktiv. Aber schliesslich gehen Sie schon seit Ihrer ersten Menstruation Ihren eigenen Weg und stehen – mal besser, mal schlechter – für Ihre Bedürfnisse und Ihr Frausein ein. Weiter so! Hören Sie an Tagen, an denen Sie sich sensibel und emotional unstabil fühlen, besonders gut auf sich. Lassen Sie Ihre Kinder, Ihren

Mann oder Ihre Freundinnen wissen, wie Sie sich fühlen und ob Sie momentan lieber unterstützt oder für eine gewisse Zeit allein gelassen werden möchten.

Hormon-Yoga

Die kaum 25 Jahre junge Methode – eine Mischung aus Yoga, spezieller Atmung und Energietechnik – bringt nicht nur die Hormone in Schwung, sondern kann auch die Psyche stabilisieren und zu mehr Gelassenheit verhelfen (mehr dazu in Kapitel 2, Seite 58).

ZUR ÄRZTIN, WENN ...

> Ihre Stimmungsschwankungen oder Ihre Nervosität andauern oder Sie belasten.
> Sie unter Phobien, Panikattacken oder unerklärlichen Ängsten leiden.

Konzentrationsstörungen, Vergesslichkeit

Nanu? Ein Name, der Ihnen eben noch ganz geläufig war, fällt Ihnen plötzlich nicht mehr ein. Sie hatten ihn auf der Zunge, doch nun ist er weg. Ein Zeichen für eine beginnende Demenz? Sich häufende Gedächtnislücken können Ängste auslösen – in den Wechseljahren oft zu Unrecht. Denn erstens sinkt die Merkfähigkeit mit zunehmendem Alter, und wenn das Gehirn mit 50 nicht mehr ganz so flink arbeitet wie mit 20, ist das normal. Zweitens können auch die hormonellen Umstellungen in den Wechseljahren (milde) Konzentrationsstörungen und eine gewisse Vergesslichkeit nach sich ziehen: Amerikanische Forschungen jedenfalls haben Lernprobleme bei Frauen kurz vor der Menopause, also der letzten Menstruation, ausmachen können. Doch die geistige Schwäche ist nur von kurzer Dauer; nach dem Wechsel sind Frauen wieder lernfähiger.

Hintergrund

Demenzen – krankhaftes Nachlassen der geistigen Fähigkeiten aufgrund einer Hirnschädigung – kommen mit steigendem Alter immer häufiger vor. Mit einer gesunden Lebensweise lässt sich einigen Demenzformen vorbeugen, etwa solchen, denen eine mangelnde Hirndurchblutung oder eine Alkoholschädigung zugrunde liegt. Ihr Gehirn halten Sie fit mit regelmässiger Bewegung (am besten Ausdauersport wie Schwimmen, Joggen, Walking), mit Rauchverzicht, moderatem Alkoholkonsum, einer ausgewogenen Ernährung – und natürlich mit einem regen Gebrauch des Köpfchens. Dabei kommt es nicht darauf an, das Gedächtnis gezielt zu trainieren. Auch kulturelle Interessen, Reisen, Lernen und soziales Engagement tragen zur geistigen Fitness bei. Ärzte raten zudem zu einer Behandlung von Bluthochdruck und Herzrhythmusstörungen.

INNERLICH

Ginkgo biloba

Extrakte aus Blättern des Ginkgobaums gelten als Durchblutungshelfer für das Gehirn. Die Naturheilkunde verspricht sich von der Heilpflanze unter anderem ein verbessertes Gedächtnis und eine gesteigerte Konzentrationsfähigkeit. Erwarten Sie nicht zu viel, aber probieren Sies ruhig aus. Ginkgopräparate gibt es in Form von Tropfen oder Pillen in der Apotheke. Zur Dosierung und wegen möglicher schädlicher Wechselwirkungen mit anderen Medikamenten (insbesondere Gerinnungshemmern) fragen Sie die Apothekerin oder die Ärztin.

Grüner Hafer

Die heimische Alternative heisst Hafer. Tee aus grünem Haferkraut wird empfohlen bei nervöser Erschöpfung und zur Verbesserung des Gedächtnisses. Auch als Beruhigungsmittel bei Schlaflosigkeit hat Hafer Tradition. Haferkraut wird während der Blüte gewonnen. Sie erhalten neben Tee auch Tropfen und andere Präparate mit grünem Hafer. Oder essen Sie Birchermüesli zum Frühstück und kochen Sie sich öfters ein Hafersüppchen.

Ginseng, Rosenwurz und Taigawurzel

Auch diese drei Pflanzen gelten als Phytotherapeutika, mit denen sich Aufmerksamkeit und Erinnerungsvermögen verbessern lassen. Anwendungshinweise für die drei grünen Schlaumacher finden Sie auf Seite 232.

Gesunde Schalen

Erstaunlich, aber in Studien belegt: Wer regelmässig Obst- oder Gemüsesäfte trinkt – etwa Apfel-, Trauben-, Rüebli- oder Selleriesaft –, kann offenbar der Entstehung der alzheimerschen Demenzerkrankung vorbeugen. Die schützenden Stoffe stecken vermutlich in den Schalen. Denn: Versuchsteilnehmer, die Vitamine schluckten, und solche, die geschältes Obst und Gemüse assen, waren eher von Alzheimer betroffen als die Safttrinker.

Vitamin B

Neuerdings wird auch die Einnahme von Vitaminen der B-Gruppe (insbesondere Folsäure, Vitamin B6 und B12) als Prävention von Alzheimer diskutiert. Ältere Probanden mit leichtem Gedächtnisschwund waren in einer Studie der Universität Oxford besser vor Alzheimer geschützt. Aber Achtung: Zu hohe Dosen des Vitamins könnten auch schaden und womöglich Krebs auslösen. Natürlich kommt Vitamin B in vielen Lebensmitteln wie etwa Eiern, Fisch, Fleisch und grünem Gemüse vor – oder auch in Hefeflocken aus dem Reformhaus (siehe Seite 72).

ÄUSSERLICH

Mit Wasser und Bürste
Auch Kneipp kann Ihrer Denkkraft auf die Sprünge helfen. Besonders zu empfehlen sind kalte Armbäder nach Bedarf und tägliche (trockene) Bürstenmassagen. Die Anleitungen für das kalte Armbad und auch für die Kneippsche Bürstenmassage finden Sie auf Seite 233.

Duftende Massage
Fuss- oder Ganzkörpermassagen fördern die Durchblutung und beleben den Geist. Verwenden Sie etwa 5- bis 10%iges Rosmarinöl oder mischen Sie einige Tropfen des puren ätherischen Öls in Mandel-, Oliven- oder Weizenkeimöl.

HOMÖOPATHIE

Sanguinaria canadensis
Aus der homöopathischen Wechseljahrapotheke (siehe Anhang): Bei zeitweiligen Ausfällen im Denken und Vergesslichkeit während des Klimakteriums kann Blutwurz (Sanguinaria canadensis) einen Versuch wert sein.

SO HELFEN SIE SICH SELBST

Geistige Beweglichkeit
Es muss nicht immer Denksport und Gehirnjogging sein: Mentale Leistungsfähigkeit erhalten Sie sich auch, indem Sie soziale Kontakte pflegen, etwas Neues lernen, etwa ein Musikinstrument oder eine Sprache, indem Sie sich bewegen, tanzen ...

→ Die heilsamsten Better-Aging-Tipps der Naturmedizin finden Sie auf Seite 210.

ZUR ÄRZTIN, WENN ...

> Sie Ihre Konzentrationsschwäche oder Ihre Vergesslichkeit (subjektiv) belastet.
> weitere Probleme wie Denkstörungen oder Störungen des Urteilsvermögens dazukommen.
> Sie anhaltende Erinnerungslücken oder Probleme beim Worte-Finden bemerken.

Kopfschmerzen und Migräne

Die weiblichen Hormone haben zweifellos einen Einfluss auf Kopfschmerzen und Migräne. In jungen Jahren typisch ist etwa die Menstruationsmigräne. Ab den Wechseljahren kann sich der Einfluss der Hormone negativ oder positiv auswirken: Bei einem Drittel der Frauen, die unter Kopfschmerzen und Migräne leiden, bessern sich die Beschwerden nach der Menopause. Manche Frauen leiden besonders in den Wechseljahren an Kopfweh – eventuell im Rahmen von verstärkt auftretenden prämenstruellen Symptomen. Und einige plagen auch nach dem Wechsel noch regelmässig Kopfschmerzen. Übrigens: Pille und Hormontherapie können sich bei Kopfwehgeplagten ebenfalls so oder so – verstärkend oder lindernd – auswirken.

Symptome

Der typische **Spannungskopfschmerz** ist dumpf und beidseitig (Schraubstockgefühl). Spannungskopfweh verschlimmert sich nicht bei körperlicher oder geistiger Anstrengung.

Migräne kommt anfallartig und dauert vier Stunden bis drei Tage. Der Schmerz ist meist einseitig und pochend und verschlimmert sich bei körperlicher oder geistiger Anstrengung. Typische Begleiterscheinungen sind Übelkeit und Erbrechen sowie eine Überempfindlichkeit auf Geräusche, Gerüche und Licht. Jeder sechste Betroffene hat eine Migräne mit Aura: Dem Kopfweh gehen Sehstörungen (eingeschränktes Blickfeld, Flimmern oder Zickzacklinien vor den Augen), Sensibilitätsstörungen, Sprachstörungen oder Lähmungen voraus.

Hintergrund

Spannungskopfschmerz wird oft durch psychische Probleme oder durch Verspannungen der Schultern und des Nackens ausgelöst. Auch Stress, zu wenig Schlaf, hormonelle Veränderungen, Wetterwechsel oder schlechte Luft können schuld sein.

Migräne tritt familiär gehäuft auf und ist ein Frauenleiden: Frauen sind dreimal häufiger davon betroffen als Männer. Verschiedenste Auslöser sind bekannt: blendendes Licht, Lärm, Gerüche, bestimmte Wettersituationen, Hormonveränderungen, zu viel oder zu wenig Schlaf, Hunger, körperliche Anstrengung, Nahrungsmittel wie Käse oder Schokolade, der Geschmacksverstärker Glutamat, Wurstwaren, Sucht- und Genussmittel (Rotwein, Nikotin, Kaffee), aber auch Koffeinmangel (siehe unten) und Stress.

Nur selten sind Kopfschmerzen Ausdruck einer Gehirnerkrankung, etwa einer Gefässkrankheit, eines Tumors, einer Sehstörung oder einer Infektion.

INNERLICH

Mönchspfeffer

Bei Kopfweh im Rahmen von prämenstruellen Beschwerden (siehe auch Kapitel 1, Seite 28) – jeweils einige Tage vor und manchmal auch während der Periode – ist Mönchspfeffer unbedingt einen Versuch wert. Oft wirkt er zusätzlich schmerzlindernd bei Periodenschmerzen (siehe Seite 134).

Kräuter für den Kopf

Tees aus folgenden Heilpflanzen sind dafür bekannt, das Dröhnen und Stechen im Kopf zu lindern: Baldrian, Gänsefingerkraut, Ingwer, Lavendel, Melisse, Pfefferminze, Rosmarin und Schlüsselblume. Anwendung gemäss Verpackung oder Rat der Drogistin, Apothekerin. Rosmarintee **nicht** bei hohem Blutdruck.

Mädesüss und Weidenrinde
Zwei Schmerzmittel der Natur – sozusagen natürliches Aspirin. Weidenrinde ist als Tee oder in Pillenform erhältlich. Mädesüss, dessen Blütenduft an Holunder erinnert, gibt es als Tee oder Tropfen. Dosierung nach Anweisung einer Fachperson. **Nicht** anwenden bei Salicylatüberempfindlichkeit.

Mutterkraut und Pestwurz
Präparate mit der fast vergessenen Heilpflanze Mutterkraut, die ganz ähnlich wie die Kamille aussieht, helfen gegen Kopfschmerzen und Migräne. Mutterkraut kann vermutlich das Schmerzempfinden dämpfen. Pestwurz wirkt krampflösend (im Kopf, aber auch bei Menstruationskrämpfen). Tipp: Es gibt auch Heuschnupfenpräparate auf Pestwurzbasis. Verwenden Sie ein solches, falls Sie kein Pestwurz-Produkt für Kopfschmerzen finden. Dosierung gemäss dem Rat der Drogistin oder Apothekerin.

Schwarzer Kaffee mit Zitronensaft
Das Getränk hat sich bei Kopfwehgeplagten als Sofortmittel bewährt. Allerdings stehen ausgiebiger Kaffeekonsum bzw. eine zu rasche Reduktion der täglichen Kaffeemenge auch im Verdacht, Kopfschmerzen und Migräne auszulösen. Bei häufigen Kopfschmerzen lohnt es sich deshalb langfristig oft, den Kaffeekonsum allmählich – Tasse um Tasse – zu reduzieren.

Magnesium
Achten Sie bei häufigen Kopfschmerzen auf eine magnesiumreiche Ernährung. Der Mineralstoff findet sich etwa in Vollkornprodukten wie Haferflocken, Hirse, Vollreis, in Fisch, Gemüse, Nüssen, Soja oder Trockenfrüchten.

ÄUSSERLICH

Kühlendes Stirnband
Bei Migräne gemäss Studien sehr wirksam ist eine kühlende Kompresse auf Stirn, Schläfen oder Nacken. Am meisten nützen kalte Stirnbänder, wenn sie bei den ersten Anzeichen der Migräne aufgelegt werden. Dann kann die Kühle manchmal sogar bewirken, dass sich die Migräne nicht voll ausprägt, sondern milder und kürzer verläuft. Beachten Sie: Kalte Kompressen nur anbringen, wenn Sie nicht frieren und wenn Ihnen Kälte angenehm erscheint. Eiswürfel oder Eiswasser sind zu kalt und deshalb nicht geeignet.

Lavendel- und Pfefferminzöl

Auch die Wirkung von Pfefferminze bei Kopfschmerzen ist wissenschaftlich belegt und soll laut neuen Forschungen sogar gängigen Schmerzmitteln ebenbürtig sein. Stirn und Schläfen mit 2 bis 3 Tropfen reinem ätherischem Öl der Pfefferminze (100 %) einmassieren. Achtung: Das Öl sollte nicht in die Augen kommen. Als Alternative, besonders wenn Sie homöopathische Heilmittel einnehmen, eignet sich auch ätherisches Lavendelöl.

Am Schwarzkümmel schnuppern

Geben Sie 1 TL Schwarzkümmelsamen in ein kleines Leinen- oder Baumwollsäckchen. Bei Bedarf reiben Sie das Säckchen, halten es unter ein Nasenloch (das andere zuhalten) und atmen die dabei freiwerdenden Düfte ein. Morgens und abends je einmal links und rechts durchführen. Die Samen erhalten Sie in der Apotheke oder in türkischen Lebensmittelgeschäften.

Meerrettich im Nacken

Nackenkompressen mit Meerrettich sind ein altbewährtes Hausmittel gegen Kopfweh. Meerrettich gehört zu den Pflanzen mit Reizwirkung, er wird nur einige Minuten aufgelegt. Sie können die geriebene Wurzel oder Meerrettichsalbe aus der Apotheke (10 %ig) verwenden. Halten Sie sich unbedingt genau an die Anleitung – sonst drohen Hautverbrennungen. Die Anleitung für eine selbst hergestellte Meerrettich-Kompresse finden Sie auf Seite 172 – einziger Unterschied: Bei einer Harnwegsentzündung machen Sie eine Bauchkompresse, bei Kopfweh eine Nackenkompresse.

Senfmehl-Fussbad

Ein weiterer hautreizender Klassiker bei Kopfschmerzen. Die Anwendung von schwarzem Senfmehl ist nichts für Dünnhäutige, sie kann zu Hautrötung und Brennen führen und darf nur nach fachgerechter Anleitung erfolgen. Sie brauchen ein Badethermometer und einen Eimer, der breit genug für Ihre Füsse ist, oder eine Fussbadewanne (Sanitätsfachgeschäft, Drogerie). Verrühren Sie 20 g schwarzes Senfmehl aus der Apotheke in mindestens 6 Litern etwa 38 Grad warmem Wasser. Füllen Sie den Badezuber so hoch, dass beide Füsse und die Unterschenkel möglichst bis unters Knie im Wasser sind.
Die Badezeit darf höchstens 15 Minuten betragen (Vorsicht, nicht einschlafen!). Bei zu langer Einwirkung drohen Verbrennungen der Haut. Nach dem Bad Beine mit Wasser gründlich abspülen, trocknen und eincremen oder einölen. Ruhen Sie sich dann für eine halbe Stunde zugedeckt im Bett aus. Führen Sie Senffussbäder nur während einiger Wochen und höchstens zweimal pro Woche durch. **Nicht**

5. Die besten Rezepte für den Wechsel

anwenden bei Krampfadern, verletzter oder angegriffener Haut oder wenn Sie Empfindungsstörungen haben. Achtung: Senf kann auf Textilien Flecken verursachen.

Ein Fall für Kneipp

Wechselwarme Fussbäder (siehe Seite 144), kalte Armbäder (siehe Seite 233) und andere Wasseranwendungen trainieren das Gefässsystem und können langfristig die Anfälligkeit für Kopfschmerzen und Migräne verringern.

HOMÖOPATHIE

Sanguinaria und Sepia officinalis

Die besten Globuli zur Linderung von hormonbedingten Kopfschmerzen: Sepia officinalis (aus Tinte des Tintenfischs) oder Sanguinaria (kanadischer Blutwurz). Im Anhang lesen Sie, welches der beiden Mittel eher für Sie infrage kommt.

ANTHROPOSOPHISCHE MEDIZIN

Öl mit Eisenhut, Kampfer und Lavendel

Bei Kopfschmerzen, die durch Verspannungen und Muskelverhärtungen entstehen, empfiehlt die Anthroposophie Einreibungen mit homöopathischen Schmerzölen auf der Basis dieser drei Pflanzen.

AYURVEDA

Yoga gegen Kopfschmerzen

Ein Tipp aus der ayurvedischen Medizin bei Kopfweh: Gegen die zugrunde liegenden Verspannungen hilft ein tägliches Yogaprogramm. Erkundigen Sie sich nach Kursangeboten in Ihrer Region.

SO HELFEN SIE SICH SELBST

Bewegung nützt

Handelt es sich um Spannungskopfweh, bringt leichte sportliche Betätigung oft Besserung. Bei akuter Migräne: Besser hinlegen und ausruhen! Vorbeugend ist Bewegung so oder so das richtige Rezept (siehe auch Seite 46): Treiben Sie regelmässig Sport und machen Sie Dehnungsübungen für Hals und Nacken. Allerdings: Velofahren und Brustschwimmen sind wegen der dauernden Nackenanspannung weniger geeignet. Zudem sollten Sie dem Nacken zuliebe auf eine gute Sitz- und Schlafhaltung achten (Tipps zu einer gesunden Körperhaltung siehe Seite 54).

Kopflastiges Tagebuch

Führen Sie ein Migräne- oder Kopfschmerztagebuch: Über die Beschwerden Buch zu führen, kann helfen, die Auslöser ausfindig zu machen. Notieren Sie

Schmerzstärke und -dauer sowie typische Auslösesituationen (Aufregung, Stress, Änderungen des Schlaf-Wach-Rhythmus, Menstruation etc.). Halten Sie auch fest, ob Sie Nahrungs- und Genussmittel zu sich genommen haben, die Migräne auslösen könnten (Käse, Schokolade, Alkohol, Kaffee, Tee).

Ruhe und Stressbewältigung

Vermeiden Sie zu viel Auf und Ab im Leben, nehmen Sie es auch unter der Woche geruhsamer und behalten Sie Ihren Schlaf-Wach-Rhythmus am Wochenende bei. Denn Migräne und Kopfweh treten oft in ausgeprägten Entspannungsphasen auf – gerade am Wochenende. Lernen Sie, mit Stresssituationen umzugehen und sich gezielt zu entspannen. Hilfreich sind Techniken wie progressive Muskelentspannung, autogenes Training oder Yoga (mehr dazu in Kapitel 2, Seite 66).
Bei einem akuten Migräneanfall: Sorgen Sie rasch für eine reizarme Umgebung, möglichst in einem ruhigen, abgedunkelten Zimmer. Auch Schlaf kann helfen.

Noch mehr Tipps

Kopfwehgeplagte sollten sich vielseitig ernähren, viel an die frische Luft gehen, möglichst kein Parfum benutzen und Räume ausreichend lüften. Reduzieren Sie zudem Ihren Alkohol- und Nikotinkonsum.

Der richtige Umgang mit Schmerzmitteln: Leiden Sie unter Spannungskopfschmerzen, sollten Sie wenn möglich auf schnelle Helfer verzichten. Und wenn schon, dann einfache Schmerzmittel verwenden, die nicht abhängig machen, das Kopfweh nicht noch verstärken und den Verdauungstrakt oder die Leber nicht schädigen. Migränemittel hingegen sollten Sie bei den ersten Anzeichen einnehmen – wenn gewöhnliche Schmerzmittel nicht helfen, spezielle Arzneien gegen Migräne. In jedem Fall: Lassen Sie sich von Ihrem Arzt, Ihrer Ärztin beraten!

ZUR ÄRZTIN, WENN ...

> Kopfschmerzen plötzlich auftreten und ungewöhnlich stark sind.
> die Schmerzen chronisch sind oder an Häufigkeit, Stärke, Dauer zunehmen.
> zusätzlich zum Kopfweh weitere Symptome auftreten wie Fieber, Schüttelfrost, Übelkeit, Schwindel, Lähmungen, Sprachschwierigkeiten oder Veränderungen am Auge.

INFO

> www.headache.ch Schweizerische Kopfwehgesellschaft; viele Infos, zum Beispiel zu Kopfschmerzen bei Frauen.

Schlafstörungen

Schlafstörungen gehören neben den Wallungen zu den häufigsten Beschwerden in den Wechseljahren: Vielen Frauen wird es heiss und feucht unter der Decke und die Schlafqualität leidet. Manche Frauen werden von den Wallungen und Schwitzattacken jede Nacht etliche Male aus dem Schlaf gerissen. Dennoch sind nicht immer die Hormone schuld: Zeitweilige Schwierigkeiten beim Ein- oder Durchschlafen sowie zu frühes Erwachen kommen auch in anderen Lebensaltern vor – und auch bei Männern. Der Schlaf ab 40 wird grundsätzlich leichter und die Schlaftiefe nimmt ab. Mit dem Älterwerden reduziert sich meist auch das Schlafbedürfnis. Ausserdem verlängert sich in der Regel die Einschlafzeit und man wacht häufiger auf in der Nacht.

Hintergrund

Den nächtlichen Schlaf können verschiedenste Faktoren beeinträchtigen: Wallungen, zu hoher Koffein- oder Alkoholkonsum, Stress, ebenso Schmerzen und Krankheiten wie das Restless-Legs-Syndrom (mit den typischen unruhigen Beinen), die Schlafapnoe (mit auffälligem Schnarchen und Tagesmüdigkeit), Depressionen oder auch Herzkrankheiten. Spätestens wenn Ihre Schlafstörungen andauern und Sie tagsüber müde oder gereizt und weniger leistungsfähig sind, sollten Sie Hilfe holen. Vorsicht mit Schlafmitteln: Nehmen Sie diese nie ohne ärztlichen Rat ein. Die meisten Schlafmittel ruinieren die Struktur des Schlafs; einige können zu körperlicher und psychischer Abhängigkeit führen. Auch die Dosis dürfen Sie keinesfalls auf eigene Faust steigern!

INNERLICH

Traubensilberkerze, Rotklee, Soja
Sind die hormonellen Turbulenzen der Wechseljahre der Grund für Ihre Schlafprobleme, können Sie die phytotherapeutische Kraft von Johanniskraut, Rotklee, Soja, Traubensilberkerze und anderen Pflanzen nutzen. Diese wirken ausgleichend auf den Hormonhaushalt und lindern insbesondere Schlafprobleme, die im Zusammenhang mit Wallungen auftreten (siehe auch Seite 143).

Hopfen-Schlummertrunk
Hopfen wirkt beruhigend und entspannend, fördert das Einschlafen und enthält erst noch östrogenähnlich wirkende Pflanzenstoffe (Phytoöstrogene, siehe Kapitel 2, Seite 73). Er ist deshalb Bestandteil vieler Teemischungen für den Wechsel. Spätestens eine Stunde vor dem Zubettgehen trinken und eventuell kombinieren mit Frauenmantel, Rotklee, Salbei oder den unten beschriebenen Schlummerkräutern.

Grüne Kraft fürs Traumland

Kraut von Passionsblumen oder grünem Hafer, Lavendel-, Kamillen- und Orangenblüten, Melissenblätter, Baldrian- oder Ginsengwurzel – das sind pflanzliche Optionen bei Schlaflosigkeit. Erhältlich als Tee, Tropfen oder auch in Pillenform. Beachten Sie die Anwendungsempfehlungen auf Verpackung oder Beipackzettel.

Honig- und Mandelmilch

Anstatt sich die halbe Nacht in den Kissen zu wälzen, machen Sie sich lieber eine Honigmilch. Der Trank ruft Kindheitserinnerungen wach und macht schläfrig. Sie können die Milch auch mit Mandelmus aus dem Reformhaus zubereiten.

Magnesium

Eine Ernährung, die reich an diesem Mineralstoff ist, kann vorbeugen. Magnesium wirkt entkrampfend und fördert so die Schlafbereitschaft (siehe Seite 193).

ÄUSSERLICH

Bauchauflage mit Kamille oder Schafgarbe

Diese Kompresse wird warm auf den Bauch gelegt und mit einem Aussentuch umwickelt. Die Auflage enthält Kamillenblütenköpfchen oder Schafgarbentee. Sie wird auch bei starken Blutungen empfohlen und ist bei träger Verdauung als Leberwickel bekannt.

So gehts: Tränken Sie ein Baumwolltuch in heissem Schafgarbentee oder legen Sie eine Handvoll Kamillenblütenköpfchen hinein, die Sie vorher mit kochendem Wasser übergossen haben. Auswringen und zu einem länglichen Päckchen formen. Vorher den Tee so weit abkühlen lassen, dass Sie sich nicht verbrennen (Sie können auch dicke Haushalthandschuhe anziehen, um die Hände zu schützen). Packen Sie das Päckchen in ein zweites, trockenes Tuch (Baumwolle oder Wolle), damit sich die Wärme nicht zu schnell verflüchtigt. Die warmfeuchte Kompresse etwa 20 Minuten auf den Bauch legen oder umbinden. Warme Wickel oder Kompressen maximal zweimal pro Tag auflegen.

Wechselbad der Füsse

Der vorbeugende Kneipp-Trick bei Schlafproblemen, besonders solchen in Zusammenhang mit Wallungen: wechselwarme Fussbäder. Die Anleitung finden Sie auf Seite 144.

Bürstenmassage

Täglich am Morgen (nie abends!) angewendet, weckt diese Kneippsche Trockenübung zuverlässig – und verhilft gleichzeitig zu einem entspannenden Nachtschlaf (siehe Seite 233).

Klösterliches Schlafkissen

In Kapitel 3 (Seite 97) finden Sie das Rezept für das Heiligkreuzer Schlafkissen

5. Die besten Rezepte für den Wechsel

– ein Kräuterkissen, wie es die Benediktinerinnen im Kloster Heiligkreuz in Cham herstellen.

HOMÖOPATHIE

Cimicifuga
Sofern die Schlafstörungen nicht zu stark an Ihren Kräften zehren, können Sie versuchen, sie mit Homöopathie zu lindern. Das Mittel Cimicifuga enthält die Heilpflanze Traubensilberkerze in homöopathischen Dosen (siehe auch Kapitel 3, Seite 98).

ANTHROPOSOPHISCHE MEDIZIN

Lavendel
Unterdessen sogar wissenschaftlich erhärtet: Warme Fussbäder mit Lavendel vor dem Zubettgehen helfen beim Einschlafen. Mischen Sie 1 bis 2 Tropfen Lavendelöl (100%ig ätherisch) mit 1 TL Rahm oder Honig und geben Sie die Mischung ins Badewasser. Oder verwenden Sie Fertigbadezusätze. Alternativ können Sie vor dem Zubettgehen Ihre Füsse mit 10%igem Lavendelöl massieren. Auch ein Lavendel-Duftkissen neben dem Kopfkissen hilft.
Bei Durchschlafstörungen, frühzeitigem Erwachen und nächtlichem Schwitzen eignen sich Vollbäder: 2 TL Rahm oder Honig mit 3 bis 4 Tropfen Lavendelöl in die Wanne geben und 10 bis 20 Minuten baden. Häufigkeit: zweimal pro Woche.

Kindlipflanze und Austernschale
Bei Einschlafschwierigkeiten sowie bei unterbrochenem Schlaf rät die anthroposophische Medizin ausserdem zu Pulver oder Tabletten mit einer Mischung aus Bryophyllum-Extrakt (Auszüge der Kindlipflanze) und Conchae (Austernschale). Vor dem Schlafengehen einnehmen, bei Bedarf auch mehrmals nachts; Dosierung nach Anweisung in der Apotheke.

TRADITIONELLE CHINESISCHE MEDIZIN

Die Kraft des Lotus
Bei Schlafstörungen empfiehlt die TCM Lotussamen (Lian Zi). Sie erhalten diese Samen in Apotheken mit TCM-Angebot oder in asiatischen Lebensmittelgeschäften. Lotussamen klären eine Herz-Hitze und beruhigen den Geist. Kochen Sie die Samen wie Getreidekörner.

AYURVEDA

Tiefer Schlaf dank Aromaölen
Tröpfeln Sie abends ein, zwei Tropfen eines Aromaöls auf ein Taschentuch und legen Sie es neben Ihr Kopfkissen. Bei Schlaflosigkeit immer wieder daran

riechen. Geeignete Aromaöle: Vata-Aromaöle, echtes ätherisches Lavendel-, Majoran-, Mandarinenschalen- oder Orangenblütenöl. Die ätherischen Öle – in etwa 10%iger Konzentration in einem fetten Öl – dürfen Sie auch benutzen, um sich selbst damit zu massieren (Massageanleitung siehe Seite 116).

→ Ayurveda auf dem Teller: Ernährungstipps bei Schlafstörungen finden Sie auf Seite 116.

SO HELFEN SIE SICH SELBST

Regelmässigkeit gefragt
Finden Sie heraus, wie gross Ihr individuelles Schlafbedürfnis ist – zum Beispiel während Ferien –, und richten Sie sich danach. Schlafen Sie zu festen Zeiten und halten Sie Ihren Wach- und Schlafrhythmus möglichst auch am Wochenende ein. Wer nachts nicht schlafen kann, macht besser keine Siesta.

Wie frau sich bettet ...
Widmen Sie die Zeit vor dem Schlafengehen einer ruhigen, entspannenden Tätigkeit: Hören Sie Musik, baden Sie, gehen Sie spazieren, lesen Sie. Und legen Sie sich erst dann ins Bett, wenn Sie müde sind und schlafen möchten. Arbeiten, frühstücken oder diskutieren Sie anderswo; Ihr Bett sollte nur zum Schlafen da sein. Bei Schwierigkeiten (wieder) einzuschlafen: Bleiben Sie nicht wach im Bett liegen, sondern stehen Sie auf und beschäftigen Sie sich eine Weile. Schauen Sie nachts möglichst nicht auf die Uhr – Menschen mit Einschlafproblemen schlafen meist besser, wenn der Zeitdruck wegfällt. Ausserdem: Verbannen Sie alles aus Ihrem Schlafzimmer, was leuchtet oder Geräusche macht. Und wenn möglich auch alles, was Sie an Ihr Tagewerk erinnert – Laptop, Bügelbrett und Co.

Sorgen loslassen
Anstatt nachts gedanklich Probleme zu bearbeiten und im Geist To-do-Listen zu kritzeln: Grübeln Sie tagsüber! In der Nacht dürfen Sie an Schönes denken und sich ausruhen. Planen Sie feste Zeiten ein, um über Unfertiges und Problematisches nachzudenken, zum Beispiel über Mittag oder nach der Arbeit. Notieren Sie alle Knacknüsse und Aufgaben, die Sie beschäftigen – anschliessend erledigen Sie sie Stück für Stück. Suchen Sie für jedes Problem eine Lösung. Das entlastet Sie in der Nacht.

Sport und Entspannung
Bewegung und Sport tagsüber fördern einen erholsamen Schlaf. Auch das Erlernen von klassischen Entspannungstechniken wie progressive Muskelrelaxation, autogenes Training, Yoga oder Meditation kann dazu beitragen, dass Sie besser schlafen (mehr zu Bewegung und Entspannung in Kapitel 2, Seite 46

und 66). Garantiert besser als Schäfchen zählen wirkt Hormon-Yoga, eine dynamische Yoga-Variante für Frauen in den Wechseljahren (siehe Seite 58).

Achtung: Schlafräuber

Reduzieren Sie den Konsum von Alkohol, Cola, Kaffee, Schwarztee und Nikotin. Alkohol hilft zwar einzuschlummern, seine Abbauprodukte führen aber zu Schlafproblemen in der zweiten Nachthälfte. Trinken Sie nachmittags keinen Kaffee oder Schwarztee mehr. Auch schwere oder späte Abendmahlzeiten sollten Sie besser lassen und kurz vor dem Zubettgehen nichts mehr trinken.

Einfach und bewährt: Bettsocken

Die meisten Menschen können nicht einschlafen, wenn die Füsse kalt sind. Warum nicht zu Grossmutters Bettsocken greifen oder selber flauschig-warme, weiche stricken?

> **ZUR ÄRZTIN, WENN ...**
>
> > Sie unter dem mangelnden Schlaf leiden und Ihre Lebensqualität oder Leistungsfähigkeit in Mitleidenschaft gezogen wird.
> > Sie laut und unregelmässig schnarchen und sich tagsüber oft müde fühlen.
> > Sie unter Unruhe und Bewegungsdrang in den Beinen leiden.
> > andere Symptome dazu kommen oder Ihnen Krankheiten, Sorgen, Medikamente den Schlaf rauben.

Depressive Verstimmung

Traurigkeit und Depressionen, die sich während der Wechseljahre entwickeln, sind nicht immer auf hormonelle Veränderungen zurückzuführen. Oft sehen sich Frauen in diesem Lebensabschnitt gleichzeitig mit anderen einschneidenden Veränderungen konfrontiert, sei es in ihrem sozialen Umfeld oder bei sich selber. Am häufigsten drücken die Stimmung von Frauen – wie auch von Männern – jeglichen Alters: belastende Lebensereignisse wie der Verlust eines nahestehenden Menschen, berufliche oder private Misserfolge und Enttäuschungen, körperliche Erkrankungen, Medikamente – oder ein Lichtmangel im Winter.

Symptome

Jeder Mensch gerät einmal in eine traurige, deprimierte Stimmung. Sie kann eine normale, vorübergehende Reaktion auf kritische Lebensumstände sein und sich in Form von Niedergeschlagenheit, Kraftlosigkeit, Schlafstörungen oder kürzerem sozialem Rückzug bemerkbar machen. So ist Trauer über den Verlust eines nahen Menschen eine ganz normale Reaktion. Gesund ist, wenn sie ihren Platz bekommt, gelebt wird

– und sich dann wieder verabschiedet. Dauert sie zu lange an, gilt es, hellhörig zu werden, ob sich nicht eine Depression entwickelt. Eine echte Depression stellt eine schwere psychische Störung dar. Sie überschattet die Lebensfreude und lähmt die Betroffene regelrecht – typischerweise auch dann noch, wenn sich die schwierige Lebenssituation verbessert hat.

Eine Depression sollte immer von einem Arzt, einer Psychiaterin oder Psychologin behandelt werden. Ist Ihre Stimmung einmal ein paar Tage getrübt, dürfen Sie zu den folgenden Mitteln greifen.

INNERLICH

Johanniskraut

Die antidepressive Wirkung der Heilpflanze ist in Studien belegt, das gilt besonders für konzentrierte Extrakte. Johanniskraut erhalten Sie als Tee, als Tropfen oder in Pillenform. Vom Tee können Sie täglich 2 Tassen trinken. Zur Dosierung der Tropfen oder Tabletten fragen Sie Ihren Apotheker oder Ihre Ärztin. Informieren Sie sich auch über mögliche Nebenwirkungen und Wechselwirkungen mit anderen Medikamenten. Johanniskraut wirkt nicht nur stimmungsaufhellend, sondern auch entspannend und wird deshalb auch als Schlafhilfe eingesetzt.

Baldrian

Baldrianwurzeltee oder -tropfen eignen sich besonders, wenn neben der Stimmung auch der Schlaf beeinträchtigt ist. Gut kombinierbar mit Hopfen oder Johanniskraut.

Traubensilberkerze

Das Frauenmittel für die Wechseljahre wirkt auch bei psychischen Beschwerden. Auszüge aus den Wurzeln erhalten Sie in Form von Tropfen oder Tabletten.

Grüner Hafer

Auch dieses Getreide bringt Licht in den düsteren Alltag: Tee oder Tropfen des grünen Haferkrauts werden traditionell bei depressiver Verstimmung angewendet.

Kein Tee von Traurigkeit

Stellen Sie sich nach Belieben einen Heilkräutertee zusammen: Mischen Sie Johanniskraut mit Bestandteilen von einer oder mehreren Heilpflanzen, die anregen und stärken, zum Beispiel Grüntee, Matetee, Rosmarinblätter, Taigawurzel, Weissdorn. Oder mit solchen, die eher angstlösend sind und gelassen machen, wie Baldrianwurzel, Haferkraut, Hopfenblüten, Lavendelblüten, Melissenblätter und Passionsblumenkraut.

Schwester Theresitas Rat

Die Benediktinerin aus dem Kloster Heiligkreuz in Cham schwört bei Schwermut auf Zitronenmelisse: Wer Blätter der Zitronenmelisse in den Salat zupft oder Tee daraus trinkt, lacht viel! Weitere

5. Die besten Rezepte für den Wechsel

klösterliche Frauen-Rezepte finden Sie in Kapitel 3 (Seite 95).

ÄUSSERLICH

Kneipps Rat
Wirksam gegen Stimmungstiefs sollen trockene Bürstenmassagen sein (mehr zur Methode auf Seite 233), ferner: Saunabesuche und wechselwarme Fussbäder. Damit regen Sie die Durchblutung an und aktivieren alle Körpervorgänge. Wie Sie ein wechselwarmes Fussbad zubereiten, lesen Sie auf Seite 144.

HOMÖOPATHIE

Sepia officinalis
Für die homöopathische Selbstbehandlung bei deprimierter Stimmung eignet sich Sepia aus Tintenfischtinte. Es ist eines von fünf Wechseljahrmitteln, die im Anhang näher vorgestellt werden.

TRADITIONELLE CHINESISCHE MEDIZIN

Rose und Pfefferminze gegen die Schwermut
Die chinesische Antwort auf die westliche Aromatherapie: Rosenblüten- und Pfefferminztee sind die Selbstmedikations-Tipps der TCM bei gedrückter Stimmung. So soll das Leber-Qi bewegt werden.

AYURVEDA

Aromatische Stimmungsaufheller
Die ayurvedische Aromatherapie empfiehlt bei schwermütiger Stimmung Vata-Aromaöle oder echtes ätherisches Basilikum-, Bergamotte-, Jasmin-, Lavendel-, Orangenblüten- oder Thymianöl. Bei Bedarf am Fläschchen riechen. Aromaöle erhalten Sie in Apotheken oder Drogerien.

Massagen
Ein weiterer Ayurveda-Rat: regelmässige Ganzkörpermassagen. Verwenden Sie dazu Johanniskrautöl (siehe Seite 188), ein Vata-Massageöl oder ein Öl, das eines der oben genannten ätherischen Öle enthält (Massagetipps auf Seite 116).

→ Ayurveda auf dem Teller: Ernährungstipps bei depressiver Verstimmung finden Sie auf Seite 116.

SO HELFEN SIE SICH SELBST

Bewegung und Entspannung
Körperliche Aktivität hellt die Stimmung auf – das ist wissenschaftlich gut belegt. Den grössten Effekt zeigen Ausdauersportarten, am besten in der Gruppe. Bewegung lenkt von negativen Gedanken ab und wirkt dem Gefühl entgegen, sich nicht mehr mit eigener Kraft aus der

Schwermut befreien zu können. Um die Stimmung anhaltend zu heben, sollten Sie mehrmals in der Woche trainieren. Aber: Geben Sie sich Zeit und überfordern Sie sich nicht mit zu rigorosen Vorsätzen (siehe auch Seite 211). Auch Entspannung wappnet vor Stress und Gefühlen der Überforderung. Besuchen Sie einen Kurs, in dem Sie eine Entspannungstechnik erlernen (mehr dazu in Kapitel 2, Seite 66).

Es werde Licht!
Um den Winter-Blues abzufedern: Halten Sie sich jeden Tag im Freien auf, möglichst ein, zwei Stunden – auch wenn das Wetter nicht dazu einlädt. Selbst bei wolkenverhangenem Himmel tanken Sie während eines Spaziergangs ausreichend Licht.

Schlafregeln beachten
Schlaf wirkt sich auf die Gefühlswelt aus, und umgekehrt. Zu wenig Schlaf kann zu Depressionen führen, zu viel Schlaf möglicherweise auch. Handkehrum können Depressionen Schlafprobleme bereiten. In jedem Fall ist es wichtig, einige Grundregeln des guten Schlafs zu beachten (mehr dazu auf Seite 227).

Lob tut gut
Werden Sie sich chronischer Überlastungen bewusst, tun Sie Dinge, die Ihnen Spass machen und seien Sie grosszügig mit sich selbst. Fehler sind menschlich! Statt dauernd an sich zu zweifeln: Loben Sie sich hin und wieder selbst für kleine Erfolge. Mit einer Freundin oder einem Freund über Ihre deprimierte Stimmung zu sprechen, kann entlasten. Für einmal ist Reden Gold.

→ Fühlen Sie sich eher körperlich antriebslos als psychisch? Lesen Sie den folgenden Abschnitt zum Thema Erschöpfung. Machen Ihnen wechselnde Launen zu schaffen, finden Sie hilfreiche Hinweise auf Seite 212.

ZUR ÄRZTIN, WENN ...

> ein «grundloses» Stimmungstief länger als zwei Wochen andauert.
> Trauer (zum Beispiel über den Verlust eines nahen Menschen) länger als ein halbes oder ganzes Jahr dauert.
> Ihre Umgebung sich Sorgen um Sie macht und Ihnen vorschlägt, sich bei Ihrer Ärztin zu melden. Nehmen Sie Ihre Bezugspersonen ernst.
> Sie an Suizid oder ans Sterben denken.

Erschöpfung

Fühlen Sie sich häufig schwach und kraftlos – so, als hätte jemand den Stecker gezogen? Dann sind Sie in guter Gesellschaft: Nicht wenigen Frauen geht es während der Wechseljahre so. Ob an der Schlappheit tatsächlich die hormonellen Umstellungen schuld sind, ist nicht klar. Sicher ist jedoch, dass mit zunehmendem Lebensalter viele Frauen – und Männer – eine abnehmende Belastbarkeit an sich wahrnehmen. Und klar ist auch: Gegen Kraftlosigkeit und Antriebsschwäche hat die Naturheilkunde einige wirkungsvolle Rezepte zur Selbsthilfe auf Lager.

Symptome
Betroffene Frauen ermüden rasch, fühlen sich tagsüber abgeschlagen und verspüren nicht mehr so viel Lebensenergie wie sonst.

Hintergrund
Wenn die Balance von Belastung und Entlastung nicht mehr stimmt, kann das zu Erschöpfungszuständen führen. Das gilt für den Beruf genauso wie für den persönlichen Bereich. In den Wechseljahren können auch ein verschlechterter Schlaf oder besonders starke und lang dauernde Menstruationsblutungen hinter einer allgemeinen Schwäche stecken. Weitere Auslöser sind: eine falsche Ernährung, mangelnde körperliche Bewegung oder Nebenwirkungen von Medikamenten. Auch als Begleitsymptom einer Krankheit kann eine allgemeine Kraftlosigkeit (Asthenie) auftreten, etwa bei Herz-Kreislauf-, Stoffwechsel-, Infektionskrankheiten, Krebs oder Autoimmunerkrankungen.

Nehmen Sie es ernst, wenn Sie sich über lange Zeit erschöpft fühlen und «in einem Loch» gefangen sind. Es könnte sich um eine Erschöpfungsdepression handeln (Burnout). Diese gehört unbedingt in Fachhände.

INNERLICH

Belebende Tees
Die Ingwerpflanze gilt als Spenderin von Vitalität und Lebenswärme. Andere Tees, die Ihnen jetzt Kräfte spenden können, sind Rosmarin- oder Matetee. Rosmarintee **nicht** bei Bluthochdruck.

Rosenwurz
Als Heilpflanze, die körperliche und mentale Ausdauer und Kraft spendet und Ermüdungserscheinungen mildert, gilt der Rosenwurz. Die Wurzel des gelb blühenden Dickblattgewächses, das im europäischen und asiatischen Gebirge heimisch ist, duftet frisch geschnitten nach Rosen – deshalb der Name. Erhältlich sind Tropfen, Pillen und Tee. Halten Sie sich an die Anleitung auf der Packungsbeilage oder den Rat der Apothekerin. Die beste Tageszeit zur Einnahme ist morgens. Wenden Sie Präparate mit Rosenwurz wegen möglicher Nebenwirkungen (etwa

Schlaflosigkeit) nicht länger als 30 Tage an (Therapiepause). Bei Depressionen oder anderen psychischen Krankheiten besprechen Sie sich mit Ihrer Ärztin.

Ginseng und Taigawurzel

Beide Pflanzen enthalten in der Wurzel Stoffe, die eine Leistungssteigerung und eine bessere Anpassung des Körpers an Stresssituationen bewirken sowie die körperliche Abwehr und die Konzentration verbessern sollen. Erhältlich sind unterschiedliche Fertigpräparate: Tee, Tropfen, Pulver oder Pillen. Nach Anleitung der Apothekerin oder Angaben auf der Verpackung einnehmen. Eine längere Einnahme (über einen Monat) kann Nebenwirkungen zur Folge haben – bei Ginseng unter anderem Blutungen. Bei Bluthochdruck verzichten Sie besser auf Taigawurzel und Ginseng.

Muntermacher aus dem Kloster

Einen belebenden und gleichzeitig gelassen machenden Frauen-Tee empfehlen die Schwestern des Klosters Heiligkreuz in Cham. Das Rezept finden Sie auf Seite 95.

ÄUSSERLICH

Kaltes Armbad

Dieses Bad weckt müde Lebensgeister mit Garantie. Füllen Sie etwa 18 Grad kaltes Wasser ins Waschbecken. Tauchen Sie beide Arme für maximal 30 Sekunden bis zur Mitte des Oberarms ein. Dabei verspüren Sie wahrscheinlich einen Kälteschmerz. Danach schwenken Sie die Arme, bis sie trocken sind, und sorgen dafür, dass sie warm sind. Maximal einmal täglich, **nicht** anwenden bei Harnweginfekten, Asthma, Neigung zu Wadenkrämpfen oder wenn Ihre Hände kalt sind. Bei Herz-Kreislauf-Erkrankungen nur nach Absprache mit dem Arzt!

Bürstenmassage

Diese trockene Massage wird am besten am frühen Morgen durchgeführt. Sie belebt, fördert die Durchblutung, regt den Kreislauf an – und beugt übrigens auch Wallungen vor. Sie können einen Massagehandschuh oder eine Massagebürste verwenden. So funktionierts:
Massieren Sie den Körper mit kleinen kreisenden Bewegungen: zuerst vom rechten Fuss über die Beinaussen- und Beininnenseite zum Knie; über den Oberschenkel aussen, dann innen bis zur Hüfte; danach dasselbe vom linken Fuss bis zur linken Hüfte; anschliessend das Gesäss. Dann beginnen Sie am rechten Handrücken über den Arm aussen und innen bis zur Schulter; den linken Arm genauso. Danach massieren Sie die Brust zum Brustbein hin; anschliessend vom Bauchnabel spiralförmig im Uhrzeigersinn nach aussen. Und schliesslich – bei der Bürste jetzt mit aufgesetztem Stiel – den Nacken in Richtung Schultern und den Rücken von oben nach unten bis zum

5. Die besten Rezepte für den Wechsel

Gesäss. Möchten Sie das Gesicht miteinbeziehen, benutzen Sie dafür eine besonders weiche Bürste.
Nach der Massage eincremen. **Nicht** anwenden bei Hauterkrankungen und starken Krampfadern – und nicht am Abend.

Fussbäder für jeden Geschmack

Das wechselwarme Fussbad finden Sie auf Seite 144 beschrieben, es belebt und wirkt auch gut bei Wallungen und Schweissausbrüchen. Kräftigen kann ausserdem ein ansteigendes Fussbad mit Rosmarin, dem Wachkraut par excellence (siehe Seite 171). Oder gönnen Sie sich ab und zu ein Senfmehlfussbad (Anleitung auf Seite 221). Die Benediktinerinnen des Chamer Klosters Heiligkreuz raten zu Fussbädern mit einem Rosmarin-Salbei-Badesalz; das Rezept finden Sie in Kapitel 3 (Seite 96).

HOMÖOPATHIE

Acidum sulfuricum, Lachesis, Sanguinaria

Bei Kraftlosigkeit und allgemeiner Schwäche kann Ihnen vielleicht eines dieser drei Mittel aus der homöopathischen Wechseljahrapotheke helfen (siehe Anhang). Suchen Sie in der Beschreibung der drei Mittel dasjenige aus, bei dem die Angaben am besten zu Ihnen passen.

TRADITIONELLE CHINESISCHE MEDIZIN

Grüntee

Die TCM empfiehlt bei Antriebslosigkeit und Müdigkeit Grüntee. Lassen Sie ihn nur kurz ziehen und trinken Sie ihn warm und vor 17 Uhr.

AYURVEDA

Yoga kann stärken

Gegen ein allgemeines Schwächegefühl empfiehlt die ayurvedische Medizin tägliche Yogaübungen. Vielleicht finden Sie ein passendes Kursangebot in Ihrer Region.

Massagen beleben

Als unterstützende Massnahme dienen regelmässige Ganzkörpermassagen. Verwenden Sie dazu Olivenöl, Sesamöl oder ein spezielles Vata-Massageöl. Wie Sie beim Massieren vorgehen, lesen Sie auf Seite 116.

SO HELFEN SIE SICH SELBST

Wunderrezept Bewegung

Regelmässige körperliche Aktivität schafft, was manche Wunderpille verspricht, aber nicht hält: Sie bis ins hohe Alter fit, leistungsfähig und zufrieden zu machen. Bewegung wirkt positiv auf den Gesundheitszustand und auch aufs

Wohlbefinden. Tipps für ein bewegtes Leben finden Sie in Kapitel 2 auf Seite 46. Auch Sport mit Meditations-Plus kann Ihnen jetzt guttun, zum Beispiel Hormon-Yoga (siehe Seite 58). Denken Sie auch an eine abwechslungsreiche Ernährung (siehe Seite 70).

Licht ist Gold wert
Der chronischen Erschöpfung nachzugeben und sich zu Hause zu verkriechen, ist genau der falsche Ansatz. Wie bei einer veritablen Winterdepression ist auch bei Müdigkeitszuständen Lux tanken angesagt! Gehen Sie täglich wenigstens ein paar Minuten im Freien spazieren. Tageslicht und frische Luft liefern Energie.

Sabbatical für die Seele
Eigenen Projekten nachgehen, sich Ferien mit dem Partner oder einer Freundin gönnen, die Kinder beim Götti oder beim Grosi platzieren, sich nach einer Krankheit Zeit lassen für die Erholung – es gibt viele Möglichkeiten, mehr an sich selbst zu denken. Nutzen Sie sie!

→ Immer müde und schlapp wegen Infektionen? Wie Sie Ihre Abwehrkräfte stärken, lesen Sie auf Seite 210.

ZUR ÄRZTIN, WENN ...

> Sie sich über längere Zeit kraftlos und erschöpft fühlen und mehr als nur ein vorübergehendes Formtief haben.
> Sie sich durch Ihre Schwäche eingeschränkt fühlen – körperlich, geistig oder auch in Ihren sozialen Kontakten.
> Sie selbst oder Ihre Nächsten vermuten, es handle sich um eine Erschöpfungsdepression oder ein Burn-out.

HAT DIE MENOPAUSE EINEN SINN?

Die Menschheitsentwicklung hat Frauen ein langes, aber in der zweiten Hälfte unfruchtbares Leben beschert. Wie kommt das? Weshalb stellen die weiblichen Reproduktionsorgane ihre Tätigkeit so früh ein? In der Tierwelt sucht man die Menopause nämlich vergeblich. Fast alle Arten sind bis kurz vor ihrem Tod zeugungsfähig. Nur gerade bei den Weibchen der Orca- und der Pilotwale hat man eine klimakteriumähnliche Lebensphase beobachtet.

Streng evolutionsbiologisch gesehen macht das Leben nach der Menopause – zumindest auf den ersten Blick – keinen Sinn: Wer sich nicht mehr fortpflanzt, ist für die natürliche Selektion quasi «unsichtbar», da sein Erbgut ja nicht mehr weitergegeben wird. Warum Frauen überhaupt in die Wechseljahre kommen, ist deshalb nach wie vor unklar. Die Evolutionsbiologie hat sich aber in den letzten Jahren vermehrt mit der Frage nach dem biologischen Sinn der Menopause beschäftigt. Und erste Erkenntnisse zeigen, dass es von der Evolution her für Frauen durchaus Vorteile bringt, wenn sie mit rund 50 Jahren aufhören zu menstruieren: Die Wechseljahre läuten zwar das Ende der fruchtbaren Lebenszeit ein. Sie reduzieren aber keineswegs den biologischen Fortpflanzungserfolg, im Gegenteil: Sie steigern ihn. Denn ältere Frauen geben ihr Erbgut vermutlich indirekt weiter.

DIE GROSSMUTTER-HYPOTHESE

Karen McComb von der Universität Sussex etwa hat gemeinsam mit kenianischen Wissenschaftlern herausgefunden, dass Elefantenherden, die von über 55 Jahre alten Elefantenkühen geführt werden, eine höhere Geburtsrate haben als solche mit einer jüngeren, unerfahreneren Leitkuh. Der Grund: Bejahrte Leitkühe können besser zwischen befreundeten und feindlichen Elefantengruppen unterscheiden. Fremde Elefanten zetteln oft Streit an und plagen die Jungtiere. Deshalb profitieren Elefantenherden, wenn sie sich auf eine erfahrene Anführerin verlassen, die sie gelassen durch viele Gefahren führt – und nicht gleich bei jedem Zusammentreffen mit anderen Elefanten Fehlalarm auslöst. Der Erfahrungsschatz der älteren Anführerin reduziert also Gefahren und Stress für die Gruppe und trägt so zu einer höheren Überlebensrate der Jungen bei.

McCombs Veröffentlichung im Wissenschaftsmagazin «Science» passt zur sogenannten Grossmutter-Hypothese: Derzufolge ist es für ältere Weibchen – punkto Weitergabe des eigenen Erbguts – unter Umständen vorteilhafter, sich um die Enkel zu kümmern, anstatt den eigenen Fortpflanzungserfolg zu mehren und selbst noch spät Nachwuchs zu bekommen. Mit ihren Enkeln teilen Grosseltern ja immerhin 25 Prozent ihres Erbguts.
So macht das Leben nach der Menopause auch evolutionsbiologisch Sinn: Das altruistische Verhalten der Grossmütter sorgt für das Weiterleben ihrer Gene. Dank der Unterstützung ihrer Enkel – und der indirekten Pflege ihres Erbguts – werden unter anderem auch Omas Gene für Langlebigkeit (und ihre Gene für die Menopause!) an die nächste Generation weitergegeben.

REDUZIERTE SÄUGLINGSSTERBLICHKEIT

Einem Grossmutter-Effekt sind auch verschiedene Wissenschaftsteams begegnet, die in alten skandinavischen Kirchenbüchern oder bei afrikanischen Dorfgemeinschaften die Familien- und Lebensgeschichten über mehrere Generationen hinweg genauer analysiert haben: Grossmütter können die Säuglingssterblichkeit ihrer Enkelinnen und Enkel merklich reduzieren – zumindest Grossmütter mütterlicherseits.
Es gibt noch einen weiteren guten Grund, wieso sich in der Menschheitsentwicklung die Menopause herausgebildet haben könnte: Das Klimakterium schützt Frauen vor riskanten Spätgeburten. Denn je höher das Alter der Mutter, desto höher ist die Müttersterblichkeit – vor allem bei bloss rudimentärer medizinischer Versorgung. Und ohne Mutter haben auch die Säuglinge schlechtere Karten und sterben eher. Dass eine Mutter ab 50 keine eigenen Babys mehr bekommt, ermöglicht ihr also, all ihre Sprösslinge, auch die jüngsten, so lange zu versorgen, bis diese auf eigenen Füssen stehen können.

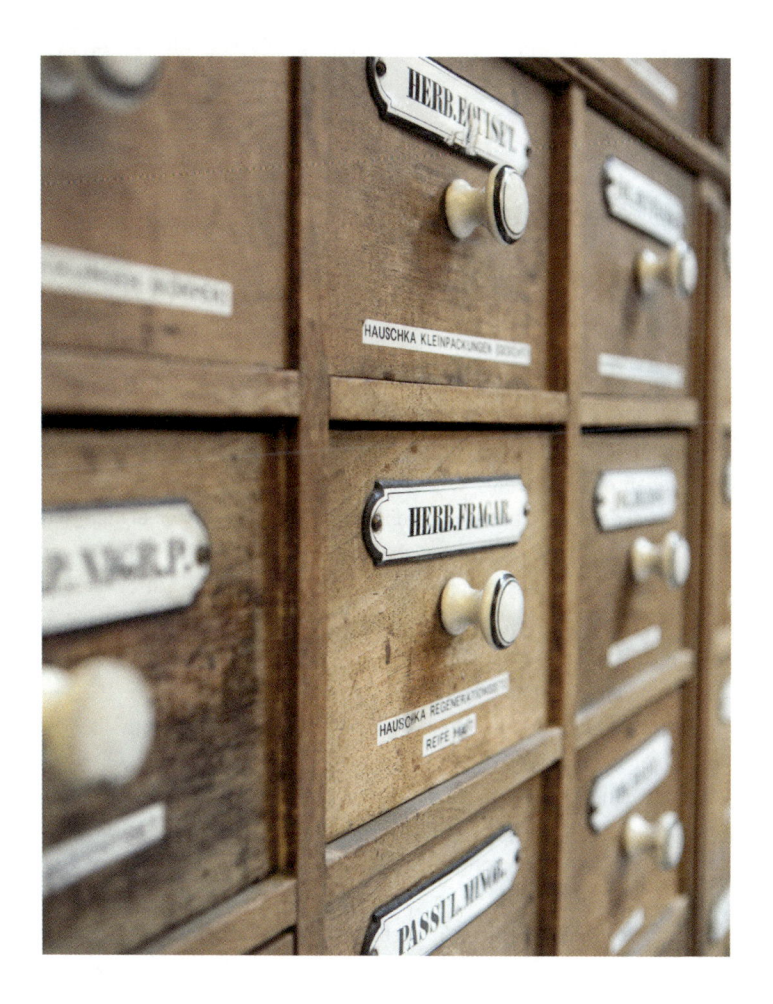

Anhang

Die homöopathische Wechseljahrapotheke	240
Nützliche Links	242
Literatur	244
Stichwortverzeichnis	246

Die homöopathische Wechseljahrapotheke

Wallungen oder Schwächezustände in den Wechseljahren behandeln Homöopathinnen nicht bei allen Frauen mit den gleichen Mitteln. Die Therapie orientiert sich vielmehr an sogenannten Leitsymptomen: Je nachdem, wie eine Frau die Wallungen erlebt und welche Leitsymptome sie hat (hier sind nicht unbedingt Krankheitssymptome gemeint), ist ein anderes Präparat geeignet. Und es fliessen auch nicht direkt auf die Wechseljahre bezogene Eigenarten und Veranlagungen der Frau mit ein: etwa ihre Wesensart, ihre Vorlieben oder Abneigungen.

Die Homöopathie-Spezialistin Elfi Seiler hat für Sie die fünf wichtigsten homöopathischen Wechseljahr-Mittel zusammengestellt und näher charakterisiert: nämlich Sepia, Lachesis, Cimicifuga, Acidum sulfuricum und Sanguinaria.

Falls Sie sich selbst homöopathisch behandeln wollen, wählen Sie dasjenige Mittel aus, bei dem Sie sich in den Beschreibungen am ehesten wiederfinden. Es muss dabei nicht jedes Detail zutreffen. Entscheiden Sie aus dem Bauch heraus, vielleicht geht auch probieren über studieren. Die folgenden Einzelmittel können – wenn sie gut gewählt sind – genauso wirksam sein wie ein von der Homöopathin ausgesuchtes Konstitutionsmittel. Sie eignen sich vor allem bei kurzzeitigen, akuten Beschwerden. Falls das homöopathische Mittel allerdings innert nützlicher Frist **keine** Wirkung zeigt, ist es für Sie wahrscheinlich nicht geeignet (siehe Kapitel 3, Seite 98).

Sepia officinalis (Tinte des Tintenfischs)

Frauen, die gut auf das homöopathische Mittel Sepia ansprechen, beschreibt die Homöopathie so: Die Frau ist emanzipiert und modern. Sie kann jedoch gleichgültig und etwas schwerfällig, «wie gestaut» wirken. Dem Geschlechtsverkehr ist sie zeitweilig eher abgeneigt. Zuweilen ist sie traurig, oft auch aufgebracht und von Launen geplagt. Sie zieht sich deshalb manchmal zurück, um alleine zu sein. Leitsymptome: Hitzewallungen mit kaltem Schweiss, morgendliches Kopfweh, Verstopfung, rheumatische Beschwerden, Nervenschmerzen oder venöse Stauungen, dunkle Augenringe.

Sepia hilft bei: Hitzewallungen mit kaltem Schweiss, Kopfschmerzen, Verstopfung, depressiver Verstimmung, Reizbarkeit, Libidoverlust, Gelenkschmerzen, starker Menstruationsblutung, Haarausfall.

Lachesis muta
(Gift der Buschmeisterschlange)
Typisch für Frauen, denen das Gift der Buschmeisterschlange hilft, sind laut homöopathischer Lehre Redelust und Kreativität. Die Lachesis-Frau steht gerne im Mittelpunkt, kann gleichzeitig aber auch ängstlich, misstrauisch und eifersüchtig auf andere sein. Leitsymptome: Hitzewallungen mit Schwitzen oder mit Angst und Beklemmung, körperliche Schwäche, Ruhelosigkeit, Impulsivität, Herzschwäche, Herzklopfen, hoher Blutdruck, Unverträglichkeit von engen Kleidern am Hals, Berührungsempfindlichkeit.

Lachesis hilft bei: Hitzewallungen mit Schwitzen oder Angstgefühlen, Kraftlosigkeit, Stimmungsschwankungen, Herzklopfen, Bluthochdruck, Nervosität, Periodenkrämpfen.

Cimicifuga (auch Actaea racemosa, Traubensilberkerze, Wanzenkraut genannt)
Der Typus Frau, der auf die Traubensilberkerze reagiert, wird von Homöopathinnen so charakterisiert: Sie ist seit den Wechseljahren depressiv verstimmt, hat zuweilen Angstgefühle oder ist still bedrückt, und das Klimakterium zieht sich in die Länge. Leitsymptome: Hitzewallungen, kein Schweiss, rheumatische Beschwerden am ganzen Körper, hüllt sich gerne warm ein, schwaches Kreuz, Zittern am ganzen Körper, allgemeine Ruhelosigkeit, Unruhe und Unentschlossenheit, Schlaflosigkeit.

Cimicifuga hilft bei: Hitzewallungen ohne Schwitzen, Gelenkbeschwerden, Schlafstörungen, Nervosität, starken Periodenblutungen.

Acidum sulfuricum (Schwefelsäure)
Der Frau, die auf Schwefelsäure anspricht, geht nichts schnell genug. Sie ist oft erschöpft, reizbar und angegriffen, hat zuweilen üble Laune und ist ungeduldig. Ihre Leitsymptome beschreibt die Homöopathie so: Schwächende Hitzewallungen mit starkem Schwitzen, auch mit kaltem Schweiss, rheumatische Beschwerden besonders in den kleinen Gelenken (Finger und Zehen), die langsam beginnen und plötzlich aufhören, Schmerzhaftigkeit der Haut ohne äusseren Anlass.

Acidum sulfuricum hilft bei: Hitzewallungen mit starkem Schwitzen, Gelenkbeschwerden, Schwäche, trockenem Mund, Aphten.

Sanguinaria canadensis (Blutwurz)
Frauen, die gut auf homöopathische Dosen von Blutwurz ansprechen, sind ungeduldige, manchmal gereizte Wesen, die scheinbar ohne Anlass wütend werden. Auch Ausfälle im Denken werden als typisch angesehen.
Die Leitsymptome der Sanguinaria-Frau: Hitzewallungen, Hitzewellen mit Rötung des Gesichts und brennender Hitze, Hitzewallungen mit Ohrensausen, brennend heisse Handflächen und Fusssohlen, trockenes Gefühl des Geschwollenseins, Mattigkeit, unregelmässiger Herzschlag, Kopfschmerz und Schwindel, Übelkeit, Stiche in den Brüsten, Wundheitsgefühl der Brustwarzen.

Sanguinaria hilft bei: Hitzewallungen, Schwäche, Kopfschmerz, Herzjagen, Schwindel, Brustschwellungen, Konzentrationsstörungen.

Nützliche Links

Frauengesundheit

www.appella.ch
Telefon- und Onlineberatung für Frauen, auch zum Thema Wechseljahre

www.ffgz.de
FeministischesFrauenGesundheitszentrum Berlin; Informationen zu verschiedenen Frauen-Gesundheitsthemen

www.frauengesundheitsportal.de
Informationen der Deutschen Bundeszentrale für gesundheitliche Aufklärung (BzgA)

www.frauenheilkunde.insel.ch/14206.html
Menopausenzentrum/Zentrum für Wechseljahre der Universität Bern; Abklärung und Behandlung typischer Gesundheitsprobleme in den Wechseljahren

www.frauenpraxis-runa.ch
Gemeinschaftspraxis für Gynäkologie und Geburtshilfe mit Therapiezentrum in Solothurn; spezielle Frauenpraxis mit umfassendem Angebot

www.infomed.org
Unabhängige Arzneimittelkritik als Magazin oder Newsletter

www.meno-pause.ch
Schweizerische Menopausengesellschaft Olten, Informationen rund um die Wechseljahre, Glossar

www.onlineberatung.usz.ch
Kostenpflichtige Internetberatung durch Ärzte des Universitätsspitals Zürich innerhalb von 24 Std. (Fr. 75.–)

www.repro-endo.usz.ch
Klinik für Reproduktions-Endokrinologie des Universitätsspitals Zürich; Informationen zu frauenspezifischen hormonellen Problemen, Schwangerschaftsverhütung, ungewollter Kinderlosigkeit und Wechseljahrproblemen

www.sprechzimmer.ch
Medizinisches Portal mit Newsletter und Diskussionsforum

Komplementärmedizin

www.akupunktur-tcm.ch
Schweizer Ärztegesellschaften für Akupunktur und Chinesische Medizin (Asa), mit Informationen und Adressliste

www.anthrosana.ch
Verein für anthroposophisch erweitertes Heilwesen, mit Informationen und Ärzteliste

www.ayurveda.de
Deutsche Gesellschaft für Ayurvedische Medizin, mit Adressliste von Schweizer Ärztinnen und Heilpraktikern

www.gesund.ch
Infomationen über Komplementärmedizin und Adressliste naturheilkundlicher Therapeutinnen

www.homoeopathie-welt.ch
Schweizerischer Verein homöopathischer Ärztinnen und Ärzte (SVHA), mit Adressliste von homöopathischen Ärztinnen, Tierärzten, Apothekerinnen und Zahnärzten

www.naturheilkunde.usz.ch
Informationen zu Naturheilkunde, Komplementärmedizin und Phytotherapie, kostenlose Onlineberatung

www.smgp.ch
Schweizerische Medizinische Gesellschaft für Phytotherapie (SMGP), mit Informationen zur Pflanzenheilkunde und Adressliste phytotherapeutisch ausgebildeter Ärztinnen und Ärzte

Selbsthilfe

www.kosch.ch
Stiftung Kosch, Dachorganisation der regionalen Kontaktstellen für Selbsthilfegruppen; Adressen der regionalen Kontaktstellen, Themenübersicht aller Selbsthilfegruppen

www.zentrumselbsthilfe.ch
Informationen und Beratung zur Selbsthilfe in Gruppen; Kontakte zu Selbsthilfegruppen, Hilfe beim Aufbau einer neuen Gruppe

---

Eine exklusive Liste pflanzlicher Wechseljahr-Präparate mit Mönchspfeffer, Traubensilberkerze und anderen Zutaten sowie eine Liste komplementärmedizinisch spezialisierter Apotheken finden Sie im Internet unter **www.beobachter.ch/wechseljahre**. Zusammengestellt von Beobachter-Autorin Regina Widmer, Dr. med., Frauenärztin.

Literatur

Beobachter-Ratgeber

Bodenmann, Guy und Brändli, Caroline: Was Paare stark macht. Das Geheimnis glücklicher Beziehungen. 2. Auflage, Beobachter-Buchverlag, Zürich 2010
Wissenschaftliche Erkenntnisse, konkrete Tipps und Inspirationen für Paare, die ihr Liebesglück schützen wollen.

Botta Diener, Marianne: Essen. Geniessen. Fit sein. Das erste Wohlfühl-Ernährungsbuch für Frauen in der Schweiz. 2. Auflage, Beobachter-Buchverlag, Zürich 2008
Der Ernährungsbestseller für ein Maximum an Gesundheit und Lebensfreude.

Jahn, Ruth: Kinder sanft und natürlich heilen. Beobachter-Buchverlag, Zürich 2008
Alles über wirksame, natürliche Heilmittel für Babys, Klein- und Schulkinder.

Jahn, Ruth: Rezeptfrei gesund mit Schweizer Hausmitteln. 2. Auflage, Beobachter-Buchverlag, Zürich 2008
Schweizer Volksmedizin sowie komplementärmedizinische Methoden für über 100 Beschwerden.

Weitere empfehlenswerte Bücher

Zum Leben von Frauen heute

Brodersen, Ingke und Zucker, Renée: Werden Sie wesentlich! Die Frau um 50. Piper Verlag, München 2008

Schultz-Zehden, Beate: Lust, Leid, Lebensqualität von Frauen heute. Ergebnisse der deutschen Kohortenstudie zur Frauengesundheit. Springer, Heidelberg 2005

Zum Thema Älterwerden

Perrig-Chiello, Pasqualina: In der Lebensmitte. Die Entdeckung des mittleren Lebensalters. NZZ Libro, Zürich 2010

Perrig-Chiello, Pasqualina; Höpflinger, François: Die Babyboomer. Eine Generation revolutioniert das Alter. NZZ Libro, Zürich 2009

Wechseljahre

Kosack, Godula und Krasberg, Ulrike: Regellose Frauen. Wechseljahre im Kulturvergleich. Ulrike Helmer Verlag, Sulzbach 2002

Nissim, Rina: Wechseljahre – Wechselzeit.
Ein naturheilkundliches Handbuch.
Orlanda Verlag, Berlin 2008

Sator, Sigrid: Frühe Wechseljahre. Was Frauen
wissen wollen. Patmos Verlag, Düsseldorf 2007

Naturmedizin für Frauen

Fischer, Heide: Frauenheilbuch. Naturheilkunde, medizinisches Wissen und Selbsthilfe-
tipps für eine ganzheitliche Frauengesundheit.
Nymphenburger Verlag, München 2008

Madejsky, Margret: Lexikon der Frauenkräuter.
AT Verlag, Aarau 2008

Ochsner, Patricia: Hexensalben und Nacht-
schattengewächse. Nachtschattenverlag,
Solothurn 2003

Ganzheitliche Gynäkologie

Beckermann, Maria J. und Perl, Frederike M.:
Frauen-Heilkunde und Geburts-Hilfe.
Integration von Evidence-Based Medicine
in eine frauenzentrierte Gynäkologie
(2 Bände). Schwabe Verlag, Basel 2004

Münstedt, Karsten (Hrg.): Alternative und
komplementäre Therapieverfahren in
der Gynäkologie – aus evidenzbasierter
Sicht. Ecomed Medizin Verlag,
Landsberg/Lech 2008

Stichwortverzeichnis

A

Acidum sulfuricum (Schwefel-
säure)......... 144, 189, 209, **241**
Ackerschachtelhalm siehe
Zinnkraut
Akne....................... 134, 200, 212
Akupressur 67, 108, 177
Akupunktur..................... 17, 106
Aloe-Vera-Gel.... 164, 165, 180, 199
Aloe-Vera-Saft 113, 146
Anthroposophie **102**
– bei starken oder schmerz-
haften Blutungen 138
– bei Wallungen und
Schwitzen............................. 145
– bei Herzklopfen 149
– bei trockener, empfindlicher
Scheide 160
– bei Scheidenentzündung
und Ausfluss....................... 166
– bei Blasen- und Harnwegentzündungen..................... 173
– bei Gelenkbeschwerden...... 189
– bei trockenen Augen.......... 204
– bei Mund- und Rachen-
trockenheit....................... 208
– bei Stimmungsschwankungen
und Nervosität.................... 214
– bei Kopfschmerzen und
Migräne............................. 222
– bei Schlafstörungen........... 226
Antibabypille....... 32, 34, 44, 130,
155, 169, 219

Antimonit-Rosen-Gel............. 209
Aphthen................. 208, 209, 241
Armbad, ansteigendes ... 148, **213**
Armbad, kalt ... 151, 218, 222, **233**
Arnika-Wickel.......... 148, 188, 213
Aromaöle, ayurvedische ... 114, 146,
149, 160, 214, 226, 230
Arteriosklerose 123, 150, 213
Arthrose siehe
Gelenkschmerzen
Arzneien, anthroposophische ... 105
Arzneien, homöopathische..... 101
Asthma.......................... 108, 233
Augen, trockene 18, 33,
108, **204**
Augendruck 85
Augentrost................... 204, 205
Austernschale............... 103, 226
Autogenes Training 67
Avocadoöl............................ 199
Ayurveda **110**
– bei Wallungen und
Schwitzen............................ 145
– bei Herzklopfen 149
– bei Libidoproblemen........... 157
– bei trockener, empfindlicher
Scheide 160
– bei Gewichtsproblemen 183
– bei trockener Haut.............. 199
– bei trockenen Augen.......... 205
– bei Stimmungsschwankungen
und Nervosität.................... 214
– bei Kopfschmerzen und
Migräne............................. 222

– bei Schlafstörungen........... 226
– bei depressiver
Verstimmung..................... 230
– bei Erschöpfung................. 234

B

Bäder
– Armbad 148, 151, 213, 218,
222, 233
– Dampfbad 207
– Fussbad 96, 104, 138, 171,
172, 186, 213, 221, 222, 225,
226, 230, 234
– Käuterbad 165, 171, 176
– Molkebad 165, 199
– warmes 138, 182
– Weizenkleiebad 199
Badesalz................................96
Badezusatz, pflegender 199
Baldrian............97, 148, 212, 219,
225, 229
Bärentraubenblätter............... 171
Basilikum.............................. 156
Basilikumöl 230
Baumnussöl............ 159, 188, 204
Beckenboden..............49, 50, **52**,
58, 176
Beckenbodentraining **54**, 139,
157, 161, 177
Beifuss 135
Beinwell siehe Wallwurz
Belastungsinkontinenz............ 175
Bergamottöl......................... 230
Bienenkönigin 214

Bilsenkraut 90, 149
Birkenblätter 174, 176, 187, 201
Blasenentzündung 56, 90, 128, **170**
Blasentee 90, 171, 174
Blutfettwerte 47, 75, 78, 84, 150, 159
Bluthochdruck 47, 59, 80, 84, 85, 121, 135, 150, 151, 156, 159, 215, 216, 220, 232, 233, 241
Blutmangel 109, 136, 141
Blutungen, schmerzhafte 97, 109, **136**, 140, 215, 241
Blutwurz siehe Sanguinaria canadensis
Blutzucker 84
Bocksdornfrüchte 108, 145, 205
Bockshornklee 201
Borretschöl 135, 159, 180
Brennnessel 137, 155, 174, 187, 192, 200
Broccoli 72, 171, 197
Brombeeren 171, 208
Brustkrebs 59, 74, 83, 85, 121, 128, 191
Brustspannen 29, 30, 134, **185**, 212
Bürstenmassage, trockene 144, 151, 189, 200, **233**
Burn-out 232, 235

C

Calendula siehe Ringelblume
Cantharis 173
Cholesterin siehe Blutfettwerte

Chrysanthemenblüten 205, 214
Cimicifuga 100, 138, 143, 144, 189, 226, 241
Cranberrysaft 90, 170, 176
Cumestane 74

D

Damenbart 25, 120, 200
Damianakraut 155
Dampfbad für den Kopf 207
Darmentzündung 85, 191
Darmkrebs 85, 125
Datteln, chinesische 214
Demenz 47, 123, 216
Depressionen 47, 154, 224, **228**, 233
Diabetes 47, 80, 84, 159, 198
Dill 192
Dinkel 97
Diskushernie 59
Döderleinbakterien 162
Dranginkontinenz 175
Dusche, wechselwarme .. 151, 211

E

Eibisch 207, 208
Eichenrinde 137, 141, 165
Eierstöcke 22, 30, 34, 62, 126, 134, 163, 182, 191
Eierstockkrebs 35, 76, 85, 89, 124
Eisen 72, 79, 141, 200
Eisenhutöl 148, 222
Eisenkraut 135
Eisenmangel 44, 137, 200
Endometriose 140, 155, 191

Entspannungstechniken **66**
Erdbeerblätter 137, 208
Ernährung
- basenreiche 193
- gesunde **70**, 150, 151, 171, 176, **182**, 193, 198, 208, 211, 217
- mediterrane 71, 184
Ernährungstipps, ayurvedische 114, 116
Erschöpfung 18, **232**, 241
Eselsdistel 149

F

Fenchelöl 138
Fenchelsamen 146, 204
Fettsäuren 78, 135, 143, 149, 159, 188, 198, 204, 206
Folsäure 72, 217
Frauenmantel 96, 135, 136, 165, 192, 208, 224
Frauentee 95, 213, 233
Fussbad 96, 104, 138, 186, 213, 226
Fussbad, wechselwarmes 144, 211, 222, 225, 230, 234
Fussbad, ansteigendes 138, 171, 172, 234
Fussbadesalz 96

G

Gänsefingerkraut 136, 219
Gebärmutterentfernung 140
Gebärmutterkrebs 74, 85, 121, 129, 141
Gelenkschmerzen 18, 25, 90, 108, 127, **187**, 240, 241

Geraniumöl 186, 213, 215
Gesichtsmassage 203
Gestagenspirale 44, 130, 141
Ghee 205
Gift der Buschmeisterschlange
   siehe Lachesis muta
Gingko biloba 155, 217
Ginseng 20, 156, 217, 225, 233
Globuli 101
Goldrute 187
Granatapfel 160, 180
Granatapfelkernöl ... 135, 159, 180
Grüntee 108, 150, 214,
   229, 234

H

Haarausfall 108, 120, **200**, 240
Hafer, grüner 155, 208, 217,
   225, 229
Hamam 203, 211
Hamamelis 137, 165, 180,
   204, 209
Hämorrhoiden 56, 177
Hanföl 159, 188
Harndrang 18, 33, 173, **175**
Harninkontinenz 18, 52, 56,
   108, 120, 128, 140,
   169, **175**
Harnwegentzündung 53, 56,
   128, 155, **170**, 221, 233
Haut, trockene 30, 33, 115, **198**
Hautkrebs 85
Hefeflocken 217
Heidelbeeren 176, 208
Heileurythmie 16, 103
Heilkräutertherapie,
   chinesische 109
Herzbeschwerden 18, 90, 127,
   147, 224

Herzgespann 145, 148
Herzinfarkt 73, 80, 84, 121,
   150, 183
Herzklopfen 136, 142, **147**,
   213, 241
Herzkompresse, kalte 148, 213
Herz-Kreislauf-Erkrankung 47,
   75, 81, 84, 123, 144,
   148, 183, 188, 232
Herzsalbe 149
Himbeeren 171
Hirnschlag 81, 84, 124
Hirse 193, 200, 220
Hirtentäschel 137
Hitzewallungen siehe Wallungen
Holunder 104, 145
Holunderfussbad 97, 186
Homöopathie **98**
– bei starken oder schmerz-
   haften Blutungen 138
– bei Wallungen und
   Schwitzen 144
– bei Herzklopfen 148
– bei Bluthochdruck 151
– bei Libidoproblemen 157
– bei schmerzenden Brüsten
   und Wassereinlagerungen ... 186
– bei Gelenkbeschwerden 189
– bei Haarausfall 201
– bei Mund- und Rachen-
   trockenheit 209
– bei Stimmungsschwankungen
   und Nervosität 213
– bei Konzentrationsstörungen
   und Vergesslichkeit 218
– bei Kopfschmerzen und
   Migräne 222
– bei Schlafstörungen 226

– bei depressiver
   Verstimmung 230
– bei Erschöpfung 234
– homöopathische Wechsel-
   jahrapotheke **240**
Honigmilch 225
Hopfen 77, 97, 212, 224, 229
Hormonbestimmung 26, 45,
Hormoncreme 161, 174
Hormonkonzentration 27, 29,
   35, 152, 168, 186
Hormonspirale 32, 44, 130, 141
Hormontherapie 20, 35, 38,
   45, 85, 105, **118**, 155,
   194, 219
Hormontherapie, lokale
– bei trockener, empfindlicher
   Scheide 161
– bei Blasen- und Harnweg-
   entzündungen 174
Hormon-Yoga **58**
Huflattichblätter 208

I

Ignatiusbohne 214
Imaginative Verfahren **69**
Immunsystem 47, 163, 171,
   210, 235
Ingwer 137, 156, 192,
   208, 219, 232
Intimpflege 159, 174, 180
Isländisch Moos 208
Isoflavone 20, 74

J

Jasminöl 230
Johannisbeeren 171
Johanniskraut 20, 96, 151,
   214, 224, 229

Johanniskrautöl.............. 157, 180, 188, 230
Jojobaöl 180
Juckreiz ... 158, 162, 199, 201, 206

K

Kalzium.......72, 78, 191, **196**, 225
Kamille 96, 136, 137, 138, 165, 174, 204, 207, 208, 225
Kamillenöl.............................. 215
Kampferöl..................... 148, 222
Kapuzinerkresse 171
Kardamom 156
Käslikraut siehe Malve
Kermesbeeren 207
Kindlipflanze (Bryophyllum)... 103, 105, 214, 226
Kiwi 72, 160, 171
Klette 201
Klettenwurzelöl......................201
Klimakterium praecox 34
Klosterwissen **94**
Kneipp 16, 151, 203, 207, 211, 230
Knoblauch 150
Kochsalzlösung, isotonische.........205, 206, 207
Komplementärmedizin 16, 19, **86**, 128, 140
Kontaktblutungen beim Sex ... 141
Konzentrationsstörung... **216**, 241
Kopfmassage 201
Kopfschmerzen...........24, 33, 66, 108, 134, 143, 150, 186, **218**, 240, 241
Koriander............................... 146
Krampfadern.......... 129, 144, 213, 222, 234

Krankenkasse 16, 141
Kräutercreme, vaginale.. 160, 173
Kräuterkissen, Heiligkreuzer 97
Kräuterkompressen 204
Kräuterrezepturen, chinesische 106, 109
Kräutersitzbad, warmes .. 165, 171
Kräutersuppe...........................96
Krebs................... 47, 71, 80, 85, 105, 210
Kreuzkümmel........................ 146
Kürbiskerne 176
Kürbiskernöl 176
Kupfersalbe 138, 173

L

Lachesis muta 138, 144, 148, 151, 213, 214, 234, **241**
Lavendel.......... 97, 104, 207, 219, 225, **226**, 229
Lavendelfussbad............ 104, 138, 213, 226
Lavendelöl 148, 149, 165, 180, 186, 213, 214, 215, 221, 222, 226, 227, 230
Leinöl 135, 159, 180, 188, 204, 208
Leinsamen 72, 75, 76, **78**, 143, 160, 183, 188, 194
Libidoprobleme....... 58, 140, **154**, 168, 240
Liebstöckel 135
Lignane..................... 74, 79, 143
Lotus 145, 214, 226
Löwenzahn 187, 192
Lubrikation 158, 161

M

Mädesüss 187, 220
Magnesium 72, 79, 137, 193, 220, 225
Mais 186
Majoran 104, 135, 166
Majoranöl 156, 165, 215, 227
Malve 180, 207, 208
Malvenöl............................... 157
Mammografie 83, 85, 128
Mandarinenschalenöl........... 227
Mandelmilch 225
Mandelöl 138, 156, 180, 186, 189, 199, 215, 218
Massage (TCM)............... 16, 106
Massage, ayurvedische 113, 115, **116**, 146, 149, 157, 183, 205, 215
Matetee 182, 229, 232
Meditation 67, 111, 157, 185, 227, 235
Mediterrane Ernährung 71, 185
Meerrettich............. 171, 172, 221
Melisse............ 97, 104, 138, 148, 151, 156, 166, 213, 219, 225, 229
Melissenöl 213
Menopause, frühe 24, 34, 35, 121, 191
Migräne 29, 41, 47, 108, 121, **218**
Mineralwasser 194
Mistel 151
Molke 164, 165, 199
Mönchspfeffer 20, 89, 94, 134, 186, 212, 219
Moorextrakt.......................... 189

Mund, trockener 208, 241
Mundwasser 208, 209
Muskateller Salbei 135, 136, 143, 212
Muskateller-Salbei-Öl 138, 149, 156
Muskelrelaxation, progressive 68
Mutterkraut 220
Myom 26, 136, **140**
Myrrhe............................... 209

N

Nachtkerze 201
Nachtkerzenöl 135, 159, 180, 186, 199
Nase, trockene **206**
Nasensalbe............................207
Nasenspray 206
Nasenspülung........................207
Nervosität.............. 212, 240, 241
Nieren-Blasen-Tee.................. 171

O

Öle, ätherische 114, 138, 146, 156, 163, 165, 180, 207, 227, 230
– Anwendung 93
Olivenblätter........................ 151
Olivenöl 116, 146, 156, 160, 163, 180, 186, 188, 189, 199, 208, 218, 234
Ölmassage, ayurvedische....... 115, 116, 149, 226, 230
Oolongtee........................... 182
Orange 171, 194
Orangenblüten..................... 225

Orangenblütenöl 149, 214, 227, 230
Oregano 192
Orgasmusfähigkeit... 56, 154, 168
Osteoporose......... 33, 35, 47, 49, 50, 73, 75, 123, 124, 184, **190**
Östrogene, synthetische 89
Östrogenmangel 26, 29, 98
Östrogentherapie, lokale....... 128, 161, 174
Östrogenüberschuss.........24, 26, 29, 186

P

Pappel 187
Passionsblume.............. 225, 229
Peperoni 171, 211
Perimenopause...25, 30, 140, 215
Periodenschmerzen 108, **136**, 140, 219, 241
Pessare 178
Pestwurz....................... 137, 220
Pfefferminze 97, 214, 219, 230
Pfefferminzöl 221
Pfefferöl 157
Pflanzenheilkunde siehe Phytotherapie
Phytoöstrogene 20, **73**, 78, 136, 143, 150, 160, 173, 188, 194, 202, 224
Phytohormone 201
Phytotherapie **88**
– bei unregelmässigen Blutungen.......................... 134

– bei starken oder schmerzhaften Blutungen 136
– bei Wallungen und Schwitzen........................... 143
– bei Herzklopfen 148
– bei Bluthochdruck 150
– bei Libidoproblemen 155
– bei trockener, empfindlicher Scheide 159
– bei Scheidenentzündung und Ausfluss....................... 163
– bei Blasen- und Harnwegentzündungen 170
– bei Harndrang und Inkontinenz 176
– bei Gewichtsproblemen 182
– bei schmerzenden Brüsten und Wassereinlagerungen... 186
– bei Gelenkbeschwerden...... 187
– bei Osteoporose und porösen Knochen 192
– bei trockener Haut.............. 198
– bei Haarausfall 200
– bei trockenen Augen.......... 204
– bei trockener Nase 206
– bei Mund- und Rachentrockenheit....................... 208
– bei Stimmungsschwankungen und Nervosität.................... 212
– bei Konzentrationsstörungen und Vergesslichkeit 217
– bei Kopfschmerzen und Migräne.............................. 219
– bei Schlafstörungen........... 224
– bei depressiver Verstimmung.................... 229
– bei Erschöpfung................ 232

Polypen 140
Postmenopause 25, 32, 127
Prämenopause.......... 25, 28, 142,
                    163, 185, 215
prämenstruelle
   Beschwerden (PMS) 24, 28,
                    89, 134, 186,
                    212, 219
Preiselbeeren siehe
   Cranberrysaft
Progesteron.......23, 32, 130, 136,
                    142, 186
Pulswickel 148, 188, 213

Q
Quarkauflage 204
Quarkwickel......................... 188

R
Rapsöl 159, 180, 186, 188,
                    204, 208
Ratanhia 209
Rauchen 80, 121, 146, 150,
            191, 198, 209, 216, 223
Rhabarber............... 160, 173, 180
Rheuma 187, 190, 240, 241
Ringelblume.......... 137, 180, 204,
                    207, 209
Ringelblumenöl 157, 180
Rose 97, 108, 180, 213,
                    214, 230
Rosenöl 146, 149, 156, 157,
                    165, 180
Rosenwasser 113, 146
Rosenwurz 155, 217, 232
Rosmarin 96, 135, 160, 180,
            201, 219, 229, 232

Rosmarinöl 96, 138, 156,
             172, 188, 215, 218
Rosmarinöl-Fussbad,
   ansteigendes.............. 171, 234
Rotklee 72, 135, 143,
                    160, 224

S
Sägepalme.................... 176, 201
Salbei 77, 135, 142, 144, 146,
               171, 208, 224
Salbeiöl 96, 183
Sanddornbeeren 171, 211
Sandelholzöl 146, 156,
Sanguinaria canadensis 144,
             148, 186, 218, 222,
                  234, **241**
Santakraut............................ 180
Sauna 200, 203, 211, 230
Schachtelhalm 174
Schafgarbe 96, 136, 137, 138,
          151, 171, 174, 176, 225
Scheidenentzündung.........53, 56,
        155, 159, **162**, 169, 181
Scheidenpilz 90, 162, 163
Scheidenspülung 141, 163,
                    164, 165
Scheidentrockenheit......... 18, 33,
         104, 108, 113, 120, 128,
             155, 156, **158**
Scheidenzäpfchen.......... 120, 128,
                141, 165, 166
Schilddrüse................. 63, 85, 127
Schlafstörungen....20, 24, 58, 97,
         103, 105, 112, 116, 120,
         213, 215, **224**, 241
Schlehe 160
Schlehenblütenöl 104, 157, 180

Schleimhäute, trockene 24, 30,
          35, 154, **158**, 170, **204**
Schlüsselblume....... 145, 149, 219
Schmerzen beim Sex 128, 154,
               158, 159, 162
Schöllkraut 205
Schwarzkümmel 221
Schwarztee............. 141, 165, 204
Schwitzen, vermehrtes......24, 30,
          104, **142**, 228, 241
Sellerie 156
Senfmehlfussbad 172, **221**
Sepia officinalis 20, 138, 144,
         157, 189, 201, 213, 222,
               230, 234, **240**
Sesamöl 113, 160, 180, 207,
                  208, 234
Sexualhormone..........22, 30, 44,
                58, 73, 152
Sexualität 56, 85, 120, 140,
          154, 168, 181, 211
– Kontaktblutungen 141
– Schmerzen 128, 154, 158,
                 159, 162
Shan Yao siehe Yamswurzel
Soja............... 73, **78**, 108, 143, 1
                80, 193
Sole-Zahnpasta.................... 208
Sonnenblumenöl........... 156, 180,
                  199, 208
Spitzwegerich 208
Sport **46**, 55, 81, 147, 183,
       186, 189, 193, 203, **211**, 222,
         227, 230, 234
Stachelbeeren 171
Stimmungsschwankungen.......76,
          90, **212**, 240, 241

Stirnband, kühlendes 220
Storchenschnabel 135
Stress........ 58, 66, 146, 150, 154,
159, 200, 215, 219, 224,
231, 233
Süssholz 215
Syndrom, metabolisches 47

T

Tabak 138
Taigawurzel 156, 217, 229, 233
Teebaumöl 165
Teezubereitung 91
Testosteron 25, 152, 156, 200
Teufelskralle 187, 188
Thrombose 121, 129
Thymian 97, 171, 176, 192,
201, 208
Thymianöl 157, 165, 230
Tintenfischtinte siehe Sepia
officinalis
Tofu siehe Soja
Tollkirsche 90
Traditionelle Chinesische
Medizin (TCM) **105**
– bei unregelmässigen
Blutungen 136
– bei Wallungen und
Schwitzen 145
– bei Harndrang und
Inkontinenz 177
– bei schmerzenden Brüsten
und Wassereinlagerungen ... 186
– bei Osteoporose und
porösen Knochen 193
– bei trockenen Augen 205

– bei Stimmungsschwankungen
und Nervosität 214
– bei Schlafstörungen 226
– bei depressiver
Verstimmung 230
– bei Erschöpfung 234
Traubensilberkerze 20, 76, 90,
128, 143, 212, 224,
226, 229
Tropfen, Anwendung 92
Trüffel 156
Tuina-Massage 16, 106, 107
Tumore 129, 136, 155,
163, 219

U

Übergewicht 33, 47, 84, 123,
130, 146, 149, 151, **182**,
189, 191

V

Vaginalkonen 178
Vergesslichkeit **216**
Verhütung 29, 32, **44**, 168
Verstimmung, depressive 18,
113, 143, 186, **212**,
228, 240
Vitamine 72, 78, 137, 171, 180,
191, 196, 198, 202, 211, 217
Vorsorgeuntersuchung 82, **84**

W

Wallungen **28**, 35, 39, 47, 58,
75, 90, 108, 113, 120,
129, **142**, 155, 224, 233,
240, 241
Wallwurz 188, 192

Waschungen, kalte 144
Wassereinlagerungen 26, 29,
130, 134, **185**, 212
Wassernabel 180
Weidenrinde 187, 220
Weidenröschen 136, 176
Weissdorn 90, 148, 150, 201,
229
Weizenkeimöl 180, 189, 218
Weizenkleie 199
Wermut 192
Wickel 90, 103, 148, 192, 225
Wolfsbeeren, chinesische siehe
Bocksdornfrüchte

Y

Yamswurzel 89, 135, 144,
177, 180
Yoga 50, 58, 67, 111, 183,
222, 227, 234
Ysopöl 149, 205

Z

Zaubernuss siehe Hamamelis
Zaunrübe 207
Zimtöl 156
Zink 72, 156, 199, 202
Zinnkraut 151, 171, 176, 188, 192
Zistrose 135, 156, 208
Zitrone 137, 163, 165, 171,
194, 211, 220
Zitroneneukalyptusöl 173
Zitronenmelisse siehe Melisse
Zitronenöl 215
Zunge 107, 145
Zyklusschwankungen 26, 28,
134, 144, 186

Bildnachweis

Luxwerk Dean Jaggi/Franca Candrian: Cover, 12
Tanja Demarmels: 58, 60, 61, 62, 63, 64, 65, 94, 99, 102, 107, 110, 239
Plainpicture/Fancy: 19, 36, 40, 45
Plainpicture/Johner: 49
Plainpicture/Scanpix: 82
Plainpicture/Senior Images: 132
Gettyimages/Iconica: 31
iStockphoto: 77, 92
Jump Fotoagentur/Annette Falck: 86
Jump Fotoagentur/Kristiane Vey: 115
A1Pix/Phanie: 118

MEHR VOM LEBEN

REZEPTFREI GESUND MIT SCHWEIZER HAUSMITTELN

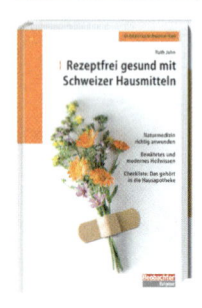

Sicher, bewährt und arm an Nebenwirkungen: Komplementärmedizinische Mittel sind beliebter denn je. Der Beobachter-Ratgeber empfiehlt traditionelle Hausmittel und moderne Methoden: Kräuterheilkunde, Wickel, Tees, Tinkturen, ätherische Öle, Homöopathie und spagyrische Essenzen.

336 Seiten, gebunden
ISBN 978 3 85569 399 3

ESSEN. GENIESSEN. FIT SEIN.

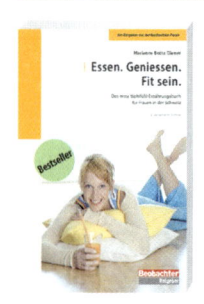

Dank Marianne Botta Dieners Bestseller holt jede Frau mit minimalem Aufwand ein Maximum für ihre Gesundheit und Schönheit heraus. Das wissenschaftlich fundierte Buch bietet praktische Ratschläge, die Frauen in jeder Lebenslage und jeden Alters problemlos umsetzen können. Dieser Ratgeber ist speziell auf Schweizer Verhältnisse zugeschnitten.

256 Seiten, broschiert
ISBN 978 3 85569 397 9

SO MEISTERN SIE JEDES GESPRÄCH

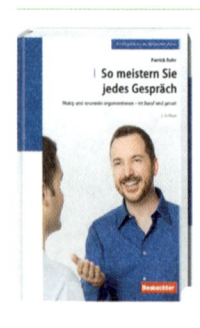

Keine Angst vor heiklen Diskussionen oder schwierigen Verhandlungen: Patrick Rohr hat für jeden Fall das passende Rezept parat. Trost aussprechen, Kritik anbringen, eine Diagnose formulieren – der berufliche und private Alltag steckt voller Situationen, die rhetorisches Fingerspitzengefühl verlangen. Der Kommunikationsprofi weiss, wie man Vertrauen aufbaut, souverän kommuniziert und Botschaften auf den Punkt bringt.

240 Seiten, gebunden
ISBN 978 3 85569 437 2

Neu: Die E-Books des Beobachters
Einfach, schnell, online. www.beobachter.ch/ebooks

Beobachter Buchverlag

GUT BERATEN

WAS PAARE STARK MACHT

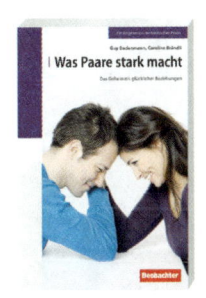

In diesem Beobachter-Handbuch lüften der Zürcher Psychologieprofessor Guy Bodenmann und Autorin Caroline Brändli das Geheimnis glücklicher Beziehungen. Sie zeigen, wie Paare ihr Liebesglück vor Stress und Gleichgültigkeit schützen. Alle Aussagen sind mit topaktuellen wissenschaftlichen Erkenntnissen untermauert. Ein Buch, wirksamer als jedes Wellness-Wochenende.

224 Seiten, broschiert
ISBN 978 3 85569 438 9

JOBWOHL – ZUFRIEDEN AM ARBEITSPLATZ

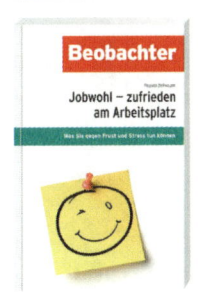

Stress und Frust abbauen, Energie gewinnen, Motivation steigern – die Tipps der erfahrenen Laufbahnberaterin machen fit für die Herausforderungen des Arbeitsalltags. Sie helfen, die psychische und körperliche Gesundheit zu bewahren, eine neue Haltung zu entwickeln und danach zu handeln.

144 Seiten, broschiert
ISBN 978 3 85569 434 1

VORSORGEN, ABER SICHER!

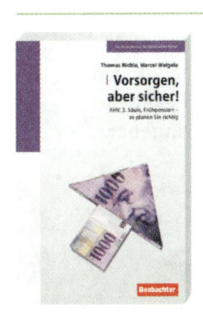

Sich frühzeitig pensionieren lassen? Vorsorgelücken schliessen? Den aktuellen Lebensstandard sichern? Wer sich rechtzeitig um die persönliche Finanz- und Vorsorgeplanung kümmern will, findet in diesem Ratgeber alle nötigen Überlegungen zu Lebensversicherung, Liegenschaft, Steuern, Frühpension, Rente oder Kapital.

248 Seiten, broschiert
ISBN 978 3 85569 428 0

Neu: Die E-Books des Beobachters
Einfach, schnell, online. www.beobachter.ch/ebooks

Beobachter Buchverlag

WISSEN, WAS WICHTIG IST.

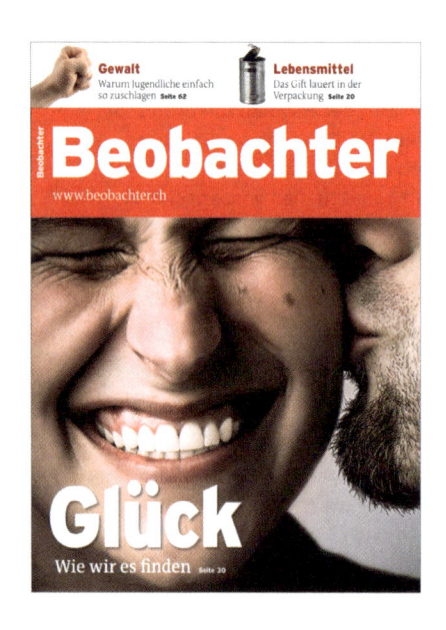

Wissenswerte Unterhaltung

Wertvolle Ratschläge

alle 14 Tage neu

Jahresabonnement für Fr. 84.–

Der Beobachter ist die Zeitschrift für engagierte Menschen und liefert alle 14 Tage wissenswerte Unterhaltung. Er analysiert, informiert und gibt wertvolle Ratschläge für das tägliche Leben. Besondere Themen werden in Extraheften vertieft und praxisnah aufbereitet. Inkl. telefonische Rechtsberatung, Zugriff auf help-online.ch und Ermässigungen auf Ratgeberbüchern.
Mit dem Beobachter wissen Sie, was wichtig ist.

Schnupperabo für Fr. 20.–
10 Ausgaben zum Ausprobieren.

Jetzt bestellen unter:
www.beobachter.ch/abo
Preise: Stand März 2011, inkl. MwSt.